U0099919

香港好走　有選擇？

繼續報導
JOURNALIST STUDIO

×

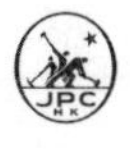

總序

一路好走　有選擇

——陳曉蕾

「最好就是『病得遲、死得快』，盡量保持健康，縮短最後生病的時間，也不要延長死亡的過程。」我跟一位朋友說起。

他聽了失笑：「哪有選擇！」

「現在香港人好多都是『病得快、死得慢』呢！生活好累，健康很早便出問題，累積成大病時，卻措手不及不知怎決定，身邊人不捨得放手，時間勉強拖長，卻不一定有生活質素。」朋友聽了想知道更多。

教人保持健康的書多得很，病了也有大量求醫的資訊，只是當積極治療去到盡頭，如何可以減低各種不適，有尊嚴地走完最後一程？有些「選擇」昔日並不存在，惟隨著醫學昌明科技進步現在心臟停止跳動可以打「強心針」、肺部衰竭可以用「人工肺」、無法進食可以用「導管餵飼」……今日病人可以有不同想法、不同意願，可是也需要了解有什麼選擇才能作決定。而當這些決定是為家人而作，尤其艱難。

人生唯一肯定的，就是死亡。我們選擇如何死去，等於展示了我們想如何活著。

二零一三年編著《死在香港　見棺材》、《死在香港　流眼淚》，分別報導殯葬和喪親哀傷，深覺臨終這最後一程，對病人和家人影響相當大，處理不好，留下的遺憾和內疚可以糾結很久。

這次出版的《香港好走　有選擇？》和《香港好走　怎照顧？》是後續報導，也是「前傳」。《怎照顧？》檢視香港現有的服務，同樣患上癌症，在英國或台灣得到的照顧，會和香港有什麼不同？老病死沒法避免，可是得到的治療和護理，是和所處的社會有關的。香港的醫院、院舍、寧養院、社區究竟提供了怎樣的支援？未來政府、醫護和社福界又計劃如何發展？

在採訪過程中，不時聽到照顧者說：「如果我一早知道，就好了。」人人都會生病，可是未必懂得當病人，家人也是突然成為照顧者，除了要知道香港的護理支援，還需要了解實際要面對的問題：如何與醫生溝通？如何與家人展開困難的討論？自己對這最後一程，有什麼想法？一變成病人，往往失去原有的身份，可是每個人的價值觀都不同，病人亦有自主權。

《有選擇？》報導人生最後一程在香港的不同選擇：預設醫療指示、預設照顧計劃、不作心肺復甦法文件、持久授權書等等，亦探討「安樂死」、「醫助死亡」、「中止無效治療」、「拒絕治療」的空間。很多艱難決定，最好在身體還好，沒有太多情緒時先去了解。

此外，及早討論，也會改變當下的生活選擇：例如買保險——希望盡量接受不同醫療，無論生活質素如何？還是希望減低不適，舒服地離開？若有一筆錢，想一家人去旅行，還是支付標靶藥費？每個人的選擇不同，安排也自然不一樣。

這次同時出版的，還有《平安紙》，「平安紙」是香港人對「遺囑」的俗稱，早有準備，確保安心，一切平安。

有朋友半夜突然感觸，誰能肯定明天會否是人生最後一天？每一日都得當是最後一天，那不如寫定遺書，免得有些話沒機會說，於是他為小女兒寫下「遺書」。

「第一句要說的，是爸爸真的很愛你。」朋友訴說對女兒的愛，解釋若有天走了，「愛是不會走的」。然後他交代女兒要把握時間，把他所有能用的器官都捐掉；安息禮拜不用大搞、骨灰要撒海，訃聞就在臉書簡單交代：「爸爸說他已學懂了愛與珍惜，可以畢業返天家了。」有幾個要通知的沒上臉書，請女兒記下名字。朋友接著叮囑女兒，他的信念、他的理想、他對世界的體會，還有對女兒的期望……

文章在臉書登出來，有人看到眼濕濕，也有人反問：「為什麼要這樣早寫這些」？其實這在台灣可以是小學功課，老師在「生死教育課」會指導學生寫「遺書」，當小朋友看到生命中什麼是重要的，人生態度也會隨之改變。曾經採訪聽到的例子是：小女孩向姐姐寫遺書，突然發現原來很不捨得姐姐，那平時為什麼要一直吵架？做完這份功課，女孩和家人關係也親近了。

思索死亡，更惜珍當下。

填寫《平安紙》需要不少背景資料，《香港好走　有選擇？》、《香港好走　怎照顧？》、《死在香港　見棺材》、《死在香港　流眼淚》這四本書，就是由最後一程的照顧一直報導到葬禮與喪親後的哀傷，提供香港的參考。

這次也是「繼續報導」第一個出版項目。「繼續報導」（Journalist Studio）是我成立的組織，希望可以讓香港記者互相支持，繼續報導。《香港好走　有選擇？》、《香港好走　怎照顧？》、《平安紙》的香港版是「繼續報導」與「三聯書店」聯合出版及銷售。「繼續報導」會開拓更多合作空間，希望記者可以得到更多資源獨立採訪。

請往「繼續報導」網頁journaliststudio.com，留意其他香港記者的作品。

三年來，我完全自費採訪，衷心感謝每一位被訪者的信任，特別謝謝三位醫生協助《香港好走　有選擇？》不同篇章的審稿工作，包括：生死教育學會創會會長謝建泉醫生、紓緩治療專科醫生胡金榮醫生，以及在靈實護養院工作的朱偉正醫生。

本書最後一篇文章，由香港中文大學政治與行政學系副教授周保松授權轉載，這是他還是學生時，訪問老師、崇基學院哲學及宗教學系陳特教授的文稿，謹此致謝。

還有在讀這本書的你，謝謝讓我可以繼續報導。

我們透過疾病與死亡，了解香港如何看待生命，合力使最後一程，好走。

目錄

第二篇　艱難決定

附錄

我有權

一　我有權，被當作一個活生生的人，直至死亡。

二　我有權，保持希望，雖然有機會改變。

三　我有權，接受帶來希望的照顧，雖然有機會改變。

四　我有權，用我自己的方法，表達我面對死亡的感受和情緒。

五　我有權，參與決定我的護理計劃。

六　我有權，期望得到持續的醫療及護理照顧，雖然治療目標已由治癒變為紓緩。

七　我有權，不孤獨地死亡。

八　我有權，免於痛楚。

九　我有權，發問而得到真誠的回應。

十　我有權，維持我的個人意願，不會被其他不同看法的人論斷。

十一　我有權，接受人們關懷、敏感、有知識的照顧，這些人知道我的需要，亦會透過幫助我能面對死亡，感到一點滿足。

十二　我有權，期望我的遺體得到尊重。

《The Dying Person's Bill of Right》
1975 年美國 Wayne State University 護理系副教授 Amelia Barbus 主持工作坊 "The Terminally Ill Patient and the Helping Person" 時集體創作，至今仍掛在美國不少醫護機構牆上。

第一篇——

看病地圖。

被診斷患病時的感覺
就像被人重擊了一拳

人人都會生病，可是卻沒學過如何當一個病人，尤其是面對大病，迷宮似的醫院、框框層層的現代醫療系統，藥物副作用與應付日常之間跌撞，焦慮無助。

而當身邊人病了，可以怎樣幫忙？

第一章

Maggie留下的地圖

Maggie四十七歲發現患上乳癌，做了手術後，日子一切如常，可是五年後復發，癌細胞蔓延至骨骼、骨髓、肝臟。

「還剩多少時間？」

「平均三、四個月吧。」

Maggie和丈夫正在震驚，醫生說：「親愛的，很對不起，但可否請你坐到走廊去，我們還有很多病人在輪候……」

在醫院那條長長的走廊，Maggie愈走愈不安。

像被重擊了一拳

Maggie嘗試把親身感受記錄下來，整篇文章第一句便是：「被診斷患上癌症時的感覺就像被人重擊了一拳。」而有關癌病的各種流傳和說法，加上恐懼、無知、誤解，就像雙重打擊，與患上癌病一樣具殺傷力。

雖然醫生估計只有三至四個月的壽命，Maggie和丈夫堅持嘗試新的治療，接受高劑量的化療和血幹細胞治療。Maggie身體漸漸衰弱，開始對死亡看法改變：「在健康日走下坡的時候，身體卻同時為我作好準備，讓我在精神上接受死亡。到了最後，最困難的決定，倒是要不要為不可知的未來而放棄對死亡的肯定。而若果選擇繼續抗癌，但最終卻失敗，我又能否回到這種因為接納死亡而達致的平衡呢？」

Maggie在接受死亡和奮力抗癌之間猶豫，丈夫卻讀遍美國、英國、法國、德國所有關於乳癌的資訊，甚至跟所有似乎懂得乳癌的人都談過了——她覺得很累，但他只有這樣，才能面對她的病。

還有，朋友紛紛來電告知各種治癌的秘方……

被迫跳傘

Maggie引述Michael Lerner著作《Choices in Healing》把癌症比喻為跳降傘，跳傘者手上沒有地圖，而且身陷敵人的戰線內。

「你這個『準病人』，安靜地和其他旅客步向一個遙遠的目的地，然後驚奇地發現（為什麼是我？）身旁的地板有一個大洞。只見一群穿白袍的人出現，幫你穿上降傘，你來不及細想便被迫跳下！幸運的話，你的降傘會張開，跟著徐徐落下，著地後再爬起來。你遭濃霧包圍著，隱約看到一群人向你招手喊道：『在這，過來吧！』但敵人在哪？是什麼樣的敵人？它有什麼企圖？是否就在這、埋伏於樹後？抑或在哪邊？在近還是在遠？哪一條才是歸家路？沒有路徑、沒有指南針、沒有地圖、沒有訓練，還有些什麼你應該知道，卻仍懵然不知？穿白袍的人站在遙遠的一方，催促著其他人穿上降傘。他們偶然會向你揮手，但即使你向他們發問，他們也不知道答案。他們在珍寶飛機上忙著處理降傘的事，沒有時間製作地圖。」

戰火中徬徨

醫學似乎不斷有新發現，傳媒沒停過刊登新療法的實驗結果，網絡亦充斥大量不同的「真相」，癌症是否已經不再是絕症？是否可以與癌共存一直活下去？會否在一年、兩年、五年內就會有答案？

「此時此刻，我身陷戰火之中，為尋找方向和出路而徬徨失措。」Maggie坦言在這處戰場，大家都在找不同的「武器」：「雖然盡責的醫生難免會擔心脆弱不堪的病人誤信坊間的傳聞、墮入騙子的陷阱，但聰明的病人卻開始翻閱資料，意識到傳統治癌方法的成效並不那麼令人鼓舞，而科學方法亦不如想像中客觀中立。因此，病人希望在常規醫療體系之外，結合多種的治療方法，以爭取更高的生存機會，是我們可以理解的。然而，面對排山倒海的資訊和建議，還有醫生對輔助性治療的負面和懷疑態度，如在霧中的病人又該如何開展腳步？」

一張紙一支筆

醫Maggie嘗試不同的治療：氣功、瑜伽、中藥、不同的食療、參加病人小組聚會……最後生活了十八個月。

期間，她認真地寫下希望醫療體系可以改善的方向：「第一點，不論醫護人員的態度如何可親或工作如何忙碌，也不應安排一個剛獲悉自己只剩下三至四個月壽命的病人坐在走廊，而不作任何跟進行動。」

她說就算是輕微的原位癌，大部份病人都需要時間適應。醫生要有培訓，知道怎樣把壞消息告訴病人。而不論病情好轉或惡化，都要如實告訴病人，並且讓病人有一線希望，有機會可以努力。

她希望每一個病人都可以得到一個簡單的資料套，有醫院的平面圖，專科部門的醫生和護士姓名，電話號碼，各類癌病支援團體的簡介，包括社區內的自助小組。還有，一張白紙，上面寫著「你希望向醫生提出的問題」；一支筆，讓病人可以記下醫生的答案。

一張列表衡量比較

「這種安排不僅為了提供資訊，更重要是若護士或照顧者給我遞上這樣的一張紙的時候，背後代表的是一個隨時準備提供協助的支援系統。當感覺孤獨無援的時候，就像漂浮於波濤洶湧的大海中，使人心神麻木、灰心沮喪。」她寫道。

醫生一說「癌症」，病人和陪同來的家人、親友那刻很可能腦裡一片空白，除了這兩個字，什麼都沒聽進去。下一次覆診，往往要一個星期或者更長時間，無知會令恐懼擴散。這張紙可以記下醫生所說的，也代表醫生態度開放，病人有份參與治療的過程。

「每位病人都會為自己部署，但癌病往往使人疲於奔命。第一次致電癌病熱線，也足以對身心造成極重的負擔。即使你有足夠經濟能力，訪尋輔助性的治療方法也得靠機緣巧合——朋友聽說怎樣怎樣可以治癌，或什麼什麼療法對某某的朋友有效。」她希望有一張列表，可以列出各種療法和療效的概覽，詳細列出病人的實際經驗和提供這療法的地方，可協助病人按個人的情況，衡量各種方法的優劣和合適程度。

一個房間放輕鬆

Maggie亦批評醫院的設計如何令病人不安：

「一般來說，醫院並不是一個病人喜愛的地方。患病已經使病人失去信心，初次踏足大型公立醫院更會帶來不必要的焦慮，就是尋路那麼簡單的一件事，足以教人疲累不堪。公立醫院用盡方法希望縮短輪候時間，但等候本身仍可接受，最重要是在什麼樣的景況下等候。頭上的燈光（有時甚至是光管）、沒有戶外景觀的室內佈局和令人如坐針氈的貼牆座位，這種環境往往令人身心損耗。本來懷著希望而來的病人，也會頓然變得沮喪起來。」

「其實我們可以更積極利用候診的時間，在一間舒適但不一定華麗的房間，自然柔和的燈光，舉目可以望見樹木、雀鳥和天空，座椅和沙發的擺設方便病人圍坐談天說地、鬆弛神經，並暫時放下家中的事務。」她非常仔細地描繪病人夢想的候診室，要有茶水部和咖啡機，小型的癌症書館，各類癌症資訊和單張。

作為女性，額外看重廁所，她希望那不是醫院裡一排馬桶用隔板隔開那種，而是獨立的家居式廁所，有門可以關上，可以獨自在裡面放聲痛哭，有洗手盆洗去淚痕，還有鏡子梳理衣物，好讓病人準備自己面對外面的現實世界。

走得瀟灑安然

Maggie一針見血地指出：「目前大部份醫院的環境向病人傳遞這樣的一個訊息：『你的感受並不重要，你也沒有什麼價值，你必須適應我們，而不是我們來遷就你。』然而，只須花點心思和所費無幾，便可把訊息變為：『歡迎你！不用擔心，我們會作你的後盾，為你打氣。你在這接受的治療，會對你大有幫助。』

「為何不可以讓病人充滿期待的到醫院去？」她問。

她認為最重要的，是不讓死亡的恐懼奪去生命的歡樂。她記得在醫院一個癌症會議裡，一個年輕女孩講述母親離世數週前，依然如常練習健康舞和上舞蹈課，很開心自己可以保持身段。「她臨終時仍然神采飛揚。」女兒愉快而驕傲地說道。

Maggie本身也是母親。她坦言沒有奢望長命百歲，心願是：「最後當我一定要離開時，也要盡量走得瀟灑安然。」

帶來改變

Maggie全名是美琪·凱瑟克（Maggie Keswick），父親昔日在中國經營，家族創辦了今日的怡和集團。Maggie生於一九四一年，小時常去上海，並且在香港長大；香港不少社福服務，都是由「凱瑟克基金」(Keswick Foundation)支持。

Maggie在牛津大學畢業後，在倫敦開時裝店，後來把對時裝的熱情轉到建築，遇上設計師兼作家的丈夫Charles Jencks，兩人周遊列國參觀各地建築，在蘇格蘭、倫敦、美國改建洋房和花園。Maggie更出版了經典的《中國庭園》(《The Chinese Garden》)，在歐美各地演講。

一九八八年她患癌，九三年復發，九四年她寫下文章〈A View from the Frontline〉，記錄治療癌症的親身感受，批評醫院不足。她曾經想過再寫一本《病者自強》的小冊子，可是發現寫多一篇文章並不足夠，她和其他病友需要的，是一個鄰近醫院的地方，像家一樣舒服，並且有最新和多角度的癌症資訊，有專業人士隨時在旁。

她成功說服醫院有需要設立這樣的中心，一九九五年二月委托建築師，五月親自擬定藍圖，然而，七月八日她離開了這個世界。

臨終前幾天，她和家人坐在花園，仰望太陽認

一

徬徨

（沒有地圖沒有指南針）

二

商議

（有討論有選擇）

真地說：「我們不是很幸運嗎？」

屯門漂亮大宅

Maggie的家人和朋友把她的夢想成真，一九九六年第一間Maggie's在愛丁堡醫院旁開啟，距離腫瘤科部門只有一百碼。就像Maggie的心願，一位訪客這樣形容：「這座明亮的現代化房子就像私人寓所那麼隨意。中心沒有主管，工作人員亦不會因為太忙而忽略任何一位訪客，或任何一個消息。氣氛像是早晨喝咖啡閒談，多於一間癌症病房。」

英國各地的癌症醫院紛紛要求Maggie's中心設立類似的服務中心，目前已經有十八間，每一間都找不同的國際建築大師合作。

而第一間開設在英國以外的，是香港屯門醫院旁的Maggie's（銘琪）癌症關顧中心，在二零一三年啟用。美國建築大師Frank Gehry設計的西式獨立大宅，意外地親切舒服。屋子周邊都是水池，幾乎每一扇窗望出去，都是植物和水池，大廳裡大大小小的沙發，開放式的廚房，隨時都可以泡一杯茶靜靜坐下，這天爐頭還有一大煲雜菜湯散著香氣。

書櫃上有一些關於癌症的書籍、單張、剪報，這些各大醫院的癌症資訊中心或多或少都會有，但這裡獨有一份安靜和隨意的氣氛。人們閒坐四周，一些圍起來談天，有的獨自坐在一角閉眼休息。

這裡還有護士、社工、心理學家，不用預訂時間，來到就可以找房間坐下談，若然職員在忙，大家也就稍等一會。牆上時間表寫著不同的病友小組、放鬆活動、健康講座。中心歡迎全港的癌症病人和家屬來，不需要出示任何證明，主管雷黃恩芳說：「我們希望這裡感覺安全、溫暖、舒服，希望可以讓癌症病人心情好一點，不會覺得生活只剩下病。」

看病路線圖

而Maggie希望有的資料套，在英國亦已經出現，設計研究所Helix就在二零一五年合作設計小冊子《Care Map》。Helix是Healthcare Innovation Exchange的簡稱，成員包括政府醫院、前線醫護人士、Royal College of Art和Imperial College London，希望在繁忙的急症醫院裡，透過設計改變醫療服務，《Care Map》是其中一個成品。

在香港，病人資源中心也可找到大量不同機構設計的癌症簡介，絕大部份是以醫護人員角度解釋疾病、治療方法、照顧須知，部份嘗試收集病人小故事，用感性的方法介紹。插畫、圖片、相片，這些單張都落力做到「圖文並茂」。

可是《Care Map》的設計截然不同，這張「風琴摺」小冊子一開打，首先看到的兩面讓人填上相關醫護人員的名字：不同專科、不同專業——將會有這麼多人陪著治療。

再打開，《Care Map》中間五頁是一條路線圖，分開三部份：診斷、治療、跟進。第一部份診斷又細分為檢查、看報告、決定治療方案、評估全人的需要（Holistic Needs Assessment）……整條路線不同步驟，不同情況有不同支線，清清楚楚讓讀者心裡有譜，每一項底下都有空白位置填寫日期和簡單筆記。在Helix Centre的網頁還有短片介紹，醫生可以和病人一起用這小冊子，可以很快地指出病人目前身處在那裡，未來有什麼不同的可能。

整張單張打開，會看見路線圖左邊是可靠的癌症資訊網頁，這些資料在網上比印在單張，可以更仔細、更齊全；病人組織的網頁和聯絡方法，提醒病人可以有同路人支援，這些機構也會提供醫療以外的協助；更貼心是末頁的醫院地圖，把所有有關於治療癌症的部門標記出來，方便前往，省下在醫院找路的時間。

拿著這樣一張小冊子，病了也可以作決定，知道有人幫忙，也許比只是看著一堆資料更有力量。

本書亦嘗試編寫這樣的《看病筆記》，詳見附錄。

Maggie Keswick：《A View from the Frontline》，英國：Maggie's（銘琪）癌症關顧中心網頁可下載，1995。

張明智醫生：《變、驚、擁抱》，香港：增值父母出版社醫學傳訊系列，2009。

許中華、劉永毅：《新手癌友　平民小資療法》，台灣：大塊文化，2013。

日本立癌症研究中心、癌症對策資訊中心：《如果癌症復發怎麼辦？》，台灣：原水文化，2014。

朝日俊彥：《我的生命只剩下一年　罹癌其實是一件幸運的事》，台灣：信實文化，2014。

Susan Sontag：《Illness As Metaphor and AIDS and Its Metaphors》，美國：St Martin's Press，2001。中文版程巍譯《疾病的隱喻》，台灣：麥田出版，2012。

Eve Ensler：《In the Body of the World - A Memoir of Cancer and Connection》，美國：Metropolitan Books，2013。中文版丁凡譯《我，在世界的身體之中》，台灣：心靈工坊，2013。

Peggy Shinner著、柯清心譯：《我這終將棄用的身體：解剖自我、探索性別、追尋家族記憶的書寫》，台灣：木馬文化，2016。

西西：《哀悼乳房》，香港：洪範，1992。

第二章
一句話激怒病人

朋友宣佈壞消息，多年癌症擴散，一天之間臉書二百多個留言，當中約二百個都在喊：「加油！」翌日我在臉書收集「一句話激怒病人」，就有人不客氣地指出當個個說「加油」、「Take Care」也真有點煩，而且換轉身份：「感冒時有人叫『加油』，會有什麼感受？」

很多常掛在口邊的說話，其實病人都不太想聽到，那問候可以說什麼？

最憎聽到的

二零一五年九月，台灣臉書流行「一句話惹毛XXX」，那空格包括文青、設計師、傳媒人等等，於是收集「一句話激怒病人」：有什麼問候說話最憎聽到？反應很熱烈：

「加油！」

「Take Care!」

「怎樣啦？」

「有沒有事啊？」

「好了嗎？醫生說什麼時候好？」

「你入醫院做身體檢查吧了！」

「就當好好休息。」

「誰誰誰沒來看你？」

「什麼時候上班？」（人事部同事問候完第二句話）

「多喝水！」

「別吃牛肉！」

「叫了你多休息啦。」

「早說了不要做什麼……啦！」

「叫你食又不食，不想出院?!」

「一早講過不要這樣醫！」（為什麼人人都可以變醫生？）

「怎麼沒事弄成這個樣子？」

「為什麼你整天生病？」

「不要想太多，不要擔心。」

「不要鑽牛角尖。」

「做人看開一點就沒事。」

「做人開心一點啦。」

「沒事的，之後吃頓好的！」

「其實你已經好幸福。」

「這個世界有好多人比你更痛苦。」

最難堪的，是對著晚期病人說：

「沒事的……」

「你一定會好起來的。」

「很快便出院吧！」

「不吃東西怎會好？吃了吐都好過不吃。」

「房子怎樣？」

討厭強作樂觀

留言飛快地增加，非常驚嚇，看來說什麼都會激怒病人！簡單如「你好嗎？」都是禁語，有朋友馬上提議改為「早晨」、「午安」，而不是直接問病人「好」不「好」。

惱人的，是強作樂觀。有人說很討厭「社工積極安慰口吻」，馬上有另一位社工回應更討厭是「一個社工聽到另一個社工用社工輔導技巧去安慰」。那到底是怎麼樣？馬上有人舉例：就像電影《玩轉腦朋友》（《Inside Out》）上半場，「阿樂」跟「阿愁」說話的態度。

伊利沙白醫院前腫瘤科顧問醫生謝建泉醫生談起母親的故事：謝媽媽患上癌症，到了末期在醫院留醫，一些親朋好友來探望說：「你沒事的，很快可以出院，之後我們一起打麻將！」這是頗典型的香港人作風，在難過的人面前扮沒事，以為這樣可以幫助對方。親戚一走，謝媽媽就對兒子說：「他們都在發神經！當我傻的嗎？我自己的情況我最清楚，他們講這些話有什麼意思？」

不要苦苦追問

問得太詳細會嫌人煩：「我朋友喜歡『打爛沙盆』，一見面就問：最近醫生怎說啊？你重說一次給我聽啊，你在食什麼藥？藥名呢？副作用呢？食到什麼時候？你的血怎樣呀？有沒有什麼數據呀？升幾多降幾多？……每次見完這朋友，比抽一次骨髓更辛苦！」

說得簡短也不行：「你多點休息，不敢打擾你。」有些病人心裡的聲音是：「其實我已經不知道自己還能活有多久，有什麼都想盡量做，以後很多時間『睡』。」

有長期病患者坦言不希望朋友嘗試提供「答案」：「通常可以試的，病人已經試過，朋友很想找解決方法，聽到病人耳裡會覺得是批評。」她解釋一些長期病本來就會隨著年紀惡化，不是看得開就可以改善。「如果一個病人願意找朋友，而不是收起自己，那渴望的就是陪伴，想肯定別人沒有因為病痛離開，自己不是一個人。」她舉例：「如果你叫我去游水，就好像把我推開，你去游水吧，不要過來煩我。」

小心宗教台詞

刺眼的，還有與宗教有關的「台詞」。

「你現在這麼辛苦，一定是之前作孽太多。」這句一出，大家都覺得惡毒得不可思議，但朋友解釋，說話的竟是出於好意，隨後說念經和放生就能好起來。

而信上帝的版本「人病是因為原罪」，同樣令人無言。有患癌的基督徒列出一大串教會人士來探病的說話：「你會不會氣上帝？會不會覺得上帝不公平？」這到底是安慰還是責備？「為什麼不學習XXX（某患癌症女藝人去世前出版了一本超正能量見證集）？她真是榜樣喔！」她說那時剛知道自己生癌，心情很差，聽了更加難過，也想起當年四肢癱瘓的斌仔說過最討厭別人用霍金來鼓勵他。

當時在醫院，亦遇見教會帶了一班少年人來唱詩歌、講道，那傳道人說：「信耶穌之後，生病就好像放假，全部交給神，好放心！」她說當時心裡想的是：「是我信心不夠嗎？我住醫院不知道什麼時候可以出院，非常擔心，怎可以當放假？」

宗教人士激嬲病人的機會似乎相對更高，可能因為部份人自以為了解苦難和死亡，這在病人眼中，是站在「高地責備人」。有宗教人士亦留言解釋：「交託」、「有信心」、「不怕死」是一個目標，可是每個人信仰程度不同，再者痛到不得了時，很難有心神可以思考。

體貼不同需要

在臉書收集「一句話激怒病人」，才十分鐘，留言大雨似地教人受不了，一小時後開新題目：那對住病人，究竟可說什麼？

「什麼都不用說。」有男士充滿自信地留言：「去探病，不帶東西，不說什麼話，去『看』人，坐一小時就走。這表示『不忘恩』。『看』是一種表達的方式。」但也有女士幽幽地寫：「幾年前我嫲嫲生癌，我去探病完全不知道可以做什麼，說不出『一定會好返的』之類，結果次次都是坐在她床尾靜靜望住她。過了不久她就過身了。所以我好怕去探重病病人。」

有些病人，就列出一些曾經聽過的窩心話：

「我會陪著你。」

「辛苦兩份分。」

「其實我也不知道說什麼好。」

「隨便聊天，往事時事興趣『爛gag』大把話可

二

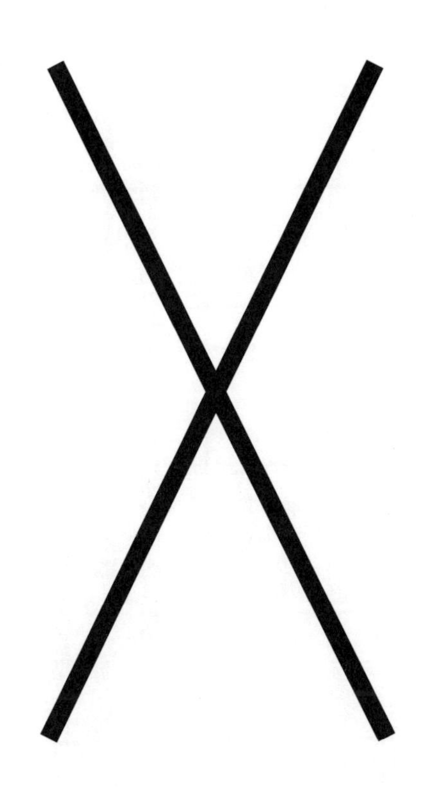

一

聆聽

（陪伴就夠了）

以說，沒必要苦苦糾纏在不開心的事上啊。」

「就當平日見朋友，語氣態度仍當對方是平時的他（他病了不等於需要保護和同情）。另外個人覺得說小時的趣事很能分散對病痛的注意力。」

「開玩笑：『趁你住院不等你，去了你喜歡的沙灘呢！』氣氛反而好一點。」

「說真的，是朋友就知道對方真心想鼓勵你，就算對方講多錯多，我也不會嬲＞＿＞語言實在是有限的，根本好難表達心中的真正意思。原諒無心說錯話的人囉，有心另計！」

「提供實際的幫助：我試過長期患病，有一次朋友拿了自己包的菜肉雲吞給我，著我放在冰箱慢慢吃，一餐就有肉有菜了。我真心覺得那是我吃過最好味的雲吞。——最好笑的是，朋友多年後重包一次那雲吞，我心裡發笑，『點解完全唔好味嘅？以前明明好好味㗎！！』」

提供實際幫忙

有經驗的照顧者回應，可以視乎實際情況幫忙，並且觀察病人心情和需要說話：

「長期住院一定悶，我會按情況問有什麼閱讀/飲食/聽歌或聽書需要。此外，會談日常八卦或新聞為對方解悶。某些朋友就只要陪著，在有需要時服侍便好，而且我會自備小說，表示可以偷閒閱讀好開心。」

「我是實際派，通常看他夠不夠暖、要不要加水、要不要丟垃圾、食飯幫手調校床位、鮮花換水、帶雜誌……有次還帶『洗頭粉』幫忙洗頭。這樣做這個做那個，時間就夠，沒說什麼。」

「其實每一個人，每一刻心情都可以很不一樣。沈默也是好好的陪伴。我也會直接問病人：『你想不想我在這陪你？』給機會他拒絕，不用應酬我。」

「我想很視乎病到什麼程度，和病人本身是什麼性格。有些是『戰鬥格』，喜歡你說吉利話打氣，可是有些比較『驚青』悲觀，不同時間需要用不同手法去慰問和開解。有些人喜歡或者需要把自己痛苦的經驗複述給別人聽，才覺得有人分擔、了解，『噢，那真的好辛苦！』你這樣說，他會覺得你明白。有些人覺得複述多一次等於痛苦多一次，那就最好不要提，大家說一些開開心心嘻嘻哈哈。

如果病人很憂慮：『你很擔心嗎？不如說出來一起想想？』如果有些實質的事可以替他安排、想到解決方案，他可能會安心一點。他的病情有起色時，可以說：『你今天氣色好過上次喎，可能藥有用呢。』他辛苦的時候，可安慰說：『藥物是有一點副作用，過了就會好一點。』（這當然要是事實，不能作出來。）

有時病人是擔心家人辛苦，所以家人要好好照顧自己，用說話和行動讓他知道是ＯＫ的。其實病人和照顧者都辛苦，大家都要互相諒解，不必歉疚；但如果病人能夠樂觀一點，家人也會好過一點。

真的無能為力時，都只能輕輕捉住他的手。」

生的滋味

基督教文藝出版社在二零一零年舉辦「善別」研討會，台下有一位護士分享經驗，她嘗試讓臨終病人，仍然有「生的滋味」：

「以我們多年的經驗來看，臨終的病人是要面對死亡，但他仍未死，仍在生存，所以他仍有些生活的事可以做的。其實病人都希望有貢獻，以下我想說幾個故事。我試過問一個病人：『蒸豬肉要加多少水？我總是弄不好。』她立即很精神很愉快地告訴我。即使病人即將死亡，但有妥善的照顧，仍是可以很精神的。

有一位朋友，是年輕時死的。她唸了很多書，到她唸完這麼多書之後，患了末期胃癌。人們去探望她的時候也不知說什麼才好，我去探望她時，意識到她沒有機會貢獻，尤其是唸完這許多書之後。傾談之間，我讓她有機會發揮一下，要她把她所學的教我們，那她便很有滿足感。她一日未死，一日仍可作出貢獻。她一旦能有所貢獻，便非常有滿足感的。

有一位朋友的丈夫，他擅長投資股票。他臨終前教了整個病房的醫生及護士投資，對他來說這就是貢獻。

我想說的是別忘了病人除了是病者的角色之外，也是生者的角色。所以除了讓病者有貢獻外，我們去探病時也不要苦著臉，要多帶些歡樂給病人。例如有個病人，我從她十歲的姪女身上，學到一樣功課。她每次去探姨媽時，都歡天喜地在她床邊玩。姨媽最喜歡見到她。我覺得死亡不一定是哭哭啼啼的事，大家開開心心，死也死得開開心心的。我們見過很多臨終情況，最喜歡見到這樣開心的情況。

病人喜歡見到令他開心的事，也喜歡自己能有貢獻。問他很小的事，他也可以很開心。例如說昨晚烹調某樣菜弄得不太好，應怎樣烹調？本來氣若游絲的他，也立即積極起來，很精神地教授當中的技巧。我看到當你給了一些生的滋味給他，就算是生存的最後一天，都可以活得很好。」

當語言無效

台灣臨床心理學家余德慧多年來研究臨終病人的心理，他去安寧病房陪伴病人，把對話錄音，他認為臨終病人會經歷不同階段，需要的陪伴也不一樣。

首先是「社會期」：病人剛進病房，體力還可以下床，可以處理一些事、做一些安排。這時候會因為無法繼續原先的社會角色，例如丈夫不能繼續賺錢養家，母親無法再照顧孩子，可能心裡會難受。這時就像生死學大師Elisabeth Kubler-Ross提出，可能要經過五個階段：否認、憤怒、討價還價、沮喪，到最後才接受。

有些病人會額外緊張和別人的關係，擔心被拋棄，所以家人好友來探訪是重要的，希望受到肯定和鼓勵。這時候大家可以幫助病人達成心願，如舉行告別派對，並討論安排身後事。余德慧指出，這大約是臨終前兩三個月。

進入「病沉期」後，病人身體衰敗，不得不放棄和社會互動，世界開始被局限在病床周圍。漸漸地，病人無法再按「正常作息」吃飯和睡覺。

余德慧形容「社會期」的病人雖然被推到社會的邊緣，但還巴望回到屬於他的世界中心，例如一位長者剛入院，會「點名」問哪一位兒子怎麼好幾天沒來、掛心女兒要生孩子……可是到了「病沉期」，他可能就不問了。「所謂放棄社會，病人不一定就是在主觀的意願上放棄社會，而是病程的進展讓病人不得不承認，他的身體已經不是為社會而設了。」余德慧說。

同一高度的陪伴

病人反應緩慢，不論精神上和體力上，都跟不上周圍的人，變得沉默。這時照顧者像是沒事可做，說話都可能成為病人的負擔。余德慧建議「默存陪伴」，他說有些照顧者不習慣，感到不安，反而造成對病人的干擾；有些照顧者坐不住，離開床邊以為病人無所謂，可是這時病人還是有自我的感覺，渴望默默的陪伴。有護士觀察到：「當來探視這位病人的好友要離開時，她有一點失望的說：『走了，她們都走了，只剩下我一個人了。』她很希望有一個感覺安全的人在旁邊陪她……」

法國研究臨終病人的心理學學者Marie de Hennezel建議給病人一種「親近」的安全感覺，醫護人員和來探望的親友，都要嘗試「蹲下來」，不要再用一般人的高度去看病人。Marie de Hennezel喜歡說一個小故事：

一位護士照顧一位癌末女士，女士拉著護士的手問：「你想我會死嗎？」護士無法回答，幾天來她已經為了自己沒法幫忙，心情很差，女士這樣一問，護士像是跌落無底的坑洞，不禁流眼淚。

過了一會，那女士拍拍護士的手：「我懂你的意思。」護士什麼都沒有說，但走到與女士一樣的地面，一樣無助、無力，這正是病人長久以來的心情。

如果護士站得高高的，安慰一切沒事，或者把醫療情況說一遍，病人可能會更孤獨。

不同層次的對話

葛量洪醫院整理的「紓緩治療培訓」講義教導醫護及院舍職員如何與病人對談，例如當病人問：「我個病係咪無得醫啦？」回答展示同理心的不同層次。

層次一：**「唔駛擔心，我地會幫你加藥嘛。」**
（忽略對方感受，回應只是勸告、否定、空言安慰。）

層次二：**「你對我哋無信心？俾D信心自己先得㗎。」**
（忽略對方感受，只是回應說話的內容和想法。）

層次三：**「你對個病好似有D擔心！」**
（反映對方感受，讓對方感受到你明白，卻沒有左右對方的想法。）

層次四：**「你擔心自己個病無得醫，點解你有咁嘅想法？」**
（反映對方的感受，了解對方的問題。）

層次五：**「你擔心自己個病無得醫，有什麼原因令你咁諗？」對方回應後，了解問題，可以建議：「你認為同你主診醫生傾下有無幫助？」**
（反映對方的感受，了解對方的問題，更鼓勵對方解決問題可採取的行動。）

又例如當病人說：「我想這次手術都是不會成功嘅！好像上次一樣，沒有希望！」

層次一：**「傻啦！不會的，你要有信心。」**

層次二：**「振作一些吧！不要這樣悲觀，吉人自有天相。」**

層次三：**「你擔心會手術失敗？」**

層次四：**「由於過往的經驗，你很擔心這次手術亦會失敗，好似一D信心都無。」**

層次五：**「聽得出你擔心呢次手術都會失敗，可唔可以講吓你對呢次手術的期望？」**

講義裡亦有一個關於宗教的例子，但要對應的，其實不是信仰問題。如當病人說：「我無法祈禱，祈禱對我一點用都沒有。」

層次一：「**要有信德，祈禱才有效！**」
層次二：「**你認為祈禱一D用都無？**」
層次三：「**我覺得你很難受，因為無法祈禱。**」
層次四：「**我覺得你難受，你好像承受很大壓力，因而無法祈禱，可否談談發生了什麼事？**」

延伸閱讀

謝建泉、梁錦堂、陳麗雲、龔立人、黃慧英著：《善別：向臨終者和逝者告別Farewell to the Dying and the Deceased》，香港：基督教文藝，2010。

楊牧谷著：《如何發展你的探病恩賜》，香港：更新資源出版社，2013。

陳滿堂教授：《探病Do's and Don'ts與冒牌行醫》，香港：全心出版社，2005。

埴輪君子著、黃薇嬪譯：《給癌症家屬的第一本書》，台灣：台灣東販，2011。

季羽倭文子著、張秀慧譯：《當親人罹患癌症該怎麼辦？》，台灣：原水文化出版，2014。

吳佳璇：《罹癌母親給的七堂課：當精神科醫師變成病人家屬》，台灣：夏日出版，2009。

吳佳璇：《戰鬥終了已黃昏》，台灣：夏日出版社，2011。

許添盛口述、謝明君執筆：《我愛的人，要走》身心靈臨終關懷手冊，台灣：賽斯文化，2013。

第三章

治病還需心藥醫

突然間，A變成一條大腸。「你唔好彩（運氣不好），一百條腸之中，你是最不好的兩條，其中一條。」外科醫生說。

A很吃驚，她是醫院裡的護理人員，一早懷疑可能有腫瘤，但醫生認為只是痔瘡，看著大家是同事份上，才讓她詳細檢查，誰知竟然是第四期腸癌。

「點搞（怎辦）？」她問。

「無得搞（沒得辦）。」外科醫生就這樣回答。

「那我怎辦？」她再追問。

「你回家辦好水電煤銀行吧。」

她形容那一刻，像從天被丟到地下，整個人呆住。外科醫生說寫紙轉介去腫瘤科，她當場拒絕：

「我不看了。」

醫院轉介去寧養中心，A嫌棄：「都是死症！」到了中心她又問護士，有得醫嗎？護士看她的資料：「無喎，醫生都話無喎。」

「那我怎辦？」她問。

「醫生有開藥，繼續食吧。」護士答。

「食到死為止嗎？」

「唏，那些糖尿病、血壓高的病人，也是一直食藥到最後啦。」

A的心情一下子跌到谷底，馬上鬧肚子，在廁所上嘔下瀉，幾乎昏倒。她在沙發休息，護士問要接受輔導嗎？「不要！我不來了。」她原本一心希望得到安慰，沒想到聽到這些，再也沒去寧養中心。

A去找另類治療，那醫師說要七十萬。「有多大機會？」她問，對方答康復機會只是三分一，她不捨得。醫師說去內地會便宜一點，她還真的和哥哥帶著三十萬去內地，剛好醫師不在，護士助理竟然說自己也可以做，放下錢便可。哥哥馬上拉著A離開。

回到家裡，不知道可以做什麼。她把衣櫃裡最好的手袋、鞋子、衣服通通都送人，以免家人日後要收拾。

A也有看中醫。「你是被病嚇死的！」那中醫師看她臉青口唇白，勸說：「不要想太多，也不要理醫生說什麼。一期要醫、兩期要醫，三期、四期都要醫，難道在家等死嗎？你就當自己是一期好了，中醫也沒有把病分期的。」

由憎恨到原諒

想想，也對，總不成在家等死。A開始肯去腫瘤科，腫瘤科醫生建議先做化療，再用標靶藥，腫瘤竟然受控制，甚至可以做手術切除。A第一個反應竟然是：「我不要再見到那外科醫生！」「你躺在手術床，什麼醫生都見不到的。」腫瘤科醫生嘗試安撫。

做完手術，醒來看見那外科醫生，她還是記恨，但慢慢看到外科醫生很細心，手術效果很好。A鄰床的病人剛做完手術，不可飲食，但那病人家人帶了「果皮水」（陳皮熬水）說可以驅風，A開聲提醒，那病人還是半夜偷喝了，結果嘔吐不止，馬上送進深切治療部。外科醫生大清早趕回來：「無理由，手術做得好好……」

「她偷飲了果皮水。」A不禁說。

外科醫生竟直率地說：「早知道我就不替她做手術！」

她覺得這外科醫生真是直接，但不是惡意的，後來康復過程中，醫生很盡責，看得很仔細，她也不怕說出口：「初初我好憎你，現在我好鍾意你！」

過來人分享

每次覆診，A都覺得很累，等候時有點落寞，侄女看見醫院有「心理支援小組」，建議她參加。她起初不肯：「我又不是心理病、不是精神病，我是腸癌！別沒事找事做啦。」可是侄女替她報名，也就參加了。

「好開心！大家一齊講，比較之下我不算最差，每個人都有自己的情況。治療過程很多副作用，這裡痛、那裡發麻，我會懷疑：死啦，又復發？朋友總是勸：『你想多了。』一句就不想說下去。但在這小組，原來大家都會有這些副作用，心就定一點。」

A確診患上第四期腸癌已是三年，一年多前也回到醫院工作，穿著護理人員的制服，在小組裡份外矚目。「醫生說話就是這樣直，大家不用太放在心。」她說，大家竟也紛紛分享醫生護士各樣失言。溝通是學問，同一番說話不同病人有不同的反應，知道了也就有不同的想法和感受。

笑笑喊喊一個多小時，A要上班，提早離開，臨走補充一句：「能夠行到這一步，我好感恩。人個個出世都是等死，十歲死一百歲死都是走那條路，不要介意長與短。重要是當下的生活。」

心藥是治療

主持這小組的，是屯門醫院高級臨床心理學家何鳳珠博士。和一般社工帶的病友小組不同，何鳳珠在小組時並不止讓組員談天，還會不時指導給意見。「很多事情你們都可以幫助自己，要能夠睡覺，不要太緊張。睡得不好，肝酵素就高，白血球卻低……能夠吃什麼，就食什麼，盡量吃，化療期間已經沒胃口，再戒口就不夠營養……吃不正常，又不活動，睡不著覺，身體收到的訊息就是『病人』，可是保持正常生活，人開朗，心也健康一點，給身體的訊息也健康一點。」她不時在小組成員分享後補充。

而週六何鳳珠還會回醫院，與病人一起做一個半小時的禪修。

帶完小組回到辦公室，桌上已經堆了二十多份病人個案。何鳳珠帶領七位臨床心理學家，負責整間醫院需要心理支援的病人和家屬，他們會被各科醫生轉介過來，有些會接受個人輔導，有些會輔導家人，而像這天早上的腫瘤科病人心理支援小組，她自己也要負責三個，有一組全是男士，顧及不同性別的需要，特別由一位男性臨床心理學家負責。

何鳳珠坦言很多病人都忽略了心理需要，以為見心理學家就像看外國電視劇集，只是「談天」。可是病人情緒直接影響病情，能否接受自己患病？睡不著、沒胃口、緊張、恐懼……全部都會影響治療成效。「長期睡不著會令人抑鬱，恐懼也會令人無法呼吸，病人自覺快要窒息，只懂得去急症室，但這更多是心理原因。」她解釋：「為什麼同樣一種藥，兩個病人吃了反應都不同？可以因為他們的心理狀況不同。心理和醫療都一起配合，才會有更好的效果。」

尤其是新一代的病人，懂上網，要有選擇和討論的機會，對醫治的方案不再被動。「以前醫生說什麼，就是什麼。現在的病人會反問：『做手術？怎樣做？切多少？』醫生不是說開刀就開刀，病人會要求時間考慮和消化。」她以A為例子，外科醫生的說話令她有很大情緒，本來可以去腫瘤科，當下都拒絕：「病人現在更需要一個醫護團隊，從不同方面去顧及需要，而不僅是一個專科可以處理。」

催眠可止痛

在醫院裡，臨床心理學家長久以來都是為精神科的病人服務，上世紀八十年代才開始推展至精神科以外的病人，醫管局成立後有系統地發展臨床心理學服務，無論是慢性病或急病，都有機會接受臨床心理學家的心理評估和治療服務。

二零一四年醫管局轄下醫院和診所有近十萬人次尋求臨床心理服務，而根據編制醫管局只有一百三十九位臨床心理學家。病人往往要排期，等上一年半載。

「如果要這樣等，可能已經失去這個病人。」何鳳珠一九九五年在美國唸畢博士學位時，就加入屯門醫院工作，二十年來她致力在這裡發展臨床心理服務，希望可以做到即時轉介。「所有腫瘤科的病

一　憤怒（為什麼偏偏是我？）

二　放手（重要是當下）

人，都是我的病人。」她解釋病人在醫院收症時，會做詳細評估，包括情緒評估，何鳳珠的團隊就會視乎需要跟進，一開始就作為治療的一部份。

她尤其關注癌症病人的痛症：「有些病人真的『痛到想死』，但如果不痛，卻未必想死。」她的團隊，全部都受過專業的催眠訓練，可以利用催眠替病人止痛。曾經有位病人腸癌的位置近肛門，電療後傷口潰爛，痛得不能坐，不能開步走。「我替這病人催眠，離開時，病人心情輕鬆，居然可以站直走路，同事都很愕然。其實這不神奇，痛是非常主觀的，而大腦是可以操縱的。例如你第一次入來屯門覺得很遠，第二次卻變得很快，大腦認知可以很不同。」

能吃能喝

對於醫療治療效果不大的晚期癌症，心理治療額外重要。何鳳珠引述一份美國研究指出：最長命的癌末病人，是相對能夠入睡的一群。

醫學發展，病人的生命延長了，然而亦變相要更長時間面對各種不舒服。她有一位病人垂頭喪氣，天天在家裡哭，也不肯出外，家人都很難過。病人的女兒於是勉強帶她來參加心理小組，只是第一次來，她聽到其他病人分享，心情好一點，原來自己也不算最慘，再加上一些冥想練習，回家後開始能吃能睡，情緒穩定，精神好了。

「雖然始終都會走，但她最後的日子生活質素好一點，也讓家人安心一點。」何鳳珠說，電視裡臨終病人總要有家人圍住，甚至戲劇地握著手，實際上那時間是說不準的，家人未必趕到，反而珍惜最後一段日子的相處，最後那一刻並不是唯一表達愛意的機會。

抑鬱可避免

B也在「心理支援小組」。她有乳癌，很快便做手術割掉腫瘤，本來心情還很樂觀，可是在第三次化療後開始失眠。醫生開了安眠藥，但說：「不要吃那麼多，個個都會失眠，慢慢就會好。」她不敢吃，結果一整個月都沒法睡覺，親戚都勸：「誰誰誰不也是乳癌？現在生活也沒什麼？你別想太多！」丈夫支持她去看精神科醫生，可是藥物和安眠藥混在一堆，愈吃愈沒精神。

B陷於抑鬱，試圖割脈，一次用剪刀、一次

用小刀，都失敗，丈夫嚇得全時間看著她。一天早上，她藉口想吃粥，叫丈夫上街買，然後計劃自殺。「割脈失敗，我就想焗死自己。」揭開床板，躺不進去，於是躲進衣櫃，用衣服、膠袋重重蓋住。丈夫回來不見她，發散所有親戚去找，她待在衣櫃整整兩個小時，聽到丈夫所有電話對話，心裡只想：為何仍然可以呼吸？

丈夫打電話找到一個家人是抑鬱症的朋友，朋友說不可能走得遠，先找家裡。丈夫這才打開衣櫃，見到B，嚇到彈開！親戚都來了，沒人敢走近，一個多小時後妹夫把她拉出來。

丈夫迫她去看私家醫院的精神科醫生，吃了兩年藥，終於回復精神。

安心最重要

乳癌康復後八年，B再患上腸癌，發現時已擴散到肝臟。這次她去屯門醫院腫瘤科看醫生，一開始已經有臨床心理學家跟進，心理有支持，雖然病情更重，情緒卻比上次穩定多了。

她當笑話在小組分享：「我去看醫生，還講價：『可以讓我先去美國嗎？』姑娘（護士）罵我：『你還去美國？會死的！無命的！你在美國那些醫生趕你出來！』我當堂醒一醒，會死嗎？我以為大腸割一段沒有事，於是趕緊治療。後來我多謝那姑娘提醒，她不好意思：『當時我真的那麼兇嗎？』『你都是緊張我啊。』我想，醫生姑娘有時也是心急。」

「不要因為有病不開心，有病一定要醫，不要覺得是死結。」

「個人的精神可以比癌症更大影響，一定要能夠睡得著。」

「不要戒口，沒胃口就沒營養，待會和我一起吃飯啦。」

B很開朗，主動地安慰各人，不時回應何鳳珠的說話。她看著何鳳珠說：「你的小組開一日，我就來一日，這裡有新人有舊人，不需要擔心什麼。週六的靜修練習我也一定來，安心比治療癌症重要！」

延伸閱讀

醫院管理局港島西聯網臨床心理服務編著：《醫療心理這一家》，香港：香港基督教服務處出版，2009。

黃宗顯：《還須心藥醫》，香港：經濟日報，2006。

《怎照護》第十三章。

長尾和宏著、劉格安譯：《善終，最美的祝福：預約圓滿終點的10個條件》，台灣：高寶國際，2013。

堀繪里香著、賴庭筠譯：《說再見的23個練習：凝視死亡，於是我開始練習，試著去習慣沒有你的日子》，台灣：采實文化，2014。

大津秀一、著陳光棻譯：《人生最後一件大事：安寧度過臨終，尊嚴走向生命終點》，台灣：天下文化，2014。

羅耀明著：《如果今天就要說再見：10堂教你瀟灑活著充滿勇氣的生死學》，台灣：心靈工坊，2012。

大津秀一著、黃瓊仙譯：《人生必修的10堂生死課》，台灣：采實文化，2012。

Robert Martensen著、李力行譯：《最後的選擇：一位醫師給臨終病患的八堂課》，台灣：合記，2012。

Anne Tyler 著、廖月娟譯：《學著說再見》，台灣：天下文化，2013。

David Shields 著、陳映均譯：《人都會死，所以我們知道如何活著》，台灣：大家出版，2014。

Stephen Levine著、宋偉航譯：《如果只有一年 若只剩一年可活，你要做些什麼》，台灣：立緒文化，1999。

Jerome Groopman,《The Measure of Our Days: A Spiritual Exploration of Illness》, Penguin, 1998.

第四章
醫生最怕

「醫生否定死亡，因為怕。為何不望病人？因為驚。醫生一樣害怕面對死亡的。」謝建泉醫生一針見血地說，他在二千年退休前是伊利沙伯醫院前臨床腫瘤科顧問醫生，行醫超過三十年，是第一批香港醫生關注善終服務，並創辦生死教育學會，不斷到大學及病人組織主持講座。

他拿出一本略皺的筆記，揭開滿滿的心得，以前在醫院裡，他就用這筆記教年輕醫生面對癌症病人，尤其是當復發擴散能說的都似乎是壞消息——如何讓病人仍然保有希望？

問：如何讓病人知道自己有病？尤其當家人反對。

答：可以用引導的方法。有一次內科醫生諮詢我，如何把壞消息告訴一位長者病人。那長者身體漸差，但女兒是護士，「警告」其他醫護人員都不能說實情。

那長者來到我房間，身後六、七個家人排開，病人卻坐在中間，一看就知道是一家之主。

「世伯，你今次來看我，有什麼事？想我點幫你？」我問。「咳嗽好辛苦，為什麼在醫院這麼久，仍然這樣辛苦？」他答。「咳嗽是很辛苦的，睡不到啊？」「對啊！」「你什麼時候開始不舒服呢？」我認同他咳嗽很辛苦後，他就一五一十說這段時間身體的變化。

我直接問：「世伯，你覺得自己是什麼病？」後面那堆家人馬上搖頭。「不就是那些東西囉。」長者自己說。「你可不可以清楚一點？」「生嘢囉！」「生嘢，生什麼呢啊？」我扮作不知道。「謝醫生，一定是生瘤。」「生瘤？」「生毒瘤！」癌症就是毒瘤，長者說了出來，後面的家人都不知怎好。

「唉，真係啊！」我嘆氣，他也嘆氣：「唉，我自己都知，但無人講給我聽。」我在腫瘤科很多年，很多長者其實都心裡有數的，是年輕人「幻想」他們無法接受。我繼續問：「那你知道自己有這個病，你最想點？」

「出院囉！」長者說。接著我就開了一些紓緩治療的藥讓他減輕咳嗽，家人也懂得讓他回家。長者後來情況差少少再進院，精神少少又回家，幾個月後安然去世。這家人簽了一張感謝卡給我，是我收到最大的一張卡，上面有好多好多家人簽名。

假如一些長者知道後大哭？大哭也是好事，知道自己「大件事」就可以準備。病人不知道什麼病死，但一定會知道自己快死，身體是自己的，怎會不曉得？既然知道，就可以作種種準備。

問：病人可以選擇不醫治嗎？

答：有一位婆婆八十多歲，癌症已經擴散，看了幾個醫生說有三種選擇：電療、化療、手術。她來問我那樣好，我說你還有第四個選擇：「完全不做這些治療，都是一個選擇。」那婆婆非常聰明，馬上問：「如果我是你媽媽？」「我選第四個。」我照直說，婆婆很開心，本來氣喘也好了，回家生活了一年。

選擇不做以上治療，因為在這婆婆的病況，絕對不能根治，所有治療方法一定loss大過gain（弊大於利）。可能九成無效，一成有效，肯不肯？這要給病人自己選擇。

值不值得是病人的意願。例如大腸癌第三期，不做化療有五成存活率，但做化療後有七成存活率，醫生會覺得數字上很值得做。可是我有親戚大腸癌第三期做完手術，我解釋清楚，親戚明白化療的成效和可能的副作用，就覺得還有一半機會存活率，就不做化療，十多年後才因為心臟病去世。

但有些治療不是根治，而是紓緩末期的病徵，例如因為癌細胞擴散到骨頭，用放射治療可以減輕痛楚，也沒有很大副作用，這就是利大於弊，就算前面提到的婆婆也值得做。

問：但如果能夠更有效醫治，病人都拒絕？

答：病人意願要尊重，也要看情況。我有一位八、九十歲病人，小便不舒服。我懷疑是前列腺癌，驗血報告顯示機會頗大，他知道後說不做手術，最緊要舒服。

「那我們拿一點組織去化驗？」我問，但病人連切片小手術也不想。「但起碼做一個掃描，讓我確定是否前列腺癌，也知道你的癌病轉移到哪裡，如果已經蔓延到骨頭，就有不同的處理。」我說服了病人。掃描結果有擴散，放射治療和手術較有效果，但他兩樣都不肯，只說：「我都老了，最緊要舒服。」

理智上雖然有治療的方法，可是病人的情感拒絕，我會選擇尊重病人意願：「那就一個月打一次荷爾蒙治療，讓我每三個月觀察一次，讓我看看有沒有發生令人擔心的事。」可是如果病人年輕一點，我可能會「迫」多一點點，若然四五十歲的我會勸：「你可能有八十年命，現在還有四十幾年喎！你最擔心什麼？還會盼望活多四十年嗎？有想做的事嗎？那就醫吧！」

如果在公立醫院，我還會請病人家人來：「好唔抵！四十幾歲人有這個病，唔醫好唔抵！」再三解釋各種可能的治療方案，不做手術，也有其他選擇。

問：假如病人說不信西醫？

答：「哼！我做了這麼多年醫生，沒見過只用中醫、單靠氣功，就可以醫好的，不過，我見過奇蹟出現。」我這樣說，病人通常會反問：「奇蹟點出現？」「我也不知道，但我知道會有。有些病人什麼都不做，連禱告都沒有，上天仍然會賜你奇蹟！」

我會很有禮貌地補充：「找中醫或者其他醫治方法，可能沒有我們這麼多檢查儀器，三個月後回來驗一驗，看腫瘤是大了？小了？這很公道啊。就算決定不回來，也不要丟掉覆診證，起碼有需要時可以再跟進。」

中西醫是可以並用的，中醫也能夠處理症狀，但在進行化療時要小心。中醫都有兩種方法，一種醫癌症，一種是「扶正」——讓病人精神一點，開胃一點，記得要告訴中醫師正在接受化療，那就會懂得開「扶正」的藥。西藥亦有減少副作用的，但病人信中藥多一點，那就用吧。

最好找港大、中大、浸大那些大學訓練的中醫師，不要相信貴就是好。如果說「包醫得好」，那就小心，這世上沒有一定能醫好的癌症——這世界有神、有醫，但沒有「神醫」！

問：病人都問「還有幾耐命」，怎回答？

答：如果病人生命只有數小時，或者數天，壽命愈短醫生愈肯定，這時間是能夠根據個人狀況看出來。書本沒有寫，可是經過這麼多年，醫生護士都大約能夠估計。

可是多少星期、多少月？那就不知道了。電視裡醫生說只有三個月，那是電視裡的醫生才知道，真實的醫生是不知道的。有些數字其實是Medium Survival，這是中間數，不是平均數。例如一千個末期癌症病人，最多病人在六星期後過身，有些一星期，有些一年，而六星期就是Medium Survival。如果計平均數被拉長拉短，更不準確，所以我們用最多的中間數。

可是當病人問能活多久，我答這中間數，病人就以為自己只有六星期，這是不對的。要討論這些數字，起碼要十五分鐘解釋，所以我通常不說數目字，不然病人會當你是「判官」。

問：可是病人想知道時間安排事情？

答：我會反過來問：「你心裡一定有一些東西

一

長度

（盡量延長時間）

二

厚度

（重要是生活質素）

掛住？」他通常會說出來。

可能是：「謝醫生，你知道，我個仔在美國，現在是三月份，他每年聖誕都回來探我，不知道等不等到……」那我就有概念，三月到十二月還有九個月，如果病情是嚴重的，就會答：「當然叫阿仔早一點回來啦！趁你精神，一齊去飲茶、食吓嘢！」

這麼多年，最難纏的是一位老朋友，他堅持要知道時間。我問他掛住什麼？他一味答：「我什麼都沒有掛，我只是想知道。謝醫生你看那麼多病人，一定知道的，你不說吧了。」

我解釋那些只是中間數，堅持不說數字。「謝醫生，咁我還有幾耐？」他還是問，我就回答：「呢，如果你想去旅行，我就會說去歐洲就不適合，去日本就幾好的。」

「即是說，不是幾個星期……」他似乎真的想去旅行，我加多一句：「去一些乾淨的地方吧。」他知道我關心，就沒追問下去。

通常病人問能否做想做的事，我都會答：「那你就做吧，不要等到不夠精神、簽名都不行才做。」

病人都明白了，接著就可以談臨終照顧計劃，甚至預設醫療指示。

問：有些病人是fighter，堅持要鬥下去？有些又因為買了保險，試盡所有方法？

答：你是Fighter，也要看打的是什麼。一些病沒法根治，如果Fight for根治，不好意思，西醫沒辦法。有些治療可能可以把半年時間延到九個月，但多這三個月，付出的金錢、承受的副作用……就要自己考慮，「稱一稱值唔值」。

「可能就是這三個月，出了新藥？」病人如果這樣說，我就不作聲，我沒法回答。

有些治療成效是誤導的，例如鼻咽癌轉移到肝，已經無法根治，接受治療可以縮細肝的腫瘤，有機會長命一點。有些醫生會推薦新藥，說有「七成機會」，其實是指有七成機會令肝的腫瘤暫時縮細，這只是局部縮細，其他器官的腫瘤不一定縮小，而且未來肝腫瘤還是可能增大。可是病人一聽，以為是七成機會「康復」，別說七成，一成都傾家蕩產試！

醫生解釋清楚，病人就會思考。

不過當病人希望「打仗」，醫生卻建議去旅行，病人心裡就會不舒服。有時A醫生回答可以試貴藥，B醫生卻不建議，一些病人會覺得B醫生「真係水皮」。

問：試過病人要求「安樂死」嗎？

答：還在公立醫院工作時，每年平均都有五個病人向我要求「安樂死」，通常都是因為不舒服，處理了症狀就打消念頭，我於是在醫院開設痛症診所，專門幫病人止痛。我最記得臨退休那年，有一位五十多歲的病人患盆腔癌，很痛，其他醫生用止痛藥是有效的，但覺得渴睡，醫生於是轉介他來。

我替他做小手術，把極少量的嗎啡注射進脊骨，他馬上不痛，也不渴睡，卻說：「為什麼你們這些醫生這樣？好東西都收起來，不迫你們都不拿出來！」

很快他便可以出院，癌症病人能止痛就可以行街睇波，照常生活的。可是臨出院，這病人又說：「我想過了，你應該一針打死我！」

「為什麼」我很愕然，「我想馬上死。」他說：「我之前痛得多辛苦！怎知道以後能否止痛？」

我說這次可以替你止痛，即是未來百分之八九十的疼痛都沒問題。「即是有百分之十至二十不能止痛？」他很清醒，堅持要死。

我問：「假如你臨終很痛，是否介意我用鎮靜劑，令你睡著覺？睡夢中死亡，不會令你短命或長命，但就沒感覺。你肯不肯用？」「嗱！又是這樣！我不迫你都不說！」他馬上說，還要求我寫下來。我解釋因為有些病人希望保持清醒，寧願忍痛，又和他太太解釋，大家都有共識，就寫下來，病人家人都簽紙同意。

這些年我唯一遇過一位病人無法勸服，這病人當時還沒有什麼不舒服，可是希望我可以保證以後沒有病徵，無論我如何承諾當有病徵出現，會盡力幫忙，病人仍然聽不進去。

後來我聽到古倫神父說得真好，安樂死有法、理、情三個問題，法律擺明是非法，但當道理無法說服，就可以用「情」。有一位病人向古倫神父說想自殺或者安樂死，神父反問他還有什麼心願？病人說未試過坐最豪華的遊輪，神父就叫他去。回來，神父又說另一個地方聽說很漂亮，病人心思思又去玩，如此這般去了很多地方，就不再尋死。

問：現在的醫生那麼忙，能抽時間跟病人這樣談？

答：公立醫院醫生是很忙，以前在門診下午四點就看完，還來得及再巡多一次病房，現在晚上六、七點仍待在門診，而且還要顧著不停把病人資料輸入電腦，但有些時間一定要用。

「不好意思，你有鼻咽癌。」病人一聽這三個字，馬上想起誰誰就是這樣、想起要電療、想到可能無命……你不會知道病人經歷過什麼，想到什麼，那恐懼可以大到無法想像。醫生就算解釋清楚，病人都可以聽不進去。這時一定要望著病人，留意病人的反應，他可能要做這世人最重要的決定。

看著病人的眼睛，才知道他有沒有聽，不時要停一停，容許短暫的沉默，讓對方反應。「要我再說一次嗎？」我會反問，視乎情況，有時還會笑笑口：「我剛才說了什麼？你講給我聽？」

最初幾次覆診，起碼找一次認真談，千萬不要說「嘥」好多時間，而是「用」一些時間。新症可能用二十至三十分鐘，覆診就可以減到十至十五分鐘，建立了信任就算有時很忙，病人都可以體諒。

一次可以令病人有信任，更加合作，是省回之後的時間。有研究指一些「安慰劑」明明無用，但因為病人相信，變得有用，如果病人不相信醫生，那些藥會否有用都變無用？有可能的，尤其是止痛藥。

問：病人有時不太敢問醫生？

答：病人怕醫生忙、怕醫生罵，所以不敢問；怕被笑、怕複雜，不識問；有時也不想問，例如關於性的問題難說出口，例如怕知道事實後無法面對。

病人要知道看病時間是不夠的，一定要先準備：這次看病的目的是什麼？不要「一輪嘴」問，醫生只會記得最後一條問題，然後忘記了病人前面的問題，病人也許亦不敢再追問。最好預先在一張紙寫下來，一次過給醫生，醫生也心裡有數知道有多少時間可以回答。

一些沒法得到答案的問題，醫生不懂得回答，就會勉強答。例如「我為什麼會有癌症。」我會回答：「實情我們也不知道，但現在最重要是如何處理，大家兩面一齊努力。」

有些病人問：我沒做壞事為什麼會生癌？聽過有醫生答：「難道生癌的都是壞人嗎？」這不是好答案，太陽照好人也照壞人，是聖經的答案，不是醫生應該說的。「不好意思，我不知道。」醫生要接納自己有些事是不知道的，當自己是神仙，病人就會當你是神仙。

例如病人復發或者擴散，可以說：「唔好意思，報告返來，真的還有，一齊諗吓點做吧。」強調的是雙方一起努力。

問：醫生還有什麼說話要避免？

答：不要用醫術語，用適當的字眼。有些慣用語是令病人很害怕的，例如擴散說「走散了」，這「散」字好嚇人。

「試吓得唔得。」醫生沒說錯，但病人聽了可能不舒服，以為當作實驗品。「你未用過這止痛藥，用吓，看行不行？」把「試」字拿走，感覺好得多。「開肚看看，攪一攪。」可以改為「做手術，把情況看清楚一點。」聽過有醫生說：「骨頭『林』咗。」改用「骨頭形狀變化了」，病人比較容易接受。

醫護人員如何與病人溝通，我曾經歸納有十點：

一、有禮貌，大家是不同角色，但是平等的；二、聆聽病人；三、尊重病人不想知道的事；四、小心用字避免醫學術語；五、適當時反覆提問，確定所陳述的事；六、引導交談，讓病人說出所知道的；七、一次不要說太多資料；八、弄清楚病人真正的擔心；九、要務實，講真說話不要說謊，但保持希望；十、未離開時作總結，答應下次再傾談和討論。

其中最難的，是講真話但保持希望。

問：無得醫，還有什麼希望？

答：不能說「無得醫」，醫護人員總有可以為病人做的事情，不然病人便會覺得被放棄，感到絕望。

人很聰明，能夠調節期望，病人一般會有四個希望：第一個當然是根治，可以康復。

若無法根治，第二個希望就是命長一點，帶病生存。有很多方法可以幫到，化療電療都有機會讓腫瘤縮小一點，可能半年會變一年，值不值得見仁見智；也多了標靶藥，以前人人在癌症面前差不多，但現在經濟能力與否可以有分別。

如果長命不可求，第三個希望就是舒服一點。病人有時舒服一點，命就長一點，又會回到第一、二個希望。

三個希望都落空，還會有一點盼望，例如想喝搾鮮蔗汁，家人就去買。以前曾經有末期癌症病人很想吃白灼蝦，因為一直戒口，臨終時份外想吃，雖然那是很繁忙的大型急症醫院，醫護人員還是去街市買半斤回來，在家灼熟再帶來醫院。在南朢醫院，病人想去瑞士，去不到，大家播瑞士的短片，請去過的人來講故事，帶瑞士手信一起吃。亦有病人想見兒子，兒子正在坐監，特別通融由警察陪著戴著手銬來醫院，我開口叫警察除去手銬，讓兒子好好見最後一面，我親自和警察一起守門口。

人到了一個階段，好易滿足，感受到別人的誠意和關懷，就算不能完全止痛，陪他多一點就沒那麼痛。曾經有白俄羅斯病人只得一人在香港，在南朢醫院的遺言是：「I'm alone, but not lonely」。我們是可以不讓病人孤單的。

延伸閱讀

趙可式著：《醫師與生死》，台灣：寶瓶文化出版，2007。

楊育正著、楊惠君採訪撰文：《在我離去之前：從醫師到病人，我的十字架》，台灣：寶瓶文化，2014。

吳佳璇：《醫療自主時代：翻出白色巨塔高牆，精神科醫師的專業反思與覺醒》，台灣：日出出版，2014。

賴其萬著：《話語、雙手與藥:醫者的人性關懷》，台灣：張老師文化，2006。

中國醫學論壇報社編：《死亡如此多情：百位臨床醫生口述的臨終事件》，北京：中信出版社，2013。

George R. Lueddeke著、梁繼權譯：《醫學教育新翻轉：21世紀改革大趨勢》，台灣：合記，2015。

中西淑美、和田仁孝著，李晨芸等譯：《醫療促進溝通調解：由敘事著手的衝突管理》，台灣：原水文化出版，2013。

楊啟正：《新三角關係》，台灣：大塊文化，2011。

第二篇——艱難決定。

醫療是讓我們活得更快樂
不是活得更痛苦

不作心肺復甦術？預設醫療指示？預設照顧計劃？……突然種種選擇來到眼前，理解都來不及，怎能穩住情緒作最好的決定？家人避而不談，連醫生亦難以啟齒。

既然香港人可以拒絕醫療，為什麼不能選擇「安樂死」，那和「尊嚴死」、「善終」有什麼不同？

第五章

七個神醫跳出來

「為什麼你會問我？醫生不是應該盡力救到最後？」家人瞪著眼，醫生剛問會否同意不再為病人進行心肺復甦術。

「為什麼我想作決定，你卻不肯簽名，甚至說不關你事？」病人拿著社福機構的預設醫療指示表格，不滿地問醫生。

「已經『無得醫』了嗎？為什麼要談這些？」病人家屬聽到醫護人員約談「預設照顧計劃」，心裡都是一驚。

這一篇關於「選擇」：拒絕心肺復甦術？不用導管餵飼？預設醫療指示？預設照顧計劃？甚至尊嚴死、安樂死，但在作出決定前，一些被訪者都表示疑惑：為什麼醫生要問？

病人自主權

這要由一宗法庭案件談起：

一九七五年在美國，二十一歲的Karen Ann Quinlan因為喝酒和服用了安眠藥，在家昏迷失去呼吸，救護車送入醫院後變為「植物人」，一個半月後父母艱難地決定拔掉呼吸機，希望女兒自然離世，主診醫生最初同意，但突然聲稱因為倫理原因決定拒絕，父母於是告上法庭。

當時還是醫生全然「話事」的年代，這宗案件引來全美傳媒追訪，最後上訴到新澤西州最高法院。法官問：「你要本庭強迫醫生去做違背他理念的事嗎？」「不是。」律師答：「我們希望照著舊有的行事慣例：當醫生與病人雙方因為意見不同僵持不下時，病人可以請求換醫生。」律師並在法庭上發表他認為病人與醫生應有的理想合作模式：醫生先告訴病人診斷結果，接著詢問病人想採取什麼處理方式。

法院宣判父親作為女兒的監護人，可以要求醫生拔管，醫生並不會因此負上法律責任；如果目前的醫療團體不同意，可以另找醫生。這件事正式開啟了病人的「自主權」：醫生看法依然受尊重，大家也依然尋求醫生的看法，但是醫療決定的過程起了變化。

自此之後，當醫生要求病人開刀，病人會反問：「是嗎？我要想一想。」醫生要求病人接受化療，病人會反問：「是嗎？我還可以選擇什麼治療方案？」

有權卻無能力

八十年代末期，美國醫院的改革步伐相當快，醫院更出現「倫理專家」：當醫生不知道如何與病人談治療方案，擔心病人的決定時，就會請倫理專家出馬，例如Richard M. Zaner就是開創醫學臨床倫理諮商的哲學家，曾經全職在醫院工作；另一方面醫生為免被控告，也拿出大疊各式各樣的同意書，要求病人簽名同意。

「很不幸地，改革步調之快卻讓醫生和病人都吃不消。」Peter A. Ubel醫生在著作《Critical Decision: How You and Your Doctor Can Make the Right Medical Choices Together》裡指出，醫生普遍欠缺溝通技巧，大部份醫生會不自覺把病人當醫科學生，解說中充滿數字和技術，病人聽完還是一頭霧水；好些病人其實不希望單獨做決定，雖然有權力，實際卻沒能力，為免後悔自責反而更依靠醫生。

這是香港醫療界流傳的笑話「ABCD」：醫生想的是A，說出口卻成了B，病人聽到的是C，最後做的是D。這笑話落到生死關頭，可沒法笑得出，有時醫生知道癌症只是暫時受控，卻傾向「報喜不報憂」，說化療後X光片已經看不見腫瘤；病人聽了以為癌症完全治好了，到腫瘤再擴散時頓覺「受騙」。這種誤解令病人以為可以繼續如常生活，沒有好好把握餘下時間，亦錯失接受紓緩治療的機會。

資訊滿天飛

要令病人實踐自主權，其中一個方向是讓病人有能力作決定，美國醫療決策基金會專門研究決策輔助工具設計，渥太華醫院的網站decisionaid.ohri.ca輸入關鍵字，就有大量相關的網上資源讓病人知道不同治療的利弊，並且可以輸入個人資料，評估這些選擇的風險。有些醫院更培訓護理系和醫科學生做義工，陪一些病人看醫生，解釋醫生的術語和診斷，為病人釐清頭緒作決定，幫助病人用醫生慣常的思考和邏輯繼續溝通。

縱使有這些方法，現代病人最典型的反應相信是上網google搜查資料。《Your Medical Mind: How to Decide What is Right for You》裡描述了一位美國病人麥特：麥特是創投公司老闆，泌尿科醫生一直說「沒什麼好擔心的」只是檢查一下，卻突然發現前列腺癌，麥特無法再相信這醫生，開始上網Google「前列腺癌」。

電腦出現了幾百萬條資訊，麥特選了比較可靠的網頁，例如美國國家癌症研究院和美國癌症學會，但大多資訊都是治療的客觀資料；他想知道哪一種方法比較有效，開始去看醫學期刊上的文章，然而很快就看不下去：資料太多、技術名詞看不懂、不知道哪些是有關自己的病情；於是他去書店買了一堆討論治療前列腺癌最新理論的醫療書籍。

麥特根據資料找到更多治療理論和方法，但見了很多醫生後，他累了：「我終於想通了，只要我去找外科醫生，他一定會要我開刀。如果去找放射科醫生，他就會建議我用放射療法。每一位專家都推薦自己的方式，而且提供手中的統計數字給我，但這些數字對我而言，沒有什麼幫助。」

最後因為麥特曾經是工程師，又開設創投公司，選擇了所相信的高科技方法開刀做手術。

香港更淺更雜

想像，麥特是香港一間小型地產舖老闆，知道患癌後同樣上網Google。

香港醫管局癌症資料統計中心有一些本地數字：在二零一二年本港男性十大最常見的癌症當中，前列腺癌排列第三；二零一二年有一千六百三十一宗新增前列腺癌病例；過去二十年，本港的前列腺癌新增個案急劇上升超過六倍；一生累積風險為每三十一個男人有一個會患上前列腺癌——可是這些數字對麥先生的意義是什麼？能參考作決定嗎？

麥先生再在醫管局「智友站」網頁找前列腺癌成因和治療方法，相當簡單的問與答；然後在癌症基金會網頁找到更詳細的治療資料，但都是客觀描述，讀了也難以知道自己可以選擇什麼治療；防癌會亦上載十六頁的小冊子，然而這些資料愈讀愈「熟口熟面」——香港官方網頁的資料比起美國的，較為基本簡單，往往多年不會更新，市民一般都沒機會得到決策輔助工具。香港醫生亦較少會寫書給民眾，就算有，也是較為「穩妥」的背景資料，和官方網上資訊相去不遠。

麥先生看中文醫學術語都感到吃力，沒法用英文閱讀香港醫生發表在學術期刊的研究，或者美國加拿大等較新的資料；傳媒不時報導外國「突破」發展，新聞似是而非無法求證。

突然網上一份資料非常吸引：「中醫藥對前列腺癌的預防及治療作用」。他想起平時在臉書看了大堆癌症是假、化療才致命……開始考慮找中醫治療，但在香港應該找誰？上討論網站，網友意見多多，那些過來人不知真假；打電話問親朋戚友，更多資訊湧過來：湯水、食療、另類治療……

麥先生累了，私家醫生說什麼就什麼吧，彷彿診金愈高，愈有權威。

保險影響決定

香港昔日華洋雜處，本來可以接觸不同治療法是優勢，但成效靠口碑或者網上留言流傳，缺乏可靠研究令人難以選擇。被訪者黃先生說太太患上癌症後，身邊親朋戚友足足介紹了七位「神醫」！他和太太根本沒可能一一去看，而最後在公立和私家醫院遇上的醫生，也一共有十多位。

「我們在私家醫院做手術，再去公立醫院做化療。在公立醫院每次都是不同的醫生，他們普遍都是『高高在上』，問多兩句就罵：『你唔好再問我啦！』當時我們才進房間不夠五分鐘！我忍不住回一句：『我唔識先問你。』有一位看報告只說『ＯＫ。』我們問ＯＫ指什麼？『你知來做什麼？為什麼咁緊張數字？』好生氣，那些數字是我太太的，當然想知道治療成效變化，這是什麼Mindset？我有權知道的！」

他愈說愈氣：「問題不止因為公立醫生忙不過來。第五位醫生問我們是否要寫轉介信去接受掃描，知道六次化療後的變化，我們說考慮。後來我們決定完成化療後，再去私家醫院做電療，電療前需要先做這掃描，就請下次見的第六位醫生寫轉介信，他竟然拒絕。我去找病人聯絡小組，醫生說要開『大會』才能回覆，拖了一個月後才說肯寫轉介信，我們等不了，已經做完掃描開始電療。」

黃先生受訪時是一間社福機構的總幹事，工作包括培訓義工到醫院探訪，然而作為病人家屬，卻深感資訊不足，求診過程中公立私家醫院都沒任何人告訴他癌症病人可以申請傷殘津貼，最後是朋友告之；治療團隊說包括心理學家，現實裡完全沒見過。他很慶幸太太有買保險可以見私家醫生，不用所有治療都輪候公立醫院。

保險是另一原因頗影響香港人的醫療決定，有沒有買保險、買什麼、多少錢……保費愈高的往往選擇較昂貴的治療方案，而不一定是最有效或最適合的方案。有癌症被訪者坦言護士親戚介紹公立醫院醫生，但他想「善用」保費而選私家醫生，並且決定盡用保險費接受「標靶藥」，有多少錢就試多少藥，用光就算，完全不會考慮紓緩治療。

香港資源有限，「機會難得」額外影響決定：公立醫院排期時間長，難得能夠排到做手術大多會做，生怕再排等不到；津助院舍排期多年，長者往往一進醫院就開始申請，難得等到，就算仍有能力亦非常想留在家裡，也會擔心稍後可能無法照顧不得不離家。

難得有心人

在這次採訪過程中，發現一個香港乳癌資訊網頁：「愛乳希望」，資訊非常有用。例如很多香港

什麼是死亡？

真正問題：什麼才是活著？

人苦惱：「公立醫院等死人，私家醫院貴死人，有事找誰醫？」網頁就有一個列表，由初診、電腦掃描、手術、化療、標靶治療、電療……每個步驟公立醫院和私家醫生的最新收費和等候時間，還有兩間私家醫院的公開資料列出平均收費，並且根據病人的預算，教什麼步驟可以先找私家醫生，什麼方法可以最快到公立醫院。「保險包唔包？」作者揭開保險公司的計劃書，逐部份解釋，尤其是「魔鬼在細節」的細字。

網頁作者是一位在公立醫院任職的乳腺科醫生，不但直接回答本地病人的疑慮，並且行文活潑，加上幽默配圖，仔細解釋每一個治療步驟和決定，還有外國專業網站及連結，計算風險的美國網頁，連如何login都一步步教。

然而網頁在二零一三年出現，二零一四年六月宣佈暫停，但仍然保留文章。醫生刪掉真實姓名，在最後一篇文章自稱為「野孩子」無奈需要「妥協」，暗示受到壓力不能寫了。

電郵聯絡，這醫生欣然接受訪問。他坦言假如自己的家人生病，也沒法在香港的網上找到適合的資料作決定，作為醫生不想病人接收不到正確的資訊，可是實際在醫院亦沒法抽時間回答病人，於是在工餘時間製作這網頁，並且回答讀者留言。

雖然讀者反應相當好，醫院上司卻反對。「始終香港醫學界比較保守，怕錯、怕競爭、怕賣廣告。」他很無奈。（訪問詳見第六十七頁）

病人組織靠義工

香港的病人組織亦致力提供資訊，例如「癌症資訊網」就是由病人發起，Alan Ng自己和家人都患癌，深明香港缺乏資訊。他回應「愛乳希望」說乳癌的資訊已經相對較多：「其中一個原因是乳癌的發病率及存活率也高，這就有足夠的時間、市場，以及不同原因的有心人投入時間和資源去做好。」可是其他癌症，資訊更少，社會支援亦很不足夠。

「不少病人組織好努力去做好，但單憑熱心並不足夠，始終缺乏專業知識去判斷。」Alan Ng和義工努力寫文，找剪報，每星期都會在臉書張貼文章，比很多大型機構網頁更多更新。這兩年開始多了醫生義務幫忙回應。

「有一些年輕醫生比較熟悉社交媒體，變得沒那麼保守。」Alan Ng說「癌症資訊網」有一欄是

「疑難排解」，不斷收到病友查詢，有些簡單的像食物禁忌義工可以回答，但關於治療選擇的，就由醫生作答：「例如有些留言問應否做手術，早年的醫生通常都不會回答，會說不能只憑描述作準，請找主診醫生，可是現在有些醫生會盡可能回答，說出基於什麼原因和考慮，建議不做手術，當然，也會補充一句請再問主診醫生。醫生與病人的討論程度、尺度正在調整。」

他羨慕美國有決策工具幫助病人評估風險作決定，聽到有病人組織培訓醫科生和護士學生做義工，陪診協助病人作出治療決定，不禁說：「香港有就好了！始終病人自主權不會是醫生優先的考慮，他們更關心醫療新發展，傳統的癌症組織亦較保守，不會提供這方面的服務。」

他希望隨著整個社會教育水平提升，可以讓病人充權得到更多支援，而生死教育亦是必需的：「病人沒法坦然接受死亡，家人不放手，因為錯誤期待，走向更多偏方、另類治療……好多好有學識好『叻』的人，去到這個位都『唔叻』。」

誰來作決定？

這篇文的大題「七個神醫跳出來」，來自黃先生的訪問，亦反映香港病人的處境，資訊極多，但實際極不易參與醫療決定。結果就像鐘擺：一些病人不信任醫生，在坊間遍尋另類治療；一些病人擔心無法承受錯誤決定的後果，更加依賴醫生。

而西方醫療改變的步伐沒有停下，十五年後，美國再有一宗病人個案影響深遠：一九九五年二十七歲的Terri Schiavo心臟停頓，腦部缺氧受損，一直依靠人工導管餵飼維持生命。這次不是醫生與家人意見分歧，而是家人之間：Terri的丈夫堅持太太不想做植物人，要求拔掉餵飼管；可是Terri的父母強烈反對，認為女婿是為了一百萬美金醫療意外賠償金。

由於Terri在昏迷前沒有定下預設醫療指示，丈夫和父母雙方不斷告上法庭，兩邊都堅持是維護Terri的意願，政府和法院多次有不同判決，一時丈夫勝訴、一時父母上訴得直，Terri兩度被拔掉餵飼管又再插回，終於在二零零五年丈夫最後勝訴，Terri第三度被拔掉餵飼管，十五日後離世。

長達十年的官司期間，美國公眾廣泛地討論為自己作出醫療選擇，在組織Respecting Choices大力推動下，超過一百萬人簽署預設醫療指示。香港在千禧年後亦多了討論，雖然沒有立法讓市民預設醫療指示，但法律改革委員會、醫院管理局等都設計了香港適用的預設醫療指示表格，根據普通法一樣有法律效力。

近這兩年，善終服務推廣到社區，醫學界和社福界紛紛重提預設醫療指示——病人和醫生怎樣面對？

愛乳希望

「愛乳希望」是網頁http://www.breasthk.com的名字，也是醫生作者希望這訪問用的假名：「這個名字我想了很久，曾經想過用『八十後醫生』，但還是想把焦點放在乳癌。我最初在網頁公開用真姓名，列出四個原則：『不要廣告，不要失實，要負責任，本地的。』漸漸才發現，讀者最想要的，其實是找回希望。」

公立醫院醫生

「愛乳希望」受訪時三十出頭，在公立醫院乳腺外科做醫生，九成的病人都患有乳癌，由於平時見病人時間很短，便用電子產品做了一些圖片和資料，方便告訴病人病況和討論治療方案。「病人最常的反應是：『我唔識選，你幫我選。』會讓病人選，通常是沒有一種治療方法有特別優勢，不然我已經幫病人選了。」

二零一三年他把涉及病人私隱的資料刪去，整理十多份文章放上網希望更多病人受惠，反應很好，決定繼續。「我當自己是病人，也會上網找資料，可是那些網頁好多廣告，維基百科等資料連醫生也未必看得懂，因為醫生不一定是學者。」他尤其覺得香港缺乏本地治療癌症的資訊：「就算是最大的癌症組織，也是引用香港報紙的報導，好些資料是錯的，誤導病人。而且每篇文都會加免責聲明，當然醫生不想揹黑鍋，可是老老實實正正經經，又不是賣假藥，為什麼不敢負責任？」

他的姐姐教電腦，朋友懂得設計網頁，於是就開始建立網站，一篇文章寫足兩個星期，找資料、研究報告、除了大量真實解剖圖片，也配上幽默的圖片，寫法挖盡心思。其中一篇《乳癌醫生——睇咩科先啱？》：「好多人以為『乳房嗎，女人嘢，梗係搵婦科啦～』咁就大錯特錯，情況有如劉華、江華、劉江華，嗰名好似有關聯，殊不知差之毫釐，謬之千里。」又例如另一篇解釋病理科醫生如何判定乳腺細胞是否正常，有五個可能，爆笑地用了五張亞洲先生的圖片，仔細地解釋五種情況。雖然用的依然是專業和英語的學術名稱，但有比喻和「騎呢」配圖，不但相對容易閱讀，讀者心情也比較輕鬆。

「我覺得要吸引注意力，要找一些攪笑的方法，我會上網查最紅的話題切入；文章也特地用廣東話，讓病人在心裡唸出來，更加入腦。」原來「愛乳希望」本身並不喜歡寫作，也從來沒有寫過Blog，更不熟悉整理網頁，所有效果都是慢慢摸出來。

圖文用盡心思

網頁內容設計相當謹慎，基本有四個方向：最初因為什麼要看醫生、看了醫生要檢查什麼、然後確診了要如何去醫治、醫好了如何跟進。

「我會決定深入的程度，例如解釋化療，不會提劑量，因為每個人都不一樣，需要由醫生決定；有些內容像食療，我沒法肯定真偽，寧願不寫。」他還特地收集香港病人最想知道的費用問題，找私家醫院的公開資料，列出每個步驟公立醫院和私家醫生的最新收費和等候時間，並且根據病人的預算，教什麼步驟可以先找私家醫生，什麼方法可以最快到公立醫院；又打開不同保險公司的計劃書，逐部份解釋，尤其是「魔鬼在細節」的細字，結果惹來批評「不中立」，他惟有刪去細節。

「我已經盡量確保資料正確，每篇文章寫完都會放兩個星期『冷靜期』，再三閱讀才放上網。」他也曾經擔心惹上官非，不時詢問當律師的朋友，然而沒想過最大壓力是來自上司：「上司說：你不是代表一個人，是代表整間醫院，如果資料沒更新日後出錯？那些配相會否有版權問題？用YouTube的影片會否犯法？這些我不是沒有想過，但當初有點天真，認為我只是想給一些資訊，又不賣東西，也沒想出名。但香港就是這樣保守，香港醫學會怕錯、怕競爭、怕賣廣告。」

上司太太都反對

身邊人也開聲：「太太本來已不滿我花那麼多時間製作網頁，後來也說：『你做咁多，燒到自己就無謂啦』。」他太太也是醫生，還有兩個年幼子女，公事家事都很忙。

可是，「愛乳希望」覺得寫這網站非常滿足：「我有收入，有工作，那人生意義是什麼？這網頁令我找回熱情，做醫生時間愈長，就『無咗團火』，可能有天我的孩子知道我為社會做了這些，也會自豪？」他尤其喜歡看讀者的留言，幾乎每一段都仔細回覆：「我通常不會跟讀者私訊，而是希望回答一個，也讓大家看到知道更多。香港人比較內斂，頂多送花、送卡致謝，可是網上不用出真名，大家更多真心話，罵你可以好狠，讚你亦不用不好意思。這些回應對我是很大的動力。」

有些讀者不斷猜度他的用意：「點解你對我咁好？」「你不是想醫生對你好嗎？」他答。

有些病人說：「你咁有錢，唔會明。」「我公屋長大，阿爸開巴士的。」他答。

因為上司壓力，「愛乳希望」刪去真實名字，宣佈關閉，他坦言當時感受像是「被人殺咗個仔！」但網頁仍然保留整個預防到不同階段治療的文章，也會接受訂閱的電郵。

也許有日壓力消失，可以繼續。

末期仲有冇得醫？

「愛乳希望」其中一篇《乳癌四期治療攻略——末期仲有冇得醫？》：「當醫生同我講我已經係乳癌四期／末期，我啲眼淚已經再忍唔住，一諗到生命正在倒數，我條路已經唔知點走落去，究竟乳癌末期仲有冇得醫？如果冇得醫，乳癌四期存活率又係點？今次

《乳癌四期治療攻略》陪你行呢段難行嘅路……」

他首先打出「警告」:「本篇內容涉及一些極度敏感的話題，可能令人不安／產生不可估計的負面情緒。如閣下不欲看有關乳癌四期的資料，或心理狀況未準備就緒，請立即離開。」

圖片之後，再反問:「停一停，諗一諗，問吓自己準備好未？」

一大段空白後，才寫道:「歡迎你勇敢地返嚟，我地一齊睇吓呢段路應該點樣行落去……」

然後由「乳癌末期仲有冇得醫？」，談到如何控制病情，每一種治療如何微調，並且有仔細的存活率數據，講解什麼原因會影響壽命。

「如果喺控制乳癌方面我哋已經盡晒力，但都仲係天意弄人嘅話，我哋之後嘅目標就放係『紓緩不適』之上。」他接著更詳細地講解身、心、靈的需要，用上日常語言，生動例子。

整篇文章四千多字，並有大量病人留言，他都細心一一回覆。

七項技巧幫助你和醫生共同作出更好的決定

一、你有份一起做醫療決定，因為這關乎價值觀

「正確」的醫療決定往往取決於你的意願，你想要什麼。幾乎所有治療選擇都有缺點，要在各種利弊取捨，每個人看法不同，最適合的治療方案也可以不一樣。做醫療決定前，首先要知道這不止是醫學事實，還關於價值觀。

二、你並不孤單

有份作決定，不代表要獨自下決定，可以徵詢醫生意見，尋求家人和朋友看法。

三、了解你的治療選項

搜查有沒有合適的決策輔助工具可以使用，渥太華醫院的網站http://www.decisionaid.ohri.ca可以輸入治療的關鍵字，再連接到更多網上資源，協助作決定；醫療決策基金會http://www.informedmedicaldecisions.org有關於作決定的最新研究。查詢你的醫院是否提供決策輔助服務，沒有的話，禮貌地建議他們提供這樣的服務，並問他們能否找護理系或醫學系學生陪同就診，醫院需要建議才會改變做事方法。

四、積極回應的聆聽者

醫生說得太快？聽不懂？請他講清楚，就診前先把問題列出，或者找一個不怕提問的人陪診，請他幫忙寫筆記。不懂的，別害怕讓醫生知道，不告訴醫生，他很可能以為你都懂了。

五、和醫生溝通顧慮

就算想請醫生幫忙作決定，還是應該盡可能把想法告訴醫生，如果他不知道你在意什麼，建議的方法就無法符合需要。想動手術一勞永逸，還是寧願每天吃藥控制病情？不管傾向那一種選擇，都應該讓醫生知道。

六、如果還有時間，別急著做決定

有時避免大錯，就是慢下腳步，留點時間暫時不想，或者讓情緒平靜下來。如果不知道還有多少時間可以作決定，可以試著找出答案，提示：如果不必住院，就有時間問不同的醫生，也還有時間上網查資料，可請網絡高手幫忙。

七、求助於其他患者

若當你必須嘗試想像那些難以想像的事時，找這樣經歷的人談談，了他們現在的生活狀態，大部份人的情緒適應能力，比自己預期的好多了。

資料來源：

Peter A. Ubel ,《Critical Decision: How You and Your Doctor Can Make the Right Medical Choices Together》, 2012.

Jorg Blech著、張志成譯：《發明疾病的人：現代醫療產業如何賣掉我們的健康》，台灣：左岸文化出版，2004。

Keir Waddington著、李尚仁譯：《歐洲醫療五百年卷二：醫學與分化》，台灣：左岸文化出版，2014。

Ranjana Srivastava著、麥慧芬譯：《醫生，請你一定要幫幫我》，台灣：商周，2012。

Harry Collins、Trevor Pinch著，李尚仁譯：《科倫醫生吐真言：醫學爭議教我們的二三事》，台灣：左岸文化，2016。

滕西華、洪素卿：《醫院不告訴你的40件事》，台灣：商周出版，2011。

張苙雲：《問診靠醫生，把關靠自己》，台灣：大塊文化，2011。

劉建良：《是老化還是疾病?》，台灣：大塊文化，2013。

全嘉莉：《如何活著離開醫院：就醫自保完全手冊（全新增訂版）》，台灣：時報文化，2011。

黃兆輝：《强政勵治與醫療事故》，香港：上書局，2010。

楊約翰：《笑談住院保險》，香港：一丁文化，2013。

第六章

事先張揚的醫療指示

醫生：「黃伯伯的家人嗎？」

妹：「是啊，醫生，我阿爸點呀？嗚嗚……」

姐：「阿爸咩事呀……」

醫生：「他病情危殆，未必可以脫離危險期，我們已經盡晒力，你們要有心理準備……」

姐：「醫生，阿爸即是無得救？」

醫生：「現在很難說，暫時觀察生命是用日數計，可能一兩日，如果用一些維持生命的療法，例如插喉、搓心、電擊心臟等，或者可以延長一陣，不過很大機會都不會醒來……」

妹：「那些維持生命的療法會令阿爸更辛苦嗎？嗚……」

醫生：「這些療法是用人工方法維持生命，好像無法唞氣，就直接輸氣進肺部；心跳停止，就用電擊，或者人手外壓……會有些不舒服……」

妹：「爸……我知道你的病已經好嚴重，但……我都不捨得你……」

醫生：「他現在昏迷，之前有講過自己的意願嗎？想用這些維持生命療法嗎？」

姐妹一起說：「我們不太清楚……」

姐：「醫生如果不用，等於安樂死嗎？」

醫生：「不一樣，『安樂死』是用人工方法加速死亡，例如未死但打毒針結束生命，在香港不合法。現在是病人生命已去到盡頭，根據病人的意願和最佳利益，停止無效的治療，自然死亡。

如果他現在沒法表達，之前也沒有講過意願，那就麻煩家人決定，你們商量一下……」

妹：「當然用啦！怎樣都要救到最後一分鐘！」

姐：「但他好辛苦，別讓他這樣難受，自自然然更安樂……」

妹：「你由得阿爸死，不理他，枉他這樣疼你！」

姐：「你插這些東西在他身上，走得這樣辛苦，難道就是孝順？」

妹：「阿爸！如果你現在可以醒來，告訴我們你想怎樣就好了。」

反應人人不同

這是善寧會義工在一間安老院裡做的話劇，扮演醫生的Angel，曾經是公立醫院護士，退休前在護理院當副院長，現在從事護士教育工作。她說大家以為對長者不能談死亡，但其實長者都希望有選擇。

「一般人不是怕死，而是怕臨死前的痛苦，例如長期昏迷，『最怕死唔去，仲辛苦！』有些癌症病人一心戰鬥到底，沒想過反而把死亡過程拖長了。依然清醒時，可以選擇醫療決定就很重要。」她二零零八年開始和從事工程的丈夫一起在善寧會做義工，幫助推動生死教育，尤其向長者解釋預先決定醫療意願：「長者集中力可能慢一點，需要時間loading，但不代表不能理解、沒有想法，慢慢來，他們也能回應，我們不要太急用自己的眼光和腳步處理：不能吃，就插喉，可能他不想？」

在場有十位院舍長者，都是經過面談，願意討論生死，才加入這為期六次的小組，初初討論生命看法、家人關係、葬禮安排……來到第五次才談到臨終時的醫療意願。現場也有十一位義工和兩位善寧會的工作人員，一對一地陪著長者。

看話劇的反應人人不同：「救啦，幾大都要『搏一搏』！」有伯伯說。有婆婆是單身，不斷強調不要麻煩別人，不想親友做決定：「醫生決定啦，但不要辛苦喎。」怎樣才是「不辛苦」？義工問，婆婆說得很仔細，不要一睡不起，要見「最後一面」：「最好可以有一個星期，親戚朋友都要返工，好忙，沒有一個星期大家安排不了。」

有伯伯看話劇時手一直發抖，似乎很害怕。另一位婆婆也不太願意仔細談，很快就告訴義工，臨終可以吃藥，但不要插喉，呼吸機、鼻胃管所有「入侵性」的儀器都不要，末了又加一句：「我一碗燒鵝飯被騙了來，都是無得揀。」婆婆家人當初告訴她院舍有「燒鵝飯」，院舍餐單當然沒有這種高脂、有骨的食物，雖然家人也有買飯盒給她，但這成了心結：被送進老人院並不是自己真正的選擇，那問臨終要如何，到時真的可以選？

香港人重視家庭

善寧會的教育經理鄭捷欣也在場，善寧會是香港最早推動生死教育的非政府組織，自二零零八年推動「自主晚晴心願計劃」（Advance Care Planning醫管局稱為「預設照顧計劃」），包括介紹預設醫療指示（Advance Directives），鼓勵市民大眾計劃最後一程。

鄭捷欣相信提早談是最好的，而不是等到臨終階段，身體和情緒都不好時才談：「像我想捐贈器官，坦白說，等到癌末可能大多數器官都用不到，可能發生意外時遺體才令最多人受惠，可是家人能否接受呢？就要事先和家人解釋。」她說整個過程都是一步步來：吃飯時看新聞報導談捐贈器官，乘機跟家人說，父母不願聽，也不勉強；過一陣子重拾話題，幾次後父母聽得進了，就慢慢解釋除了器官捐贈，還有其他身後事都可以預先決定。「我的遺囑已經寫好，給了哥哥，你們什麼都不用煩。」待父母能接受這話題，她才開口問：「那你們呢？有什麼想法？」

二零零八年善寧會先在院舍舉行講座，解釋最後一程不同的選擇，但效果有限。「可能來八十位長者，只有二三十位聽得明白，但各自想法是什麼呢？曾經有院舍沒有預先說清楚主題，長者和家人待講座開始才知道講這些，馬上離場。」鄭捷欣於是用上跟家人溝通的經驗，改用小組形式，以一對一的義工和長者討論。

「我們沒有任何偏見，有些長者九十多歲仍然想『救到底』，那就讓他寫下來。」她印象最深是有一位婆婆，在小組決定了自然離世，不用任何人工維生儀器，但後來告訴女兒，女兒反應很大：「阿女話：『唔好啦，做啦，明明有得醫多一日都係一日，可能有奇蹟呢？』我為阿女都忍咗成世，唔爭再為佢忍多幾日啦。」

鄭捷欣反問：「那你體諒女兒，女兒會否也能體諒你？」

「得啦，這種事好閒啫，都係忍多幾日。」婆婆說不介意為女兒插喉。

鄭捷欣說這就是中國人的特性：「婆婆的意願是自然過身，但如果女兒不捨得，也可以為她犧牲，和外國人不同，中國人比較重視家庭。」而未來香港長者的教育水平提高，會有更多想法，更需要和家人預先討論。

沒立法因為不熟悉

小組義工會把長者的初步看法，寫在「紀綠冊」（表一），並鼓勵長者之後和家人談，不一定會正式簽署預設醫療指示。這份「紀綠冊」最終會否被參考，是說不準的。

如何讓病人在精神上有能力作出決定的時候，指明一旦無能力作決定時所希望接受的健康護理形式，香港討論了相當長時間。

二零零一年立法會議員勞永樂醫生提出動議辯論，就臨終病人意願提出研究，多位議員都提到引入預設醫療指示；二零零二年法律改革委員會（法改會）研究在香港作出預設醫療指示；二零零六年法改會正式交報告《醫療上的代作決定及預設醫療指示報告書》，提出多項建議，並且草擬預設醫療指示表格範本；食物及衞生局直到二零零九年才就這些建議提出諮詢文件，諮詢對象亦以醫護界、法律界、病人組織、推動生死教育的民間機構等為主。

這漫長的討論期間，傳媒報導不多，甚至出錯，例如法改會提出建議時，一份報紙報導的標題：「垂危病人自決 可變相安樂死」——把病人自決的預設醫療指示和要求醫生協助結束生命的安樂死混淆了。缺乏公眾教育、市民甚少參與討論，難怪最後無論法改會、食衞局諮詢文件、或者收集回來的五十二份意見書，都是指向同一個方向：香港普遍不熟悉預設醫療指示，因此不適宜立法。

表一　善寧會「自主晚晴心願紀錄冊」

醫療照顧模式	當我走到人生末段，我希望得以下的醫療照顧	○ 舒服 ○ 把痛楚減到最低 ○ 接受藥物導致的昏睡情況 ○ 醫生或家人如實告知病情 ○ 其他：
預設醫療指示	當我的生命去到盡頭，並失去自決能力，我仍希望自己的醫療意願得到重視和實踐	○ 我不想接受維持生命療法，就算療法已開始，亦希望停止使用，容許自然死亡 ○ 我希望醫生代我作決定 ○ 我希望家人一起參與決定 ○ 其他：
	在生命盡頭時，我不想接受以下醫療安排	○ 用盡所有人工方法搶救生命 ○ 用呼吸機維持生命 ○ 用導管餵食營養 ○ 用人工方法提供水份 ○ 其他：
人生終站	如果可以選擇，我希望能在以下地方，度過我的人生末段	○ 醫院 ○ 家中 ○ 安老院舍 ○ 提供善終紓緩服務的機構 ○ 其他：

但香港人是否希望能夠為自己作決定？一些研究又指出有這需要：善寧會在二零零六年與香港大學行為健康教研中心合作研究，在善寧會舉辦的多個活動中，訪問了五百六十五名公眾，近七成人抗拒臨終階段仍被搶救，超過八成人希望可以在神志清醒時，向醫護人員和家人表達意願。（表二）

這五百多名公眾出席善寧會活動時受訪，也許相對一般市民較為關注這議題。但在二零零九年至二零一零年一項在瑪麗醫院進行的研究《Advance Directives and Life-Sustaining Treatment: Attitudes of Hong Kong Chinese Elders with Chronic Disease》，成功訪問了二百一十九名六十歲以上的長期病患者，81%沒聽過預設醫療指示，經過問卷調查員訪問及解釋，一半人表示如果預設醫療指示在香港有立法，會考慮使用，主要原因望臨終「走得舒服」，有三成則表示不會預設醫療指示（表三）。

而就算不預設醫療指示，被訪者亦希望可以作決定，在精神有能力作決定的情況下，高達百分之五十五病人期望獨自決定；而在昏迷或精神沒法作決定下，大部份亦希望是家人，或者家人與醫生一起作決定。（表四）

入住院舍的長者相對更希望為自己作臨終醫療決定。二零一一年香港大學及中文大學兩間醫學院，以及多間醫院一起進行的大型研究，訪問了一千六百名來自一百四十間院舍的長者，96%表示對預設醫療指示一無所知，經過問卷調查員解釋後，多達88%希望可以為自己預早作出醫療指示。

而最近二零一六年中大公共衞生及基層醫療學院受政府委託，審視香港的臨終照顧，用電話訪問了一千零六十七名三十歲以上香港市民，依然有超過八成人沒聽過預設醫療指示，超過七成表示診斷患上末期疾病後應該預設醫療指示，而只有六成會因為預設醫療指示在香港立法才做。（表五）

雖然在香港預設醫療指示並沒立法，但根據普通法當事人預先作出的意願書，是有法律約束力的。法律改革委員會、醫院管理局、善寧會、東華三院等先後設計了預設醫療指示表格（附件一至五），填寫過程都要有兩位與簽署人沒有利益關係的見證人簽署，其中一位見證人必須是註冊醫生，確保簽署人明白指示的醫療後果。

表二　2006 年善寧會訪問公眾對預設醫療指示的意願

治療意向	人數	同意	不同意	無意見
在臨終階段，我仍然希望被搶救 (Life-prolonging Treatment)	565	85 (15%)	391 (69.2%)	89 (15.8%)
在自己神智清醒時，我希望向醫生及家人表達不被搶救的治療意向 (Advance Directives)	469	389 (82.9%)	21 (4.5%)	59 (12.6%)
臨終階段且神智不清時，我希望有親人代言我的治療意向 (Advance Directives by proxy)	465	389 (77.8%)	28 (6%)	75 (16.1%)

表三　2009 年瑪麗醫院受訪長者病人對預設醫療指示的意願

支持的理由（可多過一個）		不同意的理由	
臨終走得舒服／避免受苦	71%	我的親人會為我作決定	39%
避免成為家人負擔	39%	順其自然	25%
希望自己的意願被尊重	35%	現在不需要想	23%
避免家人之間衝突	14%	我的醫生會為我作決定	13%
我經歷過親人／朋友離世	9%	我稍後可能改變主意	3%
避免成為社會負擔	8%	不熟悉預設醫療指示	3%
生活質素比生命長短重要	8%	宗教信仰	2%
宗教信仰	4%		
我目睹過其他人被搶救	3%		
我自己曾經被搶救	1%		

表四　2009 年瑪麗醫院受訪長者病人認為誰適合作決定，維持或撤除維生治療

神志清醒和有能力的病人		昏迷或無法作決定的病人	
病人獨自決定	55%	醫生獨自決定	18%
醫生獨自決定	11%	只由家人決定	44%
家人	10%	家人和醫生	31%
病人和家人一起	2%	無人應作決定	1%
病人和醫生一起	2%	不肯定	5%
家人和醫生	6%	其他	2%
病人、家人、醫生一起	14%		
不肯定	0.5%		

表五　2016 年中大公共衞生及基層醫療學院電話訪問過千名三十歲以上市民

問題	回應	百分比
沒有聽過	預設醫療指示	85.7%
	不作心肺復甦術	68.8%
	持久受權書	90.3%
應該在診斷患有末期病後設立預設醫療指示？	認同	73.9%
	不肯定 / 中立	21.9%
	不認同	4%
如果香港為預設醫療指示立法，會考量設立	會做	60.9%
	不會	22.6%
	不肯定	16.5%
不設立預設醫療指示的原因是	怕改變主意	52.7%
	不方便 / 麻煩要做	13.7%
	擔心影響得到所想要的護理	11.6%
	不肯定	11.2%
	其他	5.7%

院舍長者較無助

中大醫學院那打素護理學院副教授陳裕麗二零零四到零八年的博士論文，就是研究在安老院舍與院友討論預設照顧計劃，期後發表多份研究報告，二零一四至一六年再得到食物及衞生局撥款，研究在社區向沒有進入院舍的長期病患者，討論晚期醫療意願。

陳裕麗說院舍裡的長者，普遍都比較無助，不覺得可以作決定：「他們會說自己是三等人：等食、等『瞓』、等死，有的告訴我已經買了『長生位』（骨灰龕）但不敢告訴家人，壽衣準備好放床底，也不敢說。我好奇：『家人平時來探，談什麼？』『風花雪月囉！』老人家不想連累家人，子女來看，住得好唔好？食得好唔好，都一定說好。」長者反而對外人更坦白，有時對著陳裕麗流眼淚，院舍員工責怪，陳裕麗不好意思，但長者很想談下去：「其實我晚晚都在想，晚晚都會喊，瞓唔著。」

陳裕麗設計了一本小冊子《讓我說說》，與長者多次見面填寫：首先談長者的背景、人生故事；然後了解他的目標、信仰、現在的希望和顧慮、對死亡的看法；接著才談目前的健康情況——如果不幸陷入危殆和無法逆轉的狀況，會選擇什麼？

「長者通常回答：『呢啲交俾醫生去決定啦！』我會問目標：你覺得最緊要是延續生命？長命百歲？通常老人家一聽見長命百歲就『耍手擰頭』，另一個選擇就是紓緩不適，好些老人家希望離世時舒舒服服，也有些聽完覺得沒法做決定，我只是記下來。」陳裕麗問完治療目標，才會解釋一些醫療儀器和方法，主要解釋三樣：心肺復甦術、呼吸機、導管餵食。

這份《讓我說說》小冊子和寧善會的「紀綠冊」一樣，只是紀錄長者看法，不是正式的預設醫療指示，陳裕麗認為討論已經是「充權」：「這是好大的Empowerment，讓長者就算陷入昏迷，亦可以預先決定最後要什麼，不要什麼，而不是等家人決定。」有別善寧會主要和院舍長者討論，陳裕麗會主動接觸長者的家人。

「如果單由家人為長者作決定，原因可以很複雜，有些出於內疚，有些考慮錢，有些覺得一定要盡力搶救，可能看電視劇總在搶救，覺得一定要盡做。我會解釋例如插喉，可能以後長期要用儀器維持，長者本身想嗎？曾經有家人回答：『佢係我媽媽丫嘛，唔通我唔救佢？我唔救佢，唔照顧佢，

一

意願

（病人最佳利益）

二

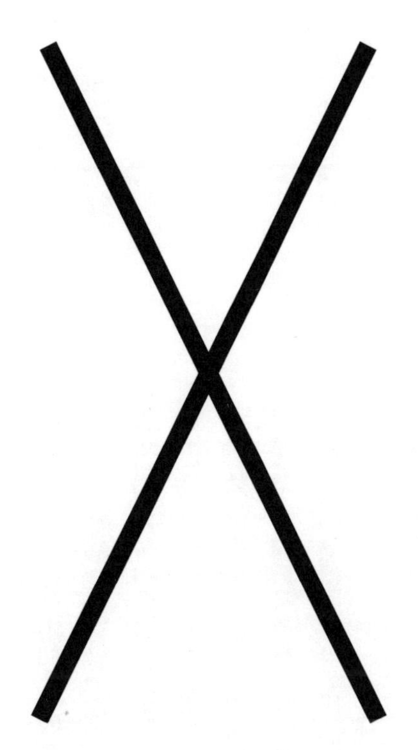

仲有邊個照顧佢？』我反問：『如果是你，自己想這樣嗎？』『那如果是你的家人，也一樣無情嗎？』家人又再反問我。」

反省救人變害人

陳裕麗一直記得第一次做心肺復甦術的經歷：她坦言當初入讀大學護理系，其中原因就是想「救人」，在醫院實習當護士時有一次負責夜更，突然有婆婆心跳停了，要做心肺復甦術。「上課都是在假人試做，第一次遇上真人，原先很興奮的：終於可以救人了！可是婆婆很瘦很弱，每一次用力做心外壓，都聽到『霹靂啪啦』肋骨斷裂，那刻反而想：應該繼續下去嗎？」

「婆婆已經九十歲，聽護士長說是家人堅持要『救』，我很難過，不單止救不到，而且心肺復甦術連續做了十多二十分鐘，感覺她的肋骨都碎了，還要繼續壓下去，在她臨走前一刻要這樣辛苦嗎？這是否在傷害她？」

畢業後，護士學校的學生順利在公立醫院找到工作，陳裕麗說像她一樣的大學生學歷較高反而沒有即時受聘，唯有加入長者護理院，環境和之前在醫院實習看到的截然不同：「院舍長者幾乎個個都躺著，很多都插住鼻胃管『灌奶』。在醫院人們會康復可以出院，但院舍個個都起不來，除了導管餵食都不知道可以做什麼。很無奈，一直都很無奈。」

在院舍工作半年後，陳裕麗在醫院找到職位，然而在老人科病房又是看著長者無助地面對最後一程。她決定修讀博士學位，研究臨終護理。

權益觀念落後

《讓我說說》小冊子就是陳裕麗博士論文時設計的，她拿著社會福利署的安老院舍名單一間間地打電話，有的讓她親自來介紹，聽了就說：「哎呀搞到啲屋企人唔開心，唔好啦！」

香港院舍主要分兩類：「護理院舍」的長者多數體弱無法下床，不少已是晚期認知障礙症病人，無法再為自己作決定；「安老院舍」的長者則通常行動不便，但一般仍然神志清醒，也許是最後階段表達意願。陳裕麗特別選定安老院舍，然而絕大部份院舍職員和家人都沒準備談這事情。最後有四間不同宗教和背景的安老院舍答應讓陳裕麗接觸長者，這些都是相對願意接受紓緩治療的院舍，一共安排了五十位長者和他們的家人接受面談。

也不是所有家人都反感，曾經有孫女說：「我有時也會想問嫲嫲，但我已經把她送來老人院，如果我再問，她會覺得我完全放棄她，不想再照顧她。」孫女感謝有外人開口，知道嫲嫲的意願，日後不用代為作決定。

最後有三分一的被訪長者決定晚期的醫療意願和照顧方案。「博士論文面試時，有人質疑三分一成效不高，我說可以由零去到三成，已經很難得，起碼證明香港不是不可能談預設照顧計劃。」陳裕麗說：「我覺得香港病人對自己權益概念比較落後，很多沒作決定的，都是說：『到時醫生會決定㗎啦，他一定不會害我，他會醫我。』」

正式簽署有過程

一些院舍長者參加了善寧會的自主晚晴心願計劃後，要求正式簽署預設醫療指示；也有一些院舍比較積極，主動問長者意願並協助簽署。以下是善寧會用來培訓社工、護士等的真實個案，從中可看到香港人簽署的考慮和過程，和家人之間的溝通：

黃婆婆入院舍時八十八歲，兩年前丈夫去世，婆婆心臟病漸差入住院舍。職員一開始已詢問有否填寫預設醫療指示，婆婆說沒聽過，不想談，因為想起丈夫兩年前過身時插滿喉管，就很傷心。

職員安撫婆婆，沒再談下去，改為幫助婆婆適應院舍生活。後來有次談起，婆婆說丈夫臨終時插滿喉管，子女爭吵，很不安樂，職員就再介紹預設醫療指示，提早表明意願可避免家人爭議。不久婆婆的同房被送入醫院，因為已經預先說明醫療意願不作人工維持生命療法，可以自然離世，婆婆就決定及早計劃。

預設醫療指示在香港沒有統一表格，醫管局的預設醫療指示的空白部份較多，主要選項是：心肺復甦術和「其他」，需要由醫生填寫細節。善寧會的表格則列出細項，逐項選擇：

「本人不同意接受以下維持生命療法：

□心肺復甦術

□人工輔助呼吸

□心臟起搏器

□血液製品

□為特定疾病而設的專門治療，例如洗腎等

□以導管餵食營養

□以人工方法提供水份

□其他（請註明：＿＿＿＿＿＿＿＿）

□本人不希望接受維持生命療法，就算療法已開始，我亦希望停止使用，容許我自然死去。

雖然本人不同意接受以上維持生命療法，但本人明白本人仍會得到基本的護理及藥物及紓緩治療。」

改變主意再更新

黃婆婆最初所有維持生命療法都不要，職員解釋不同療法，有不同的作用。婆婆說自己有心臟病，很抗拒用心肺復甦術，但導管餵食就可有可無。由於當年子女為爸爸的醫療決定爭吵，職員鼓勵婆婆和子女談，由比較開放的子女開始，慢慢影響其他家人。

黃婆婆說了幾次，家人漸漸接受，但大兒子認為輸血和導管餵飼是照顧基本需要，不能理解媽媽什麼都不要。職員安排義診的醫生解釋：許多病人踏入臨終期，器官逐漸衰竭，人工灌輸的營養和血液未必有益，反而可能會令身體不勝負荷。可是大兒子仍然希望母親不要拒絕，婆婆看見兒子憂心，也就決定保留接受輸血和導管餵飼。

院舍安排義診醫生和當值護士作為見證人，見證黃婆婆簽署預設醫療指示，並再次解釋，確保婆婆了解所有內容，是自願和清醒的情況下簽署。職員提醒婆婆隨時都可以修訂和撤銷這份指示，院舍亦會每年檢視需否修改。

黃婆婆病了，不斷進出醫院，看到鄰床病人臨終時仍要輸血，就要求改變預設醫療指示，一來看到輸血很不舒服，二來希望把血液留給仍可救活的人，除了向家人和職員說拒絕輸血，還加簽器官捐贈卡。這次所有家人連大兒子都體諒和同意，於是安排院舍義診醫生和護士再訂立新的預設醫療指示。

指示的正本，收在婆婆院舍床頭櫃第一格，多份副本分別由院舍和子女保存，每隔一年，職員都會問婆婆的意願，看有否需要更新。

黃婆婆在九十六歲時心臟病發，家人、醫護人員、院舍職員都清楚婆婆的意願，讓她自然離世。

不同年齡不同看法

善寧會在二零一一年「世界紓緩關懷日」發表問卷調查，了解香港人認為生命最後一程什麼是重要的，以及對生命晚期的治療和照顧期望。成功訪問了過千人，受訪者包括大專生、醫護、安老及社會工作者、社區中心和院舍的長者和善寧及相關服務的義工和接觸者，八成人可以自行完成問卷，兩成由受訓調查員面談。

按年齡分組，超過三成人是三十歲以下，大約一半是三十一到六十歲，六十歲以上有兩成。在四百九十一名在職或自僱人士當中，醫護人員及安老院舍員工分別佔二百一十四人及一百二十九人。有接近三成人有一種疾病而需要定期覆診或食藥，當中以高血壓、糖尿病及關節病最為普遍；亦有近六成人在過去五年間曾有親友死亡。

五項生命最後一程最重要事項包括：
一、彌留之際沒有嚴重痛楚或不適
二、不適的症狀受到控制
三、了解自己的病情及預期病情的可能發展
四、沒有成為家人或摯親的負擔
五、家人或摯親已準備好面對病人的死亡

青年人的看法與中、老年人不同：青年人較關注人生價值和存在意義；中年人看重舒適照護、病情的掌握、家屬的預備；而長者則明顯地看重舒適的死亡和自我的控制，包括活動能力和對病情的掌握。(表一)

超過六成的受訪者對立下有關維持生命治療的「預前指示」表示重要或非常重要。其中約一半表示若患病已到末期並治癒無望，不願意接受維生儀器（表二）；高達四成人希望留在家裡（表三）。九成被訪者都說願意和家人、摯親和醫護人員與受訪者談論有關臨終照顧問題，但七成人都沒有討論過。

表一　生命最後一程的重要事項

重要次序	年齡組別（人數 1,015）			經驗	
	≦31 歲 人數 365 佔總體 36%	31-60 歲 人數 446 佔總體 43.9%	≧60 歲 人數 204 佔總體 20.1%	有定期覆診的疾病 人數 274 佔總體 27%	曾有摯親好友死亡 人數 585 佔總體 57.8%
1	滿意自己一生 93.9%	彌留之際沒有嚴重痛楚或不適 91.4%	彌留之際沒有嚴重痛楚或不適 85.3%	彌留之際沒有嚴重痛楚或不適 86.5%	彌留之際沒有嚴重痛楚或不適 91.7%
2	心願已達 93.2%	不適的症狀受到控制 88.8%	睡夢中去世 69.5%	不適的症狀受到控制 76.8%	不適的症狀受到控制 86.4%
3	死時沒有牽掛 92.8%	了解自己的病情及預期病情的可能發展 87.9%	不適的症狀受到控制 69.3%	了解自己的病情及預期病情的可能發展 72.3%	了解自己的病情及預期病情的可能發展 83.9%
4	死時沒有遺憾 92%	家人或摯親已準備好面對病人的死亡 86.3%	活至最後一口氣時，仍然保持神志清醒及能夠自我控制 66.2%	家人或摯親已準備好面對病人的死亡 67.1%	家人或摯親已準備好面對病人的死亡 82.3%
5	沒有成為家人或摯親的負擔 92%	沒有成為家人或摯親的負擔 83%	了解自己的病情及預期病情的可能發展 62.2%	沒有成為家人或摯親的負擔 66.6%	沒有成為家人或摯親的負擔 81.4%

表二　臨終使用維生儀器的意願

心肺復甦術	人工輔助呼吸	管導餵飼
46.5%	51.4%	55.5%

約有三成受訪者選擇由醫生 (~25%) 或家人 (~5%) 決定

表三　希望臨終的地點

選擇在醫院接受照顧	選擇在家中照顧	善終服務院舍	療養院舍
14.6%	40.9%	24%	6.6%

長者病人臨終意願

二零一一年在瑪麗醫院進行的研究《Advance Directives and Life-Sustaining Treatment: Attitudes of Hong Kong Chinese Elders with Chronic Disease》，二百一十九名受訪的六十歲以上長期病患者普遍不支持使用維生治療延長壽命。（表一）

這結果比起香港在一九九七年及二零零六年的研究調查相比，更多被訪者不同意用儀器延長生命。研究員估計以往受訪的長者對維生儀器認識較淺，較常高估了心肺復甦術等的成效。而這次訪問的都是長期病患，七成人本身曾經因為嚴重疾病入院，看過甚至用過這些維生儀器。

當被問到他們本身對不同維生儀器的接受程度，高達八成人都反對心肺復甦術、人工呼吸機，近七成人亦不願使用人工導管餵食；但可能本身試過輸血和使用抗生素，對這兩項較為接受。

表一　瑪麗醫院受訪長者病人對於用儀器維持生命或延長壽命的態度

	不同意	不肯定	同意
如果科技可以延長壽命，就應該使用	81%	12%	6%
醫生要盡量用儀器延長病人壽命，無論這些儀器多不舒服	78%	16%	6%
如果病人垂死，最好不要用任何方法去延長壽命	5%	6%	89%
無論任何情況，維生儀器都應該停止	66%	19%	15%
如果病人不再想用維生治療，醫生有責任停止	3%	10%	87%
當病人已是植物人，不應用醫療儀器繼續維持生命	13%	21%	67%
如果病人不能自行呼吸，全部依靠呼吸機，就算完全無望，拔掉呼吸機都是錯的，因為這等於謀殺病人	68%	16%	16%
就算我的情況沒有希望，我希望生命盡可能延長	85%	5%	10%

表二　瑪麗醫院受訪長者病人對不同維生治療的意願

當你到了臨終階段，希望接受那種治療？	要	不要	未決定
心肺復甦術	9%	80%	11%
人工呼吸機	8%	81%	11%
輸血	40%	48%	11%
抗生素	40%	43%	17%
導管餵飼	18%	69%	13%
人工水分	57%	35%	9%

期望有矛盾

政府在二零一五年底委託中大公共衞生及基層醫療學院研究香港人的臨終服務，二零一六年調查員用電話訪問了一千零六十七名三十歲以上香港市民。

有份負責研究的中文大學公共衞生學院助理教授鍾一諾，在新界東醫院聯網論壇上透露部份結果時，即時詢問現場的醫護人員：「如果你被診斷末期病——會盡可能用醫療延長壽命，就算感到痛楚、不適、受苦；還是接受適合的紓緩治療，不用延長生命，但可以比較舒服？」

在場沒有一個選擇前者「盡可能用醫療延長壽命」，比例比電話調查結果約有一成人更高。鍾一諾回應：「這是說，人們最重要的不是延長生命，起碼不是對每一個都一樣。」

然在另一條問題「醫生要盡量令病人生存，包括用任何方法，甚至會令病人痛苦」，約有四成人是同意的，和不同意的人數相約。為什麼絕大部份人診斷末期病就決定要舒服，但又同時有近半數要求醫生就算令病人痛苦，也要盡量令病人生存？

假如被診斷患上末期病，最重要是

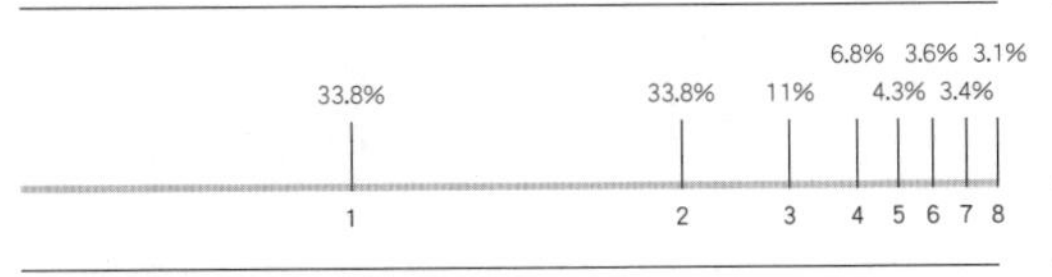

1 與所愛的人一起
2 免於痛苦不適，控制病徵
3 有私隱和尊嚴
4 有人聆聽和尊重意願
5 專業人士在旁協助你和家人
6 其他
7 滿足宗教或文化需要
8 有專業的醫療支援應付緊急情況

如果診斷末期病

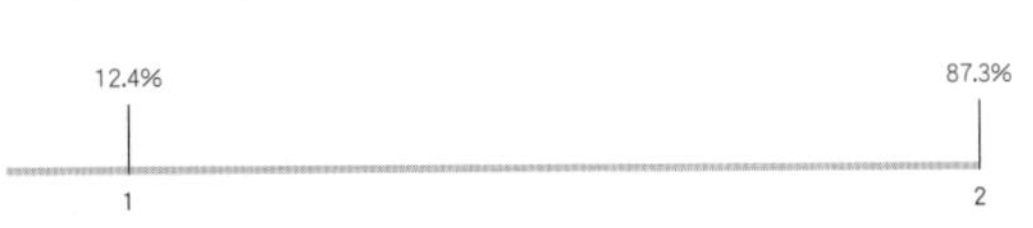

1 盡可能用醫療延長壽命，就算感到痛楚、不適、受苦
2 接受適合的紓緩治療，不用延長生命，但可以比較舒服

醫生要盡量令病人生存，包括用任何方法，甚至會令病人痛苦

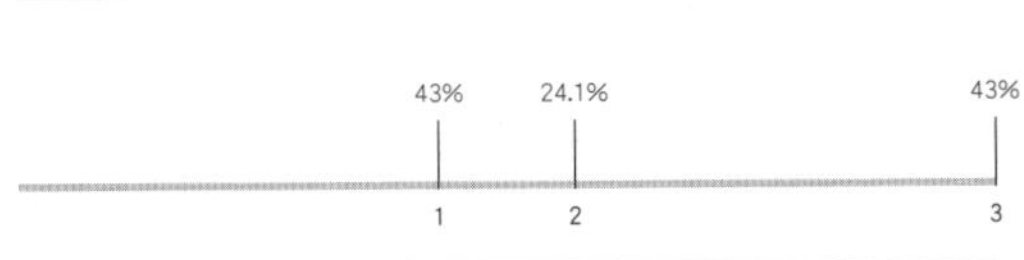

1 同意
2 不肯定 / 中立
3 不同意

醫護人員應要直接告訴病人，他們的情況和臨終醫護安排

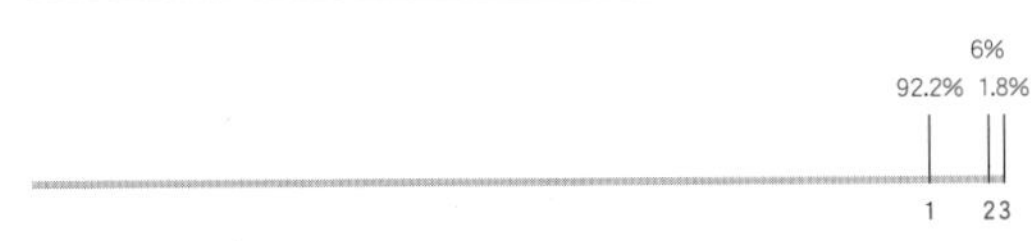

1 同意，相當高，我想知道真相
2 不肯定 / 中立
3 不同意

病人個人意願，要決定得到怎樣的治療

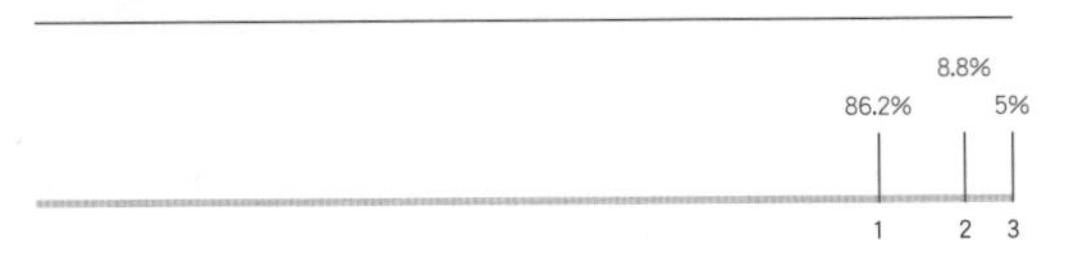

1 同意
2 不肯定 / 中立
3 不同意

想在哪裡去世

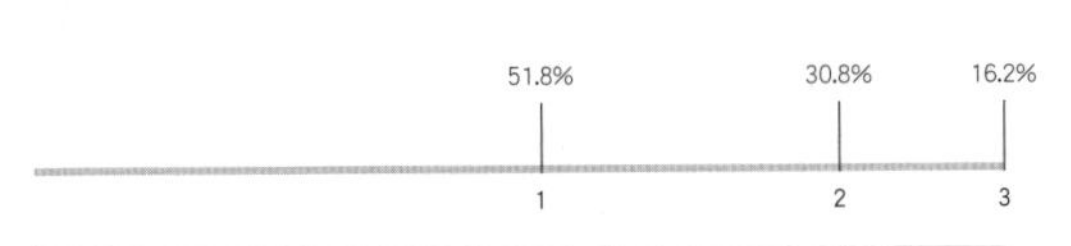

1 醫院
2 在家
3 安老院 / 療養院 / 寧養中心

延伸閱讀

Hank Dunn 著、杜柏譯：《愛的抉擇：如何陪伴療護與尊重放手》，台灣：啓示出版，2009。

Peter A. Ubel 著、張瓊懿譯：《生命的關鍵決定：從醫生決定到病人決定的時代》，台灣：行人文化實驗室，2013。

Jerome Groopman、Pamela Hartzband 著，廖月娟譯：《醫療抉擇：醫師和每個人都應該知道的事》，台灣：天下文化，2013。

Katy Butler 著、王以勤譯：《偽善的醫療》，台灣：麥田出版，2014。

第七章

決定是一個過程

由二零一二年八月直到二零一六年三月，近四年間全港只有一千九百一十九人在醫管局內簽署預設醫療指示，而每年離世的香港人超過四萬人。

上一章有機會表達醫療意願的，全部都是院舍裡的長者，預設醫療指示亦有院舍的醫生講解、見證、簽署。可是入住院舍大約是全港百分之七長者，由於輪候時間長達三至五年，他們很多身體已經十分衰弱，精神上已沒有行為能力簽署任何文件。

還有沒有入院舍的九成長者、患上長期病患、晚期癌症，以及所有希望為自己最後一程作決定的香港人，如何訂立預設醫療指示？或者起碼表達意願，一旦無能力作決定時希望接受怎樣的護理形式？

作決定的四個能力

二零一五年九月新界北區社區中心黑壓壓坐滿了，民政事務署主辦的「生命規劃」一系列座談會吸引了超過二百人。大埔醫院精神科副顧問醫生雷永昌主講第一場，嘗試從正反兩面討論：「預設醫療指示有什麼壞處？通常大家聽到的都是好處，有什麼不好呢？」

一個男人連忙舉手，在場絕大部份都是中年以上的女性，男性寥寥數人，他是其中一位：「我的朋友五年前變了植物人，全家人照顧他好辛苦！他之前沒有簽預設醫療指示，家人也就不敢做決定。」「唉，香港又沒有安樂死！」席上有女士說，登時人人有感而發現場像一鍋開水燒開了。「這是預設醫療指示的好處……安樂死和預設醫療指示是不同的……」雷永昌有點愕然。

雷永昌嘗試從頭解釋：衣、食、住、行，大家都有選擇，病人自主一樣重要：「醫生有責任維護病人最佳利益（Best Interest），很多人誤會這指對病人最好的治療方案，但其實治療要依據病人的意願和價值觀。例如某些宗教人士拒絕輸血，醫生為了病人『最佳利益』，就不會輸血，這不是客觀上的醫療判斷，所以也沒一定答案。」

可是病人能夠自主是有條件的：病人到底得到多少資訊？醫生有沒有提供不同方案的選擇？作決定時是否自由，不受威嚇？雷永昌作為精神科醫生，額外關注病人是否有「精神行為能力」，這包括四樣能力：理解力、評價能力、表達能力，論證能力，即是能否解釋原因。而簽署預設醫療指示要證明病人有精神行為能力，在自由的情況下做選擇，並且起碼有一位見證和簽署人是註冊醫生。

實際難以執行？

「香港有講預設醫療指示是什麼，可是沒有教大家怎樣做，理論和實踐是有差距的。」雷永昌坦言找醫生簽署預設醫療指示並不容易，尤其是公立醫院的醫生：「我由早上九到下午一點，要看三、四十個病人，外科醫生要看七十個！要擠出時間填文件，一定要另外約時間，但那裡找時間？也許要找私家醫生才有時間談。」

馬上有人舉手問：「就算病人有醫生簽了預設醫療指示，可是家人不同意，例如子女突然被親戚施壓，如何確保指示可以執行？」「沒有共識，醫生很難做事的。」雷永昌說會盡量和家人溝通，醫院也可以向法庭拿指示，期間會為病人基本維持生命，盡量避免入侵性療法。

雷永昌嘗試解釋預設醫療指示更多理念問題，特別是缺點：這意願是「預設」的，可是今日能否為明日作決定？病人簽署時不想「拖命」，然而到真的病重時，卻很想活下去？「針唔拮到肉唔知痛」，病人想法會否不一樣？

但現場聽眾繼續追問的，依然是實際的處理事宜。朋友是植物人的男士問：「那張預設醫療指示的表格到底交給誰？交給醫生嗎？」雷永昌說表格可以給醫生副本，但正本要給家屬保存，病人昏迷了，就靠家屬出示這指示正本給醫生看。

「如果是獨居長者，沒有親人？」另一人問。雷永昌有點無奈：「這就是實際執行的困難。」他指出外國有專責機構推廣預設醫療指示，這些機構也可以提供意見，協助處理實際執行時出現的種種問題：「可是香港像打遊擊，只是靠一些民間組織教育，就有很多實際困難。」

座談會後，聽眾似乎帶著更多疑問離開。

什麼醫生肯簽？

雖然醫管局在二零一零年作出《成年人預設醫療指示醫護人員指引》，一四和一六年都有修訂版，然而實際執行卻有不少問題，連一般醫護人員也不太認識。

在善寧會的講座上，有義工很生氣：「我朋友肢體癱瘓，希望預設醫療指示，問了好多醫生都不肯簽署。我們這樣辛苦去推動，但醫生並不想做。」香港中文大學醫學院那打素護理學院副教授陳裕麗在二零一四到一六年在社區與一百二十位病人談預設照顧計劃，最後也只是與她合作的靈實醫院醫生肯簽預設醫療指示，病人找其他醫生都被拒絕了。

有老人科醫生在臉書上撰文說：「官方表格列明預設醫療指示要連同不作心肺復甦指示表格一併處理；但不作心肺復甦指示必須是病人已到末期病患才能提出。即是說，嚴格來講若果長者現時身體無礙，是不能作預設醫療指示的！」但其實兩份文件並不需一同簽署，醫生回覆表示向不同資深醫生查詢過，得到的答案不同：「坦白說，在醫管局醫院裡Advance Directives是新事物，許多同事，包括我，仍然對很多細節有疑惑。」

Elaine三十出頭，有長期痛症要用輪椅代步，擔心日後會癱瘓，希望預設醫療指示在病情惡化到無可逆轉時，不要再勉強用治療儀器維持生命。她在公立醫院看骨科，說主診醫生曾經提及可以簽署，但剛好放假，於是問代診的醫生，對方拒絕。Elaine覆述：「他說沒有預我會死，這張指示不是給一般人用的，萬一簽了之後我撞車，他負擔不起。這醫生叫我去醫院訊息處理部，訊息處理部竟然說沒見過這張表格，又傳去給高級醫生，高級醫生要我寫信解釋為什麼這樣急要簽？似乎兩個醫生都認為這份指示只適用於末期癌症病人。」

預設醫療指示其實有列明生效範圍：病情到了末期、陷於不可逆轉的昏迷、處於持續植物人狀況，簽署者並不限於癌症病人。就算預設指引拒絕維生儀器，如果因為交通意外或自殺入院，醫院一樣會搶救，直至陷於不可逆轉的昏迷或處於持續植物人狀況，才會根據簽署人意願撤去維生儀器。

簽了也有爭議？

就算有醫生簽署預設醫療指示，亦不一定可生效：救世軍「圓滿人生」計劃讓一些院舍長者預設醫療指示，亦有註冊醫生見證簽署，但由於用了法律改革委員會建議的範本表格，醫院管理局的醫生不承認。香港中文大學醫學院老年病學研究中心總監胡令芳教授指有病人出示有效，並且是醫管局的預設醫療指示表格，但醫生以不是他本人簽署為理由，拒絕執行。

根據普通法，預設醫療指示就算口頭作用，亦可有法律約束力，醫管局《成年人預設醫療指示醫護人員指引》（2016）亦沒有指明一定要用醫管局的預設醫療指示表格，指引只要求兩位見證人中有一位是註冊醫生，並不必由醫生本人簽署才執行。

還有，持有有效的預設醫療指示，實際仍然會有爭議。醫管局新界東聯網醫療倫理委員會主席李志光醫生透露曾經收到兩個個案：

一位五十歲的糖尿病的病人簽署了預設醫療指示，拒絕所有維生儀器，後來中風情況很差，已經沒法溝通，復康無效，多月來病情沒有起色。雖然病人的預設醫療指示寫明當身體傷殘無法逆轉時，就拒絕任何治療，但醫生很猶豫：不治療，病人就會因為糖尿病而死。醫生向倫理委員會問意見：「如果繼續向病人提供治療，日後會否被控告？」

倫理委員會檢討這病人簽署預設醫療指示的過

一

家裡

（熟悉的環境）

二

醫院

（專業的護理）

程，病人沒有任何親人，當日的見證人是一位朋友，醫護人員追問這朋友病人當日簽署是否獲得足夠及準確資訊，才作出「知情同意」(Properly Informed)。如果醫生對簽署過程有懷疑，可以不用執行這指示。

為什麼有醫生見證並簽署，也不能確保病人妥為知情？李志光解釋：「這要看指示是否常規合理的表達，例如心臟已經停頓不做心外壓是很合理的。但所有維生儀器都不要，醫生有懷疑是否合理的。」

換言之，就算病人簽署了預設醫療指示，最終仍是由醫生決定這指示是否有效，是否適用。

家人仍然可以反對？

李志光坦言醫管局是謹慎的，所以歷年簽署預設指示的都不多：「未來開那個步伐大小小，但不是跑步，只是會多少少人受惠。」而這些受惠的，他認為應該是末期病人：「很多末期病人現在入院出院入院出院，每次醫生都會希望病人『別死在我手上』，勉強用心外壓等救回來，但出院又回來，來來回回，家人亦避忌不想談，那病人如何可以善終？」

他覺得公眾要多討論，尊重病人的意願，否則就像器官捐贈，病人同意，家人依然可以反對。他引述的第二個個案是七十歲的婆婆，肺癌末期，已經和醫生談了預設照顧計劃，在醫生見證下簽署了預設醫療指示拒絕心肺復甦術。婆婆簽署當時頭腦很清醒，同住的兒子也知道。可是當婆婆臨終時入院，兒子突然說媽媽已經改變主意，希望插呼吸機維持生命：「想多一個鐘、多一日都好，可以陪家人。」醫護人員很懷疑，雖然預設醫療指示可以口頭更改，但婆婆多次覆診都沒有表示改變主意，不肯定兒子所說的是否婆婆意願。

「病人就算簽了預設醫療指示，亦可以隨時改變主意。我們沒有測謊機，不能證明兒子是否撒謊，但也不能當兒子說的不對。」李志光表示倫理委員會後來以「病人最佳利益」為原則，婆婆是癌症末期，器官已經衰竭，維生儀器亦沒法延長生命，只是延長死亡的過程，建議醫護人員再跟兒子談：「怎看媽媽簽預設醫療指示？使用維生儀器是否媽媽的真正意願？通常家人最後都會尊重病人的意願。」

他強調最好家人也同意病人的預設醫療指示，

以免這種不知真假的情況，而且當家人反對病人的預設醫療指示，也不會保管或帶著表格的正本，令醫護人員需時確認。

什麼情況才有效？

前聯合醫院行政總監謝俊仁是醫院管理局醫療倫理委員會主席，早在二零零二年他已經和醫管局總辦事處專業及公共事務總監高永文，並列臨床倫理工作小組聯合主席，有份制定《對維持末期病人生命治療的指引》、《成年人預設醫療指示醫護人員指引》、《不作心肺復甦術指引》以及多年來的更新。

他首先強調預設醫療指示只在三個情況下適用：第一類是病情到了末期，意思是患有嚴重、持續惡化及不可逆轉的疾病，而且對針對病源的治療毫無反應，預期壽命短暫，僅得數日、數星期或數月的生命，施行維持生命治療的作用，只在於延遲死亡一刻的來臨；第二類是持續植物人狀況或不可逆轉的昏迷狀況；第三類是其他晚期不可逆轉的生存受限疾病，例如晚期腎衰竭、晚期慢性阻塞性肺病、晚期運動神經元疾病、不可逆轉主要腦功能喪失及機能狀況極差的病人。

對於北區社區中心的座談會眾說紛紜，謝俊仁相信目前醫管局的醫生已經會和病人談預設照顧計劃，包括簽署預設醫療指示：「公立醫院裡紓緩治療科、腫瘤科、老人科的醫生都會和病人討論預設照顧計劃，當然人人做到是和實際有差距，但不能說沒有，也不能說：『我們不能幫你，你去找私家醫生吧』。」

善寧會建議長者、從事高危職業或活動的人士等預設醫療指示，一些公立醫院醫生亦相信可以提早簽署，可是，謝俊仁認為病人應該已經有末期病患，才討論預設照顧計劃，並且可能是由醫生主動提出：「當病人還沒有重症，相對健康，醫生可以選擇不談的。」

什麼時候開始談？

「我覺得有問題：在沒有任何疾病時，簽預設醫療指示有什麼作用？有什麼幫助？有些人說病了太辛苦，如果預早簽署，可以避免承受心理壓力，我對這說法有懷疑。」謝俊仁指出病人處於疾病末期，例如癌症、腎衰竭，多數是清醒的，而就

一 自然（自然離世）

二 延長（維持生命儀器）

算之前健康時簽署了，患病時醫生亦有責任再次確定意願：「因為有病時候的觀點，和無病時是不同的。一些未有病的人，會想像中風後生不如死，但問中風病人，可能並不如此；想像癱瘓要人照顧好慘，但一些嚴重殘疾人士也是有生活質素的。有病沒病，對疾病的觀點會不同。」

尤其是一些機構設計的預設醫療指示表格有選項，謝俊仁並不同意：「你在那些格仔剔、剔、剔，但是否所有維持生命治療都不要？沒病時會這麼想，可是實際面對看法又不同。例如預設醫療指示可以拒絕抗生素，但有些末期病人發生感染、患上肺炎等，服用抗生素就會好，有些病人是願意的，也許可以再見多家人一會？還沒知道是什麼病，就算好想好準確地簽，都會有困難，未來面對的可能很不同，同一樣身體機能受損，同一種病，都有不同可能。」

可是意外突如其來，會否來不及說意願？預設醫療指示拒絕維生治療可否避免成為植物人？「Yes or No。如果跟法律改革委員會的範本，生效時是『當本人病情到了末期、或處於持續植物人狀況、或不可逆轉的昏迷』，突如其來的昏迷，醫生不知道病因，是不會跟這張指示的，因為怎知道這昏迷是否『不可逆轉』？醫生只可以治療一段時間，發現沒有效果，病人仍然持續昏迷，才會執行預設醫療指示撤走維生治療。」

謝俊仁特別批評美國要求醫療機構向所有病人提供有關預設醫療的資料，甚至表格，卻沒醫生認真跟進：「病人入院時收到一疊資訊、入院須知、如何開電視……然後裡面就夾一張預設醫療指示，有興趣就簽名。但病人沒有跟醫生討論過、家人也不知道，到時就會很多爭拗，醫生難以決定這是否病人真正意願。」他補充美國Respecting Choices of Gunderson Health System主要推廣預設照顧計劃，也考慮人們所作的決定，可能影響到將來，建議向五十五歲以上的健康人士推行，不會太早作決定，而預設照顧計劃的適用範圍，也收窄到永久神經受傷。

他亦認為英國的做法較為明智，主要推廣預設照顧計劃，而不是預設醫療指示。

三方一起計劃

有別於病人可以自己作決定的預設醫療指示，預設照顧計劃（Advance Care Planning, ACP）是一個溝通的過程，希望病人、家人、醫生都可以預先談談。香港病人自主權相對歐美國家較不受重視，就算病人簽署了有效的預設醫療指示，醫生仍然有權決定是否適用，一起溝通達到共識的預設照顧計劃，可以減少日後的爭議，較易落實（表二）。預設照顧計劃的範圍亦較闊（表三），可是就一定要等到病人確診末期疾病，或者疾病已經到了晚期，並且醫生願意抽時間，才會開始討論（表四）。還有，預設照顧計劃並不一定要同時有病人和家人參與，如果病人已經昏迷或者精神無法作決定，醫護人員和家人也可共識病人的預設照顧計劃。

「最好是病人還是清醒時，可以與家人、醫護人員一起溝通，表達意願：例如臨終時希望接受照顧的地方，想在醫院還是在家？不要讓我那樣辛苦，少一點時間也沒所謂……談好了的預設照顧計劃會寫進病人的『排板』（檔案）。最後病人可以簽署預設醫療指示，也可以不簽署，預設醫療指示只是其中一個工具，重要是大家都共識同一個方向。」謝俊仁指出預設醫療指示目前根據普通法有法律效力，他個人也建議香港立法，讓一些技術細節更清晰，可是病人意願不止是靠法律去保障：「目前立法不是最重要的，也不是透過立法令家人同意執行。」

未必人人會談

無論用有法律效力的預設醫療指示，或者強調共識的預設照顧計劃，一樣面對同一困難：公立醫院的醫生有時間嗎？尤其像認知障礙病病人，目前連輪候醫生確診也要排期，見到醫生也沒有時間談預設照顧計劃。英美等地會在制度上額外預留時間，例如美國醫生和病人談預設照顧計劃，會有兩小時酬金，會否制度上確保醫生會和病人談？

「不是人人都要談預設照顧計劃。」謝俊仁解釋：「壞消息一定要講，但不是個個都適合講、願意講，要幫到病人才講。末期病人一般要談，但不是所有都能溝通，很多人平時沒概念，一時間也沒法準備好去談。所以最好社區多一點教育，多一些理解，當你的親人有事時，已經知道是什麼，不會『起弶』（粵語形容像螃蟹攻擊）：『有冇攪錯，醫生話唔醫！』這時勉強談，一定談不來。」

他承認醫生和病人、家人談預設照顧計劃，需要特別安排時間，商討過程亦可能不止一次，資源是問題：「End of Life Care（臨終護理）的資源夠

表一　預設醫療指示與預設照顧計劃對比

	預設醫療指示 Advance Directives（AD）	預設照顧計劃 Advance Care Planning（ACP）
定義	一項陳述，通常用書面。 個人在精神上有能力作出決定的時候，指明一旦無能力作決定時所不希望接受的健康護理選項。	一個溝通後的共識。 病人與醫護人員、家人及照顧者的溝通討論，當病人患末期及持續惡化疾病，並喪失能力作出醫護照顧決定時，怎樣的照顧對病人是為合適。
範圍	指明處於下列三類任何一類的情況： (a) 病情到了末期；或 (b) 陷於不可逆轉的昏迷；或 (c) 處於持續植物人狀況 除了基本護理和紓緩治療外，不同意接受任何維持生命治療。	討論內容較闊，可以包括病人的憂慮、重要價值觀或希望照顧計劃能達至的目標、病人了解對本身病情及治癒機會、日後希望得到或有助益的護理或治療，治療的風險和好處，以及有關護理或治療是否可以使用。
理念	預先簽署提供途徑行使自決權。 香港醫務委員會發佈的《香港註冊醫生專業守則》規定，醫生須「尊重有能力作出決定的病人接受或拒絕治療的權利」，以及「在提供醫療護理時以病人的最佳利益為依歸」。 如病人及他的家屬的意願出現分歧，病人的自決權應凌駕於其親屬的意願之上。	預定照顧計劃經過溝通討論，以文件記錄，並定期檢討，讓照顧病人的醫生及病人家屬更確切了解病人的意願；亦讓病人和家人關係更緊密，不用讓照顧者獨自承受作決定的負擔。
訂立資格	精神有能力作決定，並且年滿十八歲。	一般是確診為末期病人，醫生才會展開討論。除了精神有能力作決定的成年病人，精神上無能力作出決定的成年病人，以及未成年的病人亦可按成長程度參與討論。

表一（續） 預設醫療指示與預設照顧計劃對比

	預設醫療指示 Advance Directives（AD）	預設照顧計劃 Advance Care Planning（ACP）
做法	醫管局網頁可下載預設醫療指示「全文版」以及當病情到了末期時，拒絕心肺復甦術的「簡短版」。 兩份文件都需要兩位見證人簽署，其中一人是註冊醫生，而兩位都不可以是病人的遺產受益人。	醫護人員和病人家人訂立預設照顧計劃後，會記錄並放入病人的醫療檔案，每六個月檢討。 病人委託一名家人，成為未來醫護人員主要諮詢對象。 有需要時，病人會簽署預設醫療指示，或者填寫不作心肺復甦術文件。
法律效力	**有** 香港現時並無法例或案例訂明預設醫療指示的法律地位。不過根據英國普通法，有效作出拒絕維持生命治療的預設醫療指示已具有法律約束力。	**沒有** 但由於家人和醫護人員都參與一起討論預設照顧計劃，對病人預設的指示有相同的理解。
生效	可以預先簽署，到了陷於不可逆轉的昏迷，或處於持續植物人狀況時，精神上無行為能力作出決定時，文件才生效。 指示沒有限制有效日期，亦可以隨時更改指示，書面或口頭一樣有效。	一般是確診為末期病人，醫生才會展開討論，達到共識後記錄下來，有需要時才執行。 計劃規定每六個月要檢討，否則會失效。

參考資料：

食物及衞生局《在香港引入預設醫療指示概念諮詢文件》2009
醫管局《對維持末期病人生命治療的指引》2015
醫管局《成年人預設醫療指示醫護人員指引》2016
醫管局《不作心肺復甦術指引》2016

表二　參與預設照顧計劃的人物及角色

醫護人員	商討過程中，醫護人員一般都會擔負起主持及指導角色，並會： ・提供疾病的預後、各種可提供的治療方案及其利與弊及相關醫療實證資料，包括生命末期有可能發生的狀況。 ・以良好的溝通技巧，誘導病人紓發個人的價值觀和對治療的取向，過程以病人為中心，提升病人自主。 ・鼓勵家屬聆聽病人的感受，促進家屬表達意見。 ・有需要時，調解不同意見，處理可能誘發的情緒，從而尋求共識，達致大家認同的「預設照顧計劃」。
病人	病人是討論中心的角色，可以向醫護人員及家屬表達自己的想法、價值觀和需要，如有困難，醫護人員會從旁協助。 表達的範圍，可以包括對醫療照顧和個人護理照顧的期望，醫護人員及家屬可以如何配合。病人亦可拒絕在垂危時接受個別維生治療，包括心肺復甦術。 至於未成年的病人，鼓勵參與討論，但病人參與的程度，則視乎病人的心智，國際上沒有規定的年歲分界，但未成年的病人不能簽署「預設醫療指示」。
家人	受到傳統中國文化影響，家庭因素和家屬的意見亦佔頗重份量。 視乎情況，家人可能擔當以下角色： ・明白精神有自決能力的病人之意願，配合自己在日後治療方案的角色。 ・為精神沒有自決能力的病人，向醫護人員提供病人以往所表達過的意願和取向以作參考。醫護人員與家屬會基於病人的最佳利益，謀求共識，定下醫療照顧計劃。 ・作為未成年病人的家長，也可透過與醫護人員溝通，基於以上各種考慮，達致共識方案。 家人是病人重要的支持者，同時，我們亦明白家人面對的壓力。 家人如需要協助，也可向醫護人員提出。

資料來源：
醫管局小冊子：《「預設照顧計劃」?「預設醫療指示」? 不作「心肺復甦術」? 病人、家屬知多些！》

表三　預設照顧計劃的內容

疾病	病情預測及預後
治療	可提供的選擇、好處和風險
病人意向及價值觀	對治療的期望 對治療限度的意向 對個人照顧的意向 希望達成的個人目標
家屬	家屬價值觀及關注 未成年病人父母的看法和意向 無能力自決病人事先表達的願望或意向
其他	可包括死後的安排，如身後事、器官捐贈等

表四　何時適合商討預設照顧計劃

確診後較早期就要討論	· 認知障礙症患者要把握心智還健全的初期。 · 癌病患者在確診時，癌病已廣泛轉移。 · 一些嚴重疾病如運動神經元病患者，可能在診斷後就要面對比較快的惡化。病人身體功能及活動能力明顯減退，或因此要入住長期院舍。
其他疾病較後期	· 疾病已為病人帶來相當的不適，如身體及心理徵狀，及社交困難。 · 疾病明顯進入後期，如入院次數頻繁、急性加重次數增加，又或經歷過嚴重急性加重，一度瀕臨生死關頭。 · 醫護人員認為針對疾病的治療已經無效，治療方向亦由根治過渡至紓緩治療為本。

資料來源：

醫管局小冊子：《「預設照顧計劃」？「預設醫療指示」？不作「心肺復甦術」？病人、家屬知多些！》

不夠？一定不夠，但這是整個公立醫院的大問題，好多病人排期看病都超過一年，醫管局拿著『有限錢』，會把錢先給誰？這是Unmet Need。」

「現在有一部份醫生主動和病人談預設照顧計劃，希望『圈子』會擴大。醫護人員技術不夠，就要培訓，一樣樣來，有合適的指示、合適的訓練，再有合適的資源，這事才會做得好。現在已經有指引、有訓練。」

政府應該修例

謝俊仁相信香港目前大部份晚期癌症病人都是「平和」地死亡」（Peaceful Death），即是病人心、身、靈都是穩定，不會有很大的痛苦，不會有很大的遺憾，過身時病狀受控制，人也接受離世：「我說不出數目，但不少是做得好的。若有七成人可以平和地死亡，三成不行，那就不可接受；如果九成好，也不夠，那一成病人的家人一定帶著遺憾和沮喪，四圍投訴。」

而在政府層面，謝俊仁希望當局對臨終護理（End of Life Care）制定政策，按需要檢討或頒佈法例。雖然在香港預設醫療指示根據普通法有法律約束，但根據《精神健康條例》一三六章五十九ZF條：醫生可以未經同意向精神上無行為能力的病人提供維生醫療儀器。「在大多數個案中，病人意願是病人最佳利益非常重要的一環，在維護病人利益和病人預先拒絕指定的治療，兩者不應矛盾。但我個人相信如果有立法澄清預設醫療指示和這條例的分別，可以避免一些困難個案中的矛盾。」謝俊仁在二零一五年十一月《香港醫訊》期刊內寫道。

還有，香港的救護員隸屬於消防處，拒絕跟醫管局的預設醫療指示或不作心肺復甦術文件。《消防條例》（第九十五章）第七（d）條規定消防處人員必施行維持生命的措施，有法定職責協助任何看似需要立即接受醫療護理的人，令其復甦或維持生命，保安局局長在二零一四年七月回覆立法會，解釋要由醫療專業人員決定是否為末期病人提供或不提供維生治療，救護員也沒法在緊急情況下知道預設醫療指示是否有效。

換言之，香港病人目前就算簽署了預設醫療指示不作心肺復甦術，在救護車入醫院或者由醫院轉醫院期間，都有機會被施行心肺復甦術。

DNR紋身的婆婆

在二零一四年生死教育學會的周年大會上，謝俊仁是主講者，拋出了一條問題給現場學會成員：「一個八十歲的女士，沒有病，但說我已經活夠了，把DNR（Do Not Resuscitation）刺在身上，拒絕接受心肺復甦術。如果在你們在急症室遇到這女士，『搓』，還是不『搓』？」

這學會的會員不少是醫護人士及學者，現場四十多人，但不是人人舉手：不搓？十八人舉手；搓？十七位——身後一位醫生嘀咕：「怎知道什麼事？就算遇溺也不救嗎？」

謝俊仁也是其中一位舉手表示會為這紋身女士做心肺復甦術：「這不是有效的預設醫療指示，也沒法知道她紋身時是否Properly Informed，就要當一般病人即時搶救。」

他解釋：「如果這女士是心口痛入醫院，證實是急症心肌炎，如果用心肺復甦術七、八成機會可以救回來，可以康復離開，那這女士是否明白？會否誤會了心肺復甦術是比死更難受？維生治療是用來救人的，只是對於末期病人，維持生命治療反而延長了死亡的過程，若醫生不加思索就急救，是不對的，可是明明可以救，只因為八十歲就不做，我覺得這價值觀值得商榷。

八成可以治好，但都不醫，是病人的意願，可是會否也看情況？如果是盲腸炎，也不醫？又例如突然中風，病人擔心從此昏迷，不想治療，可以在預設醫療指示寫下是長期昏迷就拒絕治療，那醫生就知道，病人長期昏迷時有併發症也不會治療，病人就不用『捱下去』。可是這是不同突然中風，入醫院也不治療。」

再三溝通

香港中文大學哲學系講師陶國璋也在席上，提出了另一個討論方向：「我是讀哲學的，不是醫學或法律，我想提出一個哲學的理論：Good Will，這是德行的原理。哲學家康德說，世界任何一項德行，都不能判斷是對還是錯，勇敢可以是暴虐、誠信可能是愚忠、一個人孝順也是愚孝。如果身上紋了拒絕心肺復甦術，一定跟或者不跟，就是僵化。忠孝仁義都不能有絕對的價值，但唯有一樣是Good Will——這不是一個德育，而是一個「存心」。簡單講，就是動機，人有判斷是非的能力。

我們想把價值判斷量化，什麼可以做，什麼

不？可是Good Will特點就是千變萬化。病人對自己的人生的態度，也許有些偏執迷信，而Good Will就透過理性接受不同的可能。重要的是關懷，再三溝通。」

謝俊仁率直地回應：「但現在假設的情況是沒時間溝通，只能夠一或者二。」

現場提出更多問題：「八十多歲的末期病患者，已經簽了預設醫療指示，因為中風入院，但過多兩日就生日，家人又說病人會想過生日。那我們還執行那張預設醫療指示嗎？」「過生日是否病人的意願？還是家人的意願？如果不是病人意願，可以『拗』的。」謝俊仁坦言。

「如果那純粹是家人的意願？如果真正理由不是過生日？而是家人爭家產，等孫子出來就可以爭多一份？病人是小販牌照持有人，若然過身牌照就失效？……」「如果真的是病人意願，就要執行，醫生要好清楚。」謝俊仁簡短地答：「若有問題就交給醫院或聯網的醫療倫理委員會。」

在場有護士回應陶國璋的發言，坦言困難：「日常生活會有不同的情況，『估都估唔到』，醫護人員就會知道，很多時也不是倫理委員會可以談，一般就是Good Will，病人已經插喉，拔喉要有好大勇氣才可以提出。醫生、病人、家人之間要有信任，而這信任是平日建立的。不一定要簽預設醫療指示，但和家人溝通很重要，生死兩相安，也要考慮家人的感受，唯有再三溝通。」

Q　為什麼病人可以拒絕醫生的治療？

A　香港醫務委員會發佈的《香港註冊醫生專業守則》規定，醫生必須「尊重有能力作出決定的病人接受或拒絕治療的權利」，以及「在提供醫療護理時以病人的最佳利益為依歸」。

根據在 Airedale NHS訴Bland4 一案中確立的普通法，在未得到一名清醒而精神健全的成年人同意下醫治他，會構成侵權和毆打罪行。即使拒絕接受治療會令他死亡，他仍絕對可以這樣做。判詞指出：如果一名精神健全的成年病人拒絕同意接受將會或可能會延長其生命的治療或護理，不管他這樣做是如何不合理，負責醫治他的醫生即使並不認為他這樣做是符合其最佳利益，也必須遵從他的意願。

Q　家人可以代病人作決定嗎？

A　病人的自決權，應該凌駕於親屬的意願之上，設定預設醫療指示就是讓簽署人有途徑行使自決權，指明當一旦無能力作出決定時所選擇的健康護理。

Q　病人可以要求安樂死嗎？

A　雖然病人的自決權要尊重，但作出的預設醫療指示亦不可有違法律或專業道德，安樂死是其中一個例子。根據《香港註冊醫生專業守則》：安樂死是「直接並有意地使一個人死去，作為提供的醫療護理的一部份」，涉及第三者作出香港法律不容許的蓄意謀殺、誤殺、或協助、教唆、慫使或促致他人自殺或進行自殺企圖。醫護人員協助病人自殺，在香港是違法的。

Q　可以透過預設醫療指示，拒絕所有的治療嗎？

A　預設醫療指示也不能拒絕接受為維持病人安舒所需的基本護理或症狀控制，而就算寫著拒絕精神科治療，但強制治療令可以凌駕這項指示。

指示如果拒絕「所有」治療，包括糖尿病或者心臟科等藥物治療，可能會被質疑在作出預設醫療指示時，是否獲提供足夠及準確資訊，醫生會懷疑指示是否有效。

Q　**預設醫療指示可以指示什麼？**

A　一般可以選擇拒絕的維持生命治療包括：拒絕心肺復甦術、人工輔助呼吸、血液製品、心臟起搏器及血管增壓、為特定疾病設的專門治療（例如化學治療或透析治療）、在感染時可能致命的疾病時使用抗生素，以及人工營養及流體餵養。

Q　**預設醫療指示什麼時候生效？**

A　在醫管局的文件中，指定三類狀況：

第一類是病情到了末期，指患有嚴重、持續惡化及不可逆轉的疾病，而且對針對病源的治療毫無反應，預期壽命短暫，僅得數日、數星期或數月的生命；至於施行維持生命治療的作用，只在於延遲死亡一刻的來臨；

第二類是持續植物人或不可逆轉的昏迷狀況。

第三類是其他晚期不可逆轉的生存受限疾病，例如晚期腎衰竭、晚期慢性阻塞性肺病、晚期運動神經元疾病、不可逆轉主要腦功能喪失及機能狀況極差的病人。

Q　**假如遇上意外，預設醫療指示也生效嗎？**

A　例如一位末期癌症病人，已經作出預設醫療指示，卻遇上交通意外嚴重受傷，這健康惡化情況是由外來原因或者明顯不相關的疾病導致，預設的醫療指示便不適用。可是一旦病人變成持續植物人，或者不可逆轉的昏迷狀況，指示就會生效。

Q　**如何作出預設醫療指示？**

A　醫管局網頁臨床倫理指引類別，可下載預設醫療指示「全文版」拒絕不同的維生治療，或者「簡短版」只拒絕作心肺復甦術。

簽署人必須年滿十八歲，精神有能力作決定，需要兩位見證人簽署，其中一人是註冊醫生，兩位都不可以是病人的遺產受益人。醫生在簽署前，要確保病人精神有能力作決定，但除非醫生有懷疑，否則不用精神科醫生正式評估。

Q　**預設醫療指示有法律效力嗎？**

A　香港現時並無法例或案例訂明預設醫療指示的法律地位。不過根據英國普通法，有效作出拒絕維持生命治療的預設醫療指示已被定為具法律約束力。

Q　違反預設醫療指示會有什麼後果？

A　醫護人員知道病人的預設指示有效和適用，拒絕治療，但仍然為病人提供治療，有可能會被控毆打或襲擊。

但如果沒有證據顯示病人有預設醫療指示，不應延擱治療而去找。預設醫療指示的簽署人和家屬有責任告訴醫護人員，有預設醫療指示。

Q　預設醫療指示表格如何存放？

A　不論預設醫療指示是在醫管局或是私家醫療機構作出，表格正本都屬於簽署人，簽署人有基本責任妥當保存表格正本，讓自己信任的人例如家人知悉。

在醫管局作出並由醫管局醫生見證的預設醫療指示，會在醫療紀錄內保存一份副本，並記下作出預設醫療指示的過程。當病人入院，臨床醫療管理系統會有提醒標示，讓醫護人員知道病人有預設醫療指示。

Q　如果遺失了預設醫療指示表格的正本？

A　應該簽署另一份預設醫療指示表格，但如果到時精神上已無行為能力，又沒有證據曾經在喪失能力前撤消預設醫療指示，可以把存於醫療紀錄內的預設醫療指示表格副本複製一份，由主診醫生簽署核證，然後交給病人的照顧者。

Q　醫護人員未能確實預設醫療指示是否有效時怎辦？

A　醫護人員執行預設醫療指示前，要確定是否真確和適用，以下情況可被質疑：

一、寫法不明確；

二、沒有適當簽署；

三、有聲稱或指述病人在作出預設醫療指示時受到不當影響；

四、有理由懷疑病人在作出指示時精神上沒有行為能力，或者不是妥當知情；

五、病人的實際行為明顯與原有的預設指示不符，顯示病人已經改變主意。

未能即時核實表格是否有效，或者病人沒有帶著表格，或者那份表格是在外國簽署的，這些都需要時間核實，醫療團隊會即根據臨床情況所需繼續提供緊急維持生命治療。

Q　**簽署了預設醫療指示卻改變主意？**

A　無時無刻都可以改變預設醫療指示，就算簽了文件，也可以口頭改變主意。如果家屬指病人在昏迷前改變主意，醫護人員又即時無法求證，就要先維持生命治療。醫管局建議病人改變主意，正式修改預設醫療指示較好，或者加附注文件。

Q　**家屬不同意病人簽署的預設醫療指示？**

A　雖然根據普通法，家屬並沒有權推翻一份真確和適用的預設醫療指示，但如果家屬不同意，或者不能接受病人的選擇，醫護人員要和家屬溝通，解釋尊重病人意願，預設醫療指示的目的和法律約束。

醫護人員有需要可以尋求醫院或聯網醫療倫理委員會意見。

Q　**如果病人懷孕，醫護人員應否為了腹中孩子不理會病人所作的預設醫療指示？**

A　如果簽署預設醫療指示時，並未懷孕，指示就不合用；但懷孕後仍然預設醫療指示，那就有法律約束力。

Q　**如果醫護人員不是基於醫療理由，而是個人反對拒絕維持生命治療？**

A　若然醫護團隊成員間意見不一致，應該徵求另一名醫生的意見，或者向醫院 / 聯網醫療倫理委員會尋求指引。若經深入討論後醫護人員良知上（非醫療理由）認為不應不提供或撤去維持生命治療，可以獲得批准，把照顧病人的工作移交給其他同事。

Q　**若有相對健康的人要求醫管局醫生簽署預設醫療指示，醫生一定**

要幫忙嗎？

A　醫管局相信預設醫療指示，是預設照顧計劃其中一個工具，而預設照顧計劃適用於末期病人。對於相對健康的病人，醫管局建議醫生請病人向非政府機構或私營機構求助，但這並不排除有關醫生在工作安排許可的情況下，為病人提供意見或協助。

資料來源：

醫院管理局成年人預設醫療指示醫護人員指引 (2016)

醫院管理局對維持末期病人生命治療的指引 (2015)

在香港引入預設醫療指示概念諮詢文件 (2009)

預設照顧計劃Q&A

Q　**預設照顧計劃和預設醫療指示，有什麼不同？**

A　預設醫療指示是一項陳述，通常是書面，成年人在精神上有能力作出決定的時候，指明一旦無能力作決定時所希望接受的健康護理形式。

預設照顧計劃一般是病人與醫護人員、家人及照顧者的溝通過程，討論當病人患末期及持續惡化疾病，並喪失能力作出醫護照顧決定時，怎樣照顧。

Q　**我一個人就可決定預設醫療指示，為什麼還要和醫生家人談預設照顧計劃？**

A　在香港預設醫療指示需要醫生簽署，有別於只是確定簽署人精神有行為能力，以及見證簽署過程，還會確保簽署人妥為知情，所以簽署人需要和醫生談，醫生也可以拒絕簽署。

而家人若不同意預設醫療指示，或者質疑是否有效，醫護人員都要和家人溝通和核實表格，期間有可能視乎臨床情況繼續維生治療。

Q　**只有醫生可以提出討論預設照顧計劃嗎？**

A　病人或者家人都可主動提出討論預設照顧計劃，但在大部份情況下由醫護人員提出，因為一些病人在獲悉診斷後，或者病情持續惡化，未必作好準備，所以要判斷情況是否適合討論。

Q　**那為什麼要討論？不由醫生作決定就行？**

A　透過預設照顧計劃過程，病人可以為未來的醫療或個人照顧表達意願，尤其是可以拒絕維持生命治療，有助提升病人自主性。病人亦可以委託一名家人作為主要聯絡人。

而精神無能力作決定的病人和未成年病人，雖然不能簽署預設醫療指示，可能可以參與討論，最終代為決定的家人，也會顧及病人曾經表達的意願、偏好、價值觀，衡量現有選擇的好處、風險和負擔，謀求建立共識。

預設照顧計劃Q&A

Q **討論範圍包括什麼？**

A 包括但不限於：

- 疾病的病情預測及預後
- 可提供的治療選擇、好處和風險
- 病人意向及價值觀對治療的期望，例如對治療限度的意向、對個人照顧的意向、希望達成的個人目標等。
- 家庭成員的價值觀及關注，了解無能力自決病人事先表達的願望或意向。
- 未成年病人父母的看法和意向

Q **達成共識後，會怎樣？**

A 醫管局的醫生會在在醫療紀錄記載預設照顧計劃的討論過程，包括個人維持生命治療或其他針對疾病治療的決定、有關醫療照顧及整體治療目標的意向、個人照顧的意向、日後可作諮詢的指定家庭成員。

Q **預設照顧計劃有法律效力嗎？**

A 沒有。精神上有能力作出決定的病人可選擇簽署預設醫療指示，這根據普通法有法律效力。

如果決定不接受心肺復甦術，要填寫醫管局標準的「不作心肺復甦術」表格。

Q **可以改變主意嗎？**

A 預設照顧計劃討論是一個持續過程，當病人狀況或意願改變，就要檢討。醫管局亦建議每半年檢討一次。

資料來源：

醫院管理局《對維持末期病人生命治療的指引》2015 附件三「預設照顧計劃」

與醫生對談

在決定治療方案，或者開始討論預設照顧計劃前，需要先把握病情。美國The Conversation Project設計了《如何與醫師談》的指導手冊，兩地醫病文化顯然有異，但其中建議如何向醫生展開提問的例子，可以參考：

- 「你能告訴我，對這病我有什麼可以期待的？從現在起六個月內，一年內，五年內，我的生活看起來可能會如何？」
- 「有關獨立活動的能力，我可以有什麼期待？」
- 「在我健康狀況可能會有的一些重大變化中，我的家人和我應該有些什麼準備？」
- 「如果我選擇這個療程或其他療程，我可以期待什麼改善，或者什麼不會改善？」
- 「如果我決定什麼都不做，能期待什麼？」

另外，也可以具體告訴醫生最想達成的事：「我的孫女會在今年結婚，我真想參加……你能幫助我知道需要做什麼準備，才參加得了她的婚禮？」

可以分享你或親友對死亡的反應：「我朋友的姊姊經過幾週的侵入性治療後，最近在醫院中過世。我不希望那樣，我想我會比較喜歡在家中過世。在香港要如何準備？」

如果希望開始討論預設照顧計劃，可以向醫生約時間：「我想和你談談有關我的預設照顧計劃 / ACP / Advance Care plan。」這次會議可以請親友陪同出席，一旦精神無法作決定，這親友熟知你的意願。

有些名稱，知道在醫療上的定義，會有助討論：

末期病人

患有嚴重、持續惡化及不可逆疾病的病人。這些病人對針對病源的治療無反應，預期壽命短，僅得數日、數星期或幾個月的生命。

家人

不單指傳統意義的「家人」，更包括監護人、與病人親密或對病人特別重要的人士。

監護人

根據《香港精神健康條例》(法例第136章)由香港監護委員會委任並獲授權同意接受治療的監護人。

病人的最佳利益

指某項治療，病人可得到的利益與可遭遇到的傷害、痛苦及困擾之間所作出的衡量。決定病人最佳利益時，醫生須考慮以下因素，衡量病人的負擔及好處：

一、對建議治療的功效之臨床判斷。
二、在當時環境下，治療的入侵性是否有理據支持？
三、若提供治療，能否改善病人情況及改善程度？
四、病人會否遭到嚴重及難以治理的痛楚或困苦？
五、病人會否不可逆轉喪失知覺？會否有機會甦醒自決？

最佳利益亦不只從醫療角度考慮，病人的意願十分重要，要考慮病人的信仰和價值觀，來平衡利益與負擔。

紓緩治療

肯定生命的意義，但同時也承認死亡為自然過程。人不可加速死亡，也不需無所不用其極或英雄式地拖延死亡過程。醫療團隊協助病人緩解身體上痛苦的症狀，同時提供病人及家人心理及靈性上的支持照顧，使病人達到最佳生活品質，並使家人順利度過哀傷期。

人工營養及流體餵養

不經吞嚥而為病人供給營養或水份的方式，包括使用鼻胃管、經皮胃管道、靜脈或皮下輸液，以及靜脈營養。

無法忍受

鑑於疾病的持續惡化和不可逆，繼續治療是難以承受的。

維持生命治療

維持生命治療是指所有能夠延遲病人死亡的治療，包括心肺復甦術、人工呼吸、血液製品、起搏器、血管加壓藥、針對特別病況的專門治療（例如化療或透析）、對致命感染提供抗生素、以及人工營養及流體餵養。

這些治療方式可能極具侵入性，對病人帶來痛苦和身體損傷，病人一旦脫離這些維生儀器，往往就無法繼續生存。

心肺復甦術

針對呼吸心跳停止的危重病人所採取的搶救措施。實行步驟包括一：胸外按壓維持暫時的血液循環；二：保持呼吸暢通；三：以人工呼吸代替自主呼吸。此外，醫護人員亦會適當地使用藥物及電除顫以恢復心跳。

持續植物人狀況

病人在頭部創傷後十二個月或其他腦部受損後六個月，對本身及周圍環境並無知覺、能自發性地呼吸、循環系統穩定、出現恍似睡眠及清醒的閉眼及開眼循環期。病人須完全倚賴他人照顧，對外邊世界無反應溝通。

沒有機會

病情十分嚴重，而提供維持生命治療僅能延遲死亡，而不能明顯地紓緩痛苦，亦不能改善生活質素或潛能。

毫無意義

雖然病人經治療後可能會生存，但其身體或精神殘障的嚴重性，已達該名病人不能承受的地步。

死亡

根據Dorland's《醫學辭典》解釋為「由心跳和呼吸之停止所顯示的生命表徵之消失。」臨床上對死亡的定義是：「人的身體系統，如心臟、血管、呼吸系統等停止運作。」

名詞定義資料來源：
醫院管理局《對維持末期病人生命治療的指引》
葛量洪醫院「紓緩治療培訓」講義
台灣趙可式教授翻譯世界衛生組織對「紓緩治療」的定義

延伸閱讀

Sherwin B. Nuland著、楊慕華譯：《死亡的臉》，台灣：時報文化，1995。

Sherwin B. Nuland著，林文斌、廖月娟譯：《生命的臉》，台灣：時報文化，2010。

Joel Shuman、Brian Volck著，陳永財譯：《取回我們的身體：忠於信仰地運用現代醫藥》，香港：基道出版社，2010。

Richard M. Zaner著，蔡錚雲、龔卓軍譯：《醫院裡的危險時刻：醫療與倫理的對話》，台灣：心靈工坊，2004。

渥美和彥著、陳柏瑤譯：《東大名醫行醫一生的最終體悟：往後日子不上醫院、不靠醫師也能健康活著的53個心得》，台灣：麥田出版，2014。

第八章

醫生也醫死

香港中文大學賽馬會老年學研究所所長胡令芳教授說話直接：「醫生只是想自己的專業，不會想別人，有這麼多醫療方法、藥物、機器……可以令病人不會死，為什麼我要同你討論？病人又以為看醫生就不會死，醫生懂巫術嗎？一定『搞掂』？於是大家都不會談 End of Life Care（臨終護理 EOL）。」

研究所二零一五年得到賽馬會撥款在醫管局新界東聯網培訓及教育醫護人員，計劃讓醫護人員在醫院裡更懂得照顧臨終病人。胡令芳和團隊首先跟不同人對話，包括醫生、護士、家人、病人，發現相當多問題。

醫護都避談

胡令芳引述各個群組的受訪者：「有護士說很明白臨終病人的痛苦，但什麼都做不到，因為醫生『乜乜物物』……其中一位護士照顧了一個病人很久，病人臨終時，她覺得應該要用嗎啡，請醫生開，醫生好忙，總之最後病人死時非常痛苦，她很難過，過了一年仍然內疚。有些護士可能就麻木了，不然怎在這種環境生存？壓力太大，日日見到你覺得不應發生的事，一是麻木，一是轉行。」

「和年輕醫生談，好唔掂，好唔掂。」她禁不住搖頭：「那些病人Dying，年輕醫生一樣很難過，於是努力做好多東西，打針、插喉……情況差到連導管也插不進，才去問資深醫生。那資深醫生反問：『病人臨終，為什麼還要插？』『我不能不做，因為我過不了自己那關。』年輕醫生答。Let the Patient Die 就是過不到自己那關，完全沒有意識人始終會離世。」

「一些資深醫生也好奇怪，時間久了個個都是專科醫生，『專』到忘記病人，只記得器官，肺差就插呼吸機、心臟差就做支架……看不見病人已經出出入入醫院很多次，已經進入末期。這時候應該要談ACP（預設照顧計劃，Advance Care Plan），但完全沒有。」胡令芳指出因為公眾教育，多了末期病人希望討論預設照顧計劃，或者簽署預設醫療指示，可是很少醫生肯簽，有醫生甚至回答：「你都仲未死。」。

她說急症醫院可能很忙，沒時間，那病人臨出院，或者回到家裡，有否可能跟病人談預設照顧計劃？但醫護人員避開：「他們『接不到個波』，公眾教育推ACP、AD，可是來到醫院就block住了。我有的觀察是很多醫生根本不認同：做什麼要講這些？為什麼要讓病人選臨終醫療方案？好似『我好叻的，我可以搞掂你的。』可是病人很難受，他不知道。」

無止境等死

至於病人和家人，最大問題是不知道有選擇。「病人不敢問醫生，怕醫生話無得醫，但那麼多新科技，真是可以不用死的，forever keep you alive，其實是有選擇的。」胡令芳說醫生應該講真相，接受這治療會怎樣？成功率有多高？有什麼好處、要受什麼苦、會「賺」到多少個月、或者多少天的生命？但賺來的時間可能躺著，不能出街，也不能見到什麼人，要有這些對話。

她很驚訝地發現威爾斯醫院一個部門專門治療慢性阻塞性肺病（慢阻肺病 Chronic Obstructive Pulmonary Disease, COPD），有病人竟然住院長達一年，一直連接呼吸機。慢阻肺病包括肺氣腫和慢性支氣管炎，成因包括吸煙、空氣污染、塵肺等，呼吸系統經長期破壞引致呼吸道阻塞收窄，肺部難以呼出和吸入空氣，導致缺氧、氣喘、咳嗽等，晚期可引發致命的肺部衰竭，是香港的第五號殺手，情況只會惡化不會康復。這疾病對醫療服務來說負擔極大，醫管局資料顯示二零零七年慢阻肺病病人的住院日數，佔全年總病床使用日數的第三位。

胡令芳說：「這些病人長期躺著，用呼吸機『泵』氣，有些『泵』了一年、有些幾個月，有些幾個星期。」由於肺病或會傳染，也因為器材，這些病人都留在威爾斯醫院，而沒有轉到負責復康的沙田醫院，病房有三十九張病床，病人長期出出入入。

有醫生覺得這樣下去不是辦法，就和家人和病人談臨終照顧，家人和病人才知道可以選擇，有的就拒絕再用呼吸機。有一個病人希望出院，選擇只用鼻管（俗稱「貓鬚」）可提供兩至五成氧氣濃度）。「沒有用呼吸機，你可能會死的。」醫生解釋，病人回答：「得喋啦，我只想見我的孫。得喋啦。」胡令芳說這些病人口裡不會說不要什麼，但會強調有什麼就夠了。那醫生把病人的意願寫下，再跟家人談，家人鬆一口氣，終於不再是無止境地留院連著呼吸機。

「為什麼沒有人講End of Life？」胡令芳在英國長大，在英國學醫，她受訪前剛和英國一位醫生談起，在英國病人如果用了十二小時呼吸機，身體仍未好轉，醫護人員就會和病人或家人談末期照顧意願，不會一個月、三個月都沒展開討論。「談End of Life並不是馬上拔喉，而是讓病人和家人都有心理準備，開始想一想。」她說：「可是香港醫生會以為一講，就要拔喉，就是撤除治療，病人馬上就死。其實不是，病人要有一些心理準備，開始討論後，心理開始接受要離世。可以好好說再見，過身後家人就不會這樣難過，不會那麼多遺憾，甚至要接受哀傷輔導。如果什麼都不做，就這樣過身，大家都遺憾。」

私家醫院更難

胡令芳認為一定要開始臨終照顧的討論，急症醫院可能亂哄哄，講不出亦沒人聽得進，但慢性病是長期的，應該安排時間，甚至讓醫護人員上病人家裡討論：「要從道德出發。It's not ethical，因為你忽視了病人的意願。醫生不告訴病人有機會死，一直用這些機械，看不到病人雖然很長命，但生活質素很差。醫生有責任告訴病人，由病人決定。如果病人說：『你拿主意』這不一樣，但你不說，結果病人出院後跳樓？What have you done?」

胡令芳不是本書唯一受訪者批評香港醫護人員不敢談死，另一位不願透露姓名的被訪者在香港從事多年醫護教育工作，坦言香港和外國分別很大：「香港醫生在想什麼，你就要按照醫生的想法，不可擅自改變醫生的想法，如果你想改變他，就意味著你覺得他做錯。醫生也不會和病人與家人討論，他覺得這是『家事』。但外國不同，他們覺得這是人權，就算只是剩餘最後一分鐘，醫生都理應去問病人意願。在他們眼中，這是人權多過治療。」這被訪者直指香港的私家醫院醫生「更加麻煩」：「第一件事就是『錢』，私家醫院永遠不會有臨終關懷，常常都是叫你試這試那，打這針打那針，到病人只剩下最後一口氣，他們的良知方才覺得『不可以再騙下去』。我有一個個案，跟家人說病人要考慮接受紓緩治療了，家人卻說：『還不行，醫生說病人還可以，不能現在搬走他。』其實醫院是否想『搵得幾多得幾多』？」

有醫生透露在私家醫院曾經有末期病人沒胃口進食，院方的方法竟是安排牙醫安裝新假牙。當每一項治療都是收入，私家醫院比公立醫院更不會叫停，病人和家人一直不斷接受各種治療，沒有面對真正的需要。一些末期病人想待在家裡，在公立醫院的紓緩治療科還有機會安排護士上門照顧，但入住私家醫院，出院似乎更遙遙無期，幾個月、超過一年，一日有不同的治療，一日家人和病人都難以決定回家，有醫院甚至安排病人入住附近的酒店，讓醫護人員去酒店房間治療。

「你想省錢嗎？」只要有任何親戚說這一句，家人就不會讓病人離開私家醫院，有些個案在醫院花光所有積蓄，連喪事也沒錢辦。最大問題是在不斷的治療當中，家人和病人都不敢「向壞處看」，很多事都覺得「不應該說」，最後病人過身，家人才覺得遺憾「早知講定問定」。

改變需要雙方

胡令芳期望從「倫理道德」入手，可是早在二零零二年醫院管理局作出第一版的《對維持末期病人生命治療的指引》，已指示醫生作出臨床決定時，要考慮以下倫理原則：

・有益（Beneficence）：照顧病人及充分尊重病人福祉及利益（保存生命、紓解痛楚、減少傷殘）的責任。這方面的專業名詞及概念包括「病人的最佳利益」及「對病人的好處」。

・無害（Non-maleficence）：「不加傷害」，避免使用醫學上無效的介入而延長病人的痛苦，以及充分考慮醫療介入的風險及傷害。

・自決（Autonomy）：尊重一名精神上有能力作出決定的人的權利，由他決定接受或拒絕臨床顯示需進行的醫療治理，包括維持生命的治療。

用倫理道德要求醫生，是否足夠？公立醫院能否從制度上確保醫生會和末期病人談預設臨終照顧方案？例如美國額外支付醫生兩小時酬金，或者有一張清單，說明什麼病到了什麼階段就要談？「香港十世都不可以set這些rules，因為醫院不會推廣ACP，否則會被人批評為了省錢。」胡令芳說。

她提出的另一個方案，是從家人和病人入手，舉辦講座解釋末期病人的照顧需要，教導如何和醫護人員展開討論：「有醫護人員說，如果ACP是由家人主動提出來，那就『好好多』。」

七八十年代一些香港醫護人員在英國受訓熱心推動善終服務，市民大眾較為抗拒；然而千禧後傳媒不時報導國際間爭取安樂死的新聞，香港人的平均壽命亦愈來愈長，開始對生命最後一程有較多想法，然而早年推動的醫護人員先後退休，年輕的醫護人員相對冷待紓緩醫學。

「所以一定兩面都一起做，單方面是沒用的。」胡令芳說：「紓緩醫學不可能訓練那麼多專科醫生，所有醫護人員都要知道如何面對末期病人，但如果教完醫護人員，那些家人和病人不知道，『罵返你轉頭』，那就白費努力了。」

威院作為試點

胡令芳計劃從不同專科入手，第一個就是前述

一

留

（賺到的日子如何用？）

二

走

（留下什麼給所愛的人？）

的慢阻肺病（COPD）病房。老人科相對重視臨終照顧，可是慢阻肺病可以是老人科和胸肺科的病人，而一旦接駁了呼吸機，就只能轉到胸肺科。

她特地找COPD病房的顧問醫生，問有否和病人談臨終照顧計劃，對方沒作聲：「他只是沒想過，但沒有反對，which is good。」她建議一起改善，對方和團隊商議後同意。受訪時計劃還未正式開始，預計會有四個方向：

一、先普查病房裡的病人是什麼人，為什麼會入院？依靠呼吸機多久？有否提過預設照顧計劃（ACP）？

二、為病房裡所有醫生和護士舉行講座，教育紓緩醫學的基本概念，知道如何照顧末期病人。

三、為病人和家人舉行講座，出院了的病人也可邀請回來，解釋這個病會如何惡化，有什麼儀器和治療可以維持生命，有什麼好處，也有什麼代價，告訴病人可以選擇。講座特地設計是一起聽，不是要求個別病人放棄治療，亦希望可以刺激參加者一起討論。

四、拍攝慢阻肺病末期的維生治療，在醫院及公眾空間播放，作為公眾教育。

二零一六年一份國際期刊刊登研究《Randomized, Controlled Trial of an Advance Care Planning Video Decision Support Tool for Patients with Advanced Heart Failure》。美國一間醫院拍攝了末期心衰竭病人的維生治療，然後播給病人看。沒有看這短片的病人，一半會選擇維生治療，兩成選擇有限治療，選擇紓緩護理（Comfort Care）的有三成；而看了短片的，明白多了所謂治療是什麼，只有兩成選擇維生治療、兩成半選擇有限治療、選擇紓緩治療的多達五成。胡令芳和部門顧問醫生希望拍攝類似的慢阻肺病末期治療短片，比較病人和家人在看了之後會否改變想法，希望也有類似美國心衰竭短片的效果，幫助病人和家人作決定。

「會有新的心臟科醫生來威爾斯院，好有心的，我們也計劃合作。」胡令芳說心衰竭和慢阻肺病都是導致病人最常入院的原因，由這兩個專科做起，希望其他專科也可以一個個地合作，再推廣到整個新界聯網所有醫院。

滲入日常運作

胡令芳希望可以滲入日常，改變醫護人員的想法：「一味辦講座沒有用，參加的護士多過醫生，沒有興趣的醫生也不會來，一定要從日常運作入手。」所有病房的醫生都會定期開會，胡令芳最常去的是昔日工作的沙田醫院。

「每次我去開會，都會見到一些病人個案沒有做好。我問：有否和病人和家人談ACP？大家都靜下來。例如有一位肝癌末期的病人，內出血入醫院五、六次，次次都是止血就出院。我說這病人肯定需要臨終照顧，為什麼轉介給紓緩治療科，卻沒得到什麼服務，在病人檔案亦看不到有醫護人員討論End of Life。我一問，大家都沒作聲。我說這樣次次都『救火』，因為內出血是緊急的事，但止血後就離開，其實病人想怎樣？家人想怎樣？我們完全不知道，他們有心理準備了嗎？」

胡令芳說每次開會她都問，幾次之後，醫護人員一見她來到就會主動談臨終的個案，解釋與家人和病人的討論過程：「我們定期講吓，希望想法就轉，希望係咁啦。」

她會邀請一些顧問醫生去新界東聯網其他醫院參加這些定期會議，從日常運作帶來影響：「醫院就是一頭一尾，由醫院開始和病人討論臨終照顧，然後病人最終也是回到醫院。醫生是主要的角色，不過醫生好難搞。」

改變不容易

胡令芳是香港老人科醫學的重要推手，多年前亦在沙田醫院推行「無綁文化」，在沒有額外增加人手下，成功大幅減少老人科以至全間醫院的病人被約束的次數，在國際期刊發表過多項研究報告，亦得到醫管局獎項，然而這些年，全港只有少數醫院像灣仔律敦治醫院老人科實行同類政策。這次計劃改變醫院對臨終病人的照顧，能否有影響力？

胡令芳一聽就激動：「香港咪好落後囉！全世界都不能這樣綁病人，我們做那麼多，也只是推到這樣少醫院減少綁病人！那些醫院是否明白這樣等於給病人食毒藥？病人綁了幾天，肌肉就退化，無法再走路，又不許去廁所，要病人用尿布……是不是真的這樣沒有人手？」

回到臨終照顧，她坦言這次只能盡力：「我不會期望100%改變，希望起碼改變到一部份醫生、護士、病人、家人的想法。就算新界東聯網這些醫院，有些先進一點，有些就是不理你。希望我們試出來的技巧，都可以給其他醫院參考。」

陳裕麗在那打素護理學院教學生時，要求學生互相練習插鼻胃喉，除了學習技術，也是了解病人的感受：「正常人可以學像吞麵條，你一吸氣我就把導管推進去，可病人可能已經不懂得配合，如果連正常人也覺得鼻裡有導管很辛苦，有些病人已經很脆弱，那一手『隊』進去會怎樣？醫院樣樣都要快，但也不能不顧病人感受。」

她說學生一般都會覺得打針、吃藥有用，學習倫理是沒用的，可是教育工作就是「滲透」：「有些同學原本覺得一定要用盡所有維生儀器，堅持一定要搶救病人，但我給了很多不同情況他們討論，才慢慢看到每個病人都可以有不同的意願。」

陳裕麗亦在香港中文大學教老年學，其中一堂Death and Dying，要求同學找親友，或者由校方安排一位院舍長者，討論預設照顧計劃：「同學一般都未夠二十歲，覺得很困難。有一位同學回來分享，說請婆婆幫忙『交功課』：『婆婆我想同你傾關於死的問題。』婆婆話：『你同我講好啦，出去你唔好咁同人講呀。』但到最後，所有同學都可以完成這份功課。香港很少談生死教育，但學生開口問家人，原來都有看法，後來反應才變得正面。」

醫學院教育

另外，胡令芳會從醫學院教育開始，希望在香港中文大學醫學院對醫科生加強紓療醫學訓練。

香港大學醫學會則在二零一七年開始全新設計的紓緩醫學課程，要求第四年的醫科生，二百一十人全部三、四人一組，陪伴一位癌症末期病人經歷人生最後一程，這些病人預期壽命在半年內，醫科生會認識病人和家人，深入了解病人和家人的身、心、靈、社交需要，並且會出席葬禮，嘗試跟進家人和照顧者的哀傷期。

整個「課程」預計九個月，每組醫科生都有醫生導師帶領，並且要在導修講述個案。

香港中文大學醫學院那打素護理學院副教授陳裕麗亦積極推動護士教育課程，強調紓緩醫學。護士在醫院角色相當重要，尤其是需要和病人與家人討論，好些醫生都是簡單介紹，然後就由護士跟進解釋。陳裕麗也看到護士有別於社工，了解不同的醫療方案：「護士始終幫過病人插呼吸機、鼻胃喉……可以告訴病人和家人副作用，但社工就未必真的未必親身接觸。」

哈佛手法港式說法

生命最後一程，並不只是醫生話事：

Atul Gawande醫生在國際銷暢書《Being Mortal》裡紀下Susan Block醫生的故事。Susan的爸爸Jack Block七十四歲，是加州大學柏克萊分校心理系的榮譽教授，頸部脊髓長了惡性腫瘤，如果切除腫瘤，全身有兩成機會癱瘓，但如果不做手術，是十成機會癱瘓。

「我必須了解你願意接受哪些治療，以及怎樣的生活是你可以忍受的。」她硬著頭皮問，沒想到爸爸答：「如果我還能吃朱古力雪糕，坐在電視前看球賽，我就願意忍受一切痛苦活下去。」她很愕然，記憶中從沒見過他看球賽，吃雪糕看電視並不像爸爸會做的事。結果爸爸手術時脊髓出血，恐怕會四肢癱瘓，外科醫生請她作決定，她反問：「如果他能活下來，還能否吃雪糕，坐在電視前看球賽嗎？」醫生說可以，於是手術繼續，爸爸後來用了兩年時間非常困難地慢慢恢復部份行動力，又再活了十年，並完成兩本著作。

「如果我沒能跟我爸爸好好地談，我的直覺反應就是讓他走，我不想他受那麼大的苦。如果我那麼做，就完了，我會永遠責怪自己，是否太快放棄？」Susan說可是讓爸爸面對那麼辛苦的復康，看著他受苦，也一樣會滿心愧疚，好在是爸爸自己作決定。

但Atul Gawande爸爸同樣患癌，想法就不一樣：「當然不行！」他爸爸要能夠掌握自己的世界和入生，只能看球賽並不能滿足，爸爸擔心癱瘓多過死亡，如果失去自我照顧能力需要二十四小時照顧——「就讓我走吧。」最後爸爸選擇紓緩治療，在家中逝世。

好死關係開支

爸爸去世後，Atul Gawande把這經歷，連同醫院和老人院的採訪，反省現代醫療面對死亡的局限，寫成《Being Mortal》。這書在二零一四年底一出版已是國際暢銷書，因為Atul Gawand曾是前美國總統克林頓的衛生政策顧問，對美國的醫療資源分配也許有影響力。

如何死亡，除了是病人意願，亦關係國家開支，書中指出：美國25%醫療開支，用在5%臨終病人最後一年的生命裡。致命癌症治療開支

是U型的，舉例二零一一年乳癌的醫療開支確診，首年每年醫療費二萬八千美元，包括最初的診斷檢查、手術、化療等，然後每年平均二千美元，最後一年的開支竟高達九萬四千美元。愈是沒法醫治，病人、家屬、甚至醫生卻會嘗試更多醫治方案。

實際卻不見得有好效果：二零零八年美國研究發現病人臨終前靠人工呼吸器維生、接受電擊去顫、胸部按壓、或者送進深切治療室，生活品質均比不上沒有接受這些治療的病人；而且死後六個月，照顧這些病人的家人患重度抑鬱症的機會竟高達三倍。

經濟上更是無法持續，尤其人口老化，醫療開支如火箭上升。而人道上，這些效用有限的治療，是否亦可以減少？形形色色的醫療儀器和治療是爭取生命，還是延長痛苦？

美國一間保險公司為病人提供紓緩治療服務，不但醫療費用減少了四分一，病人生存時間反而延長了。Atul Gawande 從爸爸身上，看到紓緩治療的效果。「我們對老人、病人照顧不好，是因為我們誤以為最重要的是安全和活得久一點……其實這並不夠。」Atul Gawande 寫道：「醫生更大的目標，是要使病人好好活到最後……治療總有風險或犧牲，只有能幫助病人完成更大的人生目標，才值得這樣做。」

影響香港政醫高層

Atul Gawande 不斷被邀請來港，先後與政府高層、醫管局高層、賽馬會高層等開會，並出席香港醫學專科學院主辦的講座，向醫護人員演講。二零一六年六月一些香港醫護人員更到美國受訓，在哈佛醫學院紓緩治療中心(Centre for Palliative Centre)參加Atul Gawande主講的三日課程裡，學習如何與病人談臨終的護理意願。

新界東醫院聯網寧養及紓緩服務統籌及白普理寧養中心部門主管勞思傑醫生，隨後在老年學研究所與新界東醫院聯網合辦的公開講座分享。他總括哈佛醫學院紓緩治療中心的手法為Harvard Appraoch：

・病人除了追求長壽，還有其他目標和優次，知道這些可以讓你提供更好的護理；
・你跟病人談臨終議題，並不會傷害你的病人；
・在這些討論，病人和醫護人員感到焦慮是正常的；
・病人要知道病程真實可能的發展和結局；
・視乎病人反應展開對話；

給病人機會表達恐懼和憂慮有治療作用。

醫生應該做的，包括：當病人要求，直接誠實地說出預後；提供一定範圍的預後資訊；容許沉默；留心和探究情緒變化；注意病人生活質素、恐懼、所關注的；

提出建議，講法可以是：「根據醫療情況XX，有治療方案YY，以及重要目標和價值ZZ，我建議……」而與病人的對話，都要記錄。

醫生避免做的，包括：不要講多過半小時、開空頭支票、對強烈的情緒回應事實資料、焦點放在醫療程序。

港式對話

勞思傑引述Atul Gawande會向病人提出五個問題：

一、你明白你的處境和你的病嗎？

二、你對未來的恐懼和憂慮是什麼？

三、你的目標和優次？

四、怎樣的結果你不能接受？你願意犧牲什麼，或者不願犧牲什麼？

五、一個好日子，是怎樣的？

Atul Gawande並且設計了整個對話的範本，並且拍攝了短片，課堂上求學員跟足唸出來。美式對話可以很直接：「I would like to talk about how you would like to be cared for if you got really sick. Is that okay?」

美國醫生也較易與病人平起平坐，例如課堂上會建議醫生說：「If you ever got sick, I would be afraid of not knowing the kind of care you would like. Could we talk about this now? I would feel better if we did.」「如果你病了，我會害怕不知道你想要那種護理，我們現在可以談嗎？談了我會感到好一點。」這話很難想像會出自香港醫生口中。

勞思傑就「翻譯」為香港版本：建議醫生這樣問病人：「現在希望和你談一談病情及未來發展，可以嗎？」

一、請問你此刻了解你病情狀況有幾多呢？

二、關於你將來病情，你希望我告訴你幾多呢？

三、「我擔心時日無多。」「有幾多得幾多？」

四、若你健康轉差，那幾項人生目標對你是最重要的？

五、關於你將來的健康，你最擔心及恐懼的是什麼？

六、當你考慮到將來的病況，有什麼最能給到你力量？

七、有那方面的能力你覺得是最重要，如果沒有了你不可以想像繼續活下去？

八、若你病得更重，你願意接受幾多來換取更長壽命？

九、你家人知道你所著重的及願望的有幾多？

十、似乎這 ______ 對你來說十分重要？

十一、顧及到你的目標及首要考慮，及了解到你此刻的病況，我建議 ______

十二、我們會一齊面對。

勞思傑歸納成重要的五個E：Empathy（同理心）、Encourage（鼓勵）、Educate（教育）、Empower（充權）、Extend support（支援）。

直接翻譯

香港中文大學醫學院那打素護理學院副教授陳裕麗也有份前往哈佛醫學院參加Atul Gawande 的三日課程。她說Atul Gawande 要求學員完全跟足對話範本，並就不同處境展開討論：「有些人會覺得這種對話怎可標準化？可能人人都不同，可是如果醫護人員連第一次也不懂得說，如何懂得用適合的字眼？」

Atul Gawande 估計整段與病人的對話需時大約二十分鐘，陳裕麗相信在香港大約要談一小時。她也把這對話範本翻譯成中文，並在聯合醫院由紓緩治療科的護士試用，看是否可行，計劃日後拍成短片。

例如如何開展對話，陳裕麗的翻譯是：

「我想同你傾一下有關你現在健康的情況（病情）同進展，可以嗎？這次對話的目的是為了可以給你更好的支援，我希望能藉此可以多了解你認為哪些方面對你才是最重要的。」

「雖然現在你的情況穩定，但都可能會有轉變。能夠先了解你的需要，會對往後的醫護照顧很有幫助。」

一

決定

（我要作決定）

二

迴避

（我不需要知道太多）

Q　醫護人員作出臨床決定時，要考慮什麼倫理原則？

A　一、有益（Beneficence）：照顧病人及充分尊重病人福祉及利益的責任，包括保存生命、紓解痛楚、減少傷殘。

二、無害（Non-maleficence）：指避免使用醫學上無效的介入而延長病人的痛苦，以及充分考慮醫療介入的風險及傷害。

三、自決（Autonomy）：尊重一名精神上有能力作出決定的人的權利，由他決定接受或拒絕臨床顯示需進行的醫療治理，包括維持生命的治療。

四、公平（Justice）：為病人提供治療時，應本乎公平合理的原則，任何人都不應因為殘疾、年齡或社會地位等因素而遭受不公平的對待；另一方面，沒有人可以罔顧對其他人的影響或資源短絀，而要求享有永無止境的權利，例如要求不顧一切地治理。

Q　病人的家人，可影響醫療決定？

A　應用上述倫理原則時，必須考慮本地文化，中國人對「一己」的觀念異於西方，會兼顧與親人的關係，家庭也扮演更重要的決策角色。除非病人反對，可讓家人參與討論，不過家人的意見，不可凌駕有能力作出決定的成年病人意見。

Q　照顧末期病人，最重要就要延續生命？

A　最重要是提供恰當的紓緩治療，改善病人的生活質素，給家人支援。紓緩治療目的是為病人消除痛楚及其他困苦病徵，醫生不應假定治療或藥物的不良副作用會縮短壽命，而不提供這些可有效紓緩垂死病人痛苦的治療或藥物。病人何時死亡，是取決於疾病的進程，而非所使用的藥物。

紓緩治療亦為病人提供心理及靈性上的幫助，並協助紓解家人的哀傷，即使已不提供或撤去不適當的維生治療，仍然繼續照顧和支持家人。

Q　**什麼時候叫停？**

A　不提供或撤去維持生命的治療是重大的決定，如果處理失當，可能違背倫理，法律上亦難被接受。醫管局認為在以下情況不提供或撤去維持生命的治療，是合乎倫理和法律上可接受的：

一、精神上有能力作出決定及妥為知情的病人，拒絕接受維持生命治療。

二、該項治療已無效。

Q　**怎樣定義治療無效？**

A　狹義來說，無效治療指生理上無效用的治療。當臨床理據及經驗顯示一項維持生命的治療極不可能生效，這治療即屬無效用。

對於大多數臨床情況，治療是否無效用，實際是衡量治療對病人的負擔及好處；治療雖然可以延長生命，但要考慮是否符合病人最佳利益。由於評估對病人的負擔及好處時，要考慮病人生活質素，並涉及價值觀的問題，所以廣義來說，作出決定的過程是醫護團隊、病人及病人家人謀求共識的過程。

Q　**已經開始了治療，可以撤去嗎？**

A　不提供和撤去無效用治療，並沒有倫理或法律上的分別。醫生為病人提供維持生命治療，但當治療無效用時，可以撤去治療，是更保障病人。

但實際撤去維生治療無論感情或程序上，對醫護團隊、病人及家人來說，都比不提供維生治療更困難，可能會被病人和家人視作放棄。所以開始提供治療前，要有技巧地講解治療目的和終結點，提供治療後細心溝通，將有助日後有需要時撤去治療。

Q　**如果醫護人員之間看法有嚴重分歧？**

A　除了徵求另一名沒有直接參與照顧病人的資深醫生意見，可向醫院／聯網醫療倫理委員會尋求指引。

如果有醫護團隊成員良知上（非醫療理由）認為不應不提供停止或撤去維持生命治療，則應盡可能准許該成員將照顧病人的工作移交其他同事。

Q　如果病人拒絕接受維持生命治療？

A　精神上有能力作決定的成年病人，拒絕接受維生治療的決定是要尊重的。醫療小組有三個職責：

一、確保病人明白治療的風險及好處；

二、恰當地評估病人精神上的能力，包括可以用淺白語言明白治療的作用和性質，建議治療的原因；明白治療的主要好處、風險及其他替代方案；大致明白不接受建議治療的後果；能夠記憶這些資料一段時間，作出有效決定；可以衡量比較資料作決定；選擇是自由的，無壓力的。

醫生必須信納病人沒有受到疾病或藥物影響，或受錯誤的假設或消息誤導，而病人的意志亦沒有被他人影響。即使輕度精神病患者，符合上述條件，亦可能有能力作出決定。

如果大部份人都會選擇的方案，病人都拒絕，或其決定看來與過去表達的態度相反，醫護人員有理由更深入地提問，確保病人沒有因為抑鬱病或妄想狀況而無能力行事作出有效的拒絕決定。若對病人的精神能力有懷疑，應由精神科醫生診斷。

如果醫護團隊對病人有否能力作決定，有不同看法，就應該徵求第三者的意見，通常是與病人臨床治理並無直接關係的資深醫生。

三、若病人拒絕治療並不符合其利益，醫護團隊應有同情心地作進一步解釋。

Q　如果病人和家人意見不同？

A　進一步溝通，糾正不正確的資料或不切實際的期望，如果分歧嚴重，沒法溝通解決，可要求有關醫院／聯網醫療倫理委員會協助，提供指引，委員會亦可從中調解。再未能解決分歧，醫護團隊可徵詢法律意見。

Q　**當病人精神上無能力作決定，家人和醫生看法不同？**

A　如果醫護團隊認為某項延長生命的治療是必要的，並且符合病人最佳利益，但家人未必贊同，就法律而言，醫護團隊可以繼續那項維生治療。但如果不是緊急，盡可能與家人溝通謀求共識。

如果家庭成員之間就不提供／撤去無效治療意見爭持不下，或者有證據顯示家人有不當的動機，醫護團隊可考慮向監護委員會申請委任監護人。這監護人可以是病人親人，或者社會福利署署長等。

Q　**如果病人或家人要求提供無效用的治療？**

A　醫護團隊沒有義務提供無效用的治療，應該向病人或家人細心解釋。

如果病人或家人無視維生治療缺乏效用，即是沒有有意義的預期壽命和生活質素，醫護團隊應該再三解釋，進一步溝通澄清錯誤的資料或不切實際的期望，希望令醫護團隊、病人、家人有共識。

而未清楚是否治療無效，可以考慮試行有時限的治療，訂明時間評估病人對治療的反應。

Q　**病人精神上無能力作決定，又沒有家人，由社工做監護人？**

A　若治療被視為符合病人的最佳利益，監護人在法律上有權同意接受治療，若治療被視為對病人無效，監護人亦理應有權不同意治療。醫護團隊要向監護人提供準確資料，協助監護人作出決定及謀求共識。

Q　**病人精神上無能力作決定，沒有家人，也沒有監護人？**

A　病人精神上無能力行事作出決定，沒有家人可提供病人價值觀和意願，醫護團隊在決定病人的最佳利益時，要格外審慎，應有兩名醫生參與討論，然後才決定不提供或撤去維生治療。如有疑難，可徵詢醫院／聯網醫療倫理委員會的意見。

資料來源：

醫院管理局成年人預設醫療指示醫護人員指引（2016）

延伸閱讀

尾藤誠司編著、高郁雯譯：《醫師的邏輯，病人的觀點》，台灣：合記，2012。

Albert R. Jonsen、Mark Siegler、William J. Winslade著，辛幸珍等譯：《臨床倫理學：臨床醫學倫理決策的實務導引》，台灣：合記，2011。

古柏曼著、廖月娟譯：《醫學院沒教的一課 The Anatomy of Hope：How People Prevail in the Face of Illness》，台灣：天下文化，2008。

Lawrence J. Schneiderman等著，林欣柔、張曼玲譯：《扭曲的醫學：醫師、病人與無效醫療》，台灣：合記，2015。

Thomasine K. Kushner、David C. Thomasma著，王長君編譯：《病房倫理》，台灣：合記，2004。

第九章

家人太沉重

二零一六年初香港連續多日有青少年自殺，創作人卓韻芝在臉書上寫了一篇短文《別死》，首次公開解釋為什麼曾經服藥企圖自殺。

「母親病重，器官功能逐一關機，而不再拯救的『安樂離去』決定，是我下的。然後，某月某夜，我看了一齣電影，最後一場，兩位主角死了，豈料突然出字幕：『經過數十次手術後，他們奇蹟生還，現在二人是好朋友。』因為這一句，我開始覺得，也許媽媽當年有得救的，也許是我太早放棄，也許我殺了……自己的媽媽。我一直在想。想。想。愈來愈覺得是，也就萌生死亡的念頭；一切因為牽掛，也因為內疚。當時我感到，永遠，永遠不會有人明白我的痛苦。我永遠都是罪人。永遠。」

卓媽媽在二零零五年十月離世，卓韻芝在一年後二零零六年十月企圖自殺。香港大學社會工作及社會行政學系副教授周燕雯博士一直輔導喪親家屬，她指出喪親的哀傷，往往不是即時抒發出來，一周年以及之前數天感覺最難過，最需要身邊人支持。而足足十年後，卓韻芝才公開說出對媽媽的內疚，源自下決定「不再拯救」。

放手也是愛

卓韻芝的短文在臉書引來很大迴響，不少留言都有類近的內疚：

「好感觸……當年醫生問我讓我父親安樂離去還是搶救，我嘅決定都係比佢最無痛苦咁走……而因呢個決定，我都用咗好多年時間去原諒自己……」

「媽媽每一天都活在我心中，就好像從未有離開過一樣，只是少了個見面的機會；我亦都知道媽媽很愛我，我亦都相信她希望我過得快樂和安好，可是自責和內疚的感覺仍然沒有辦法除去呢！」

「帖文好正能量，亦好洋葱，超級身同感受！決定拔喉前希望有奇蹟出現，當拔後就後悔不已，為何要放棄搶救，可能救得返，我亦自責咗好耐，生死有命，係短短兩個月，我見證住小生命嘅誕生，見證住最親嘅人離去，生命無常，想生存嘅人無得生存，放棄生命容易，但身邊嘅人傷痛係長久嘅。」

「只有簽過那份同意放棄拯救書才明白箇中內疚。但都會過去的，過去了，就會好。一定會的，因為你明白到『不讓自己死去』，好事總會來。」

「芝，不再拯救的『安樂離去』決定我也有下過，那一刻有多內疚自責我完全明白，但決定對與錯無人會知道，我只知道事實已成，我有能力做的便是好好地活下去，因為我知道媽媽有多愛我，沒有她的日子只有好好地過活她才不會擔心，這才是愛她的方法……」

「芝，我一月嘅時候都做過同樣嘅決定，雖然我自己都係一個護士，但當爸爸離開後，我亦曾經懷疑過我係咪令佢走得太快，我都有內疚過……但當我冷靜再諗，其實解脫免除佢痛苦，一定係對佢最好嘅選擇，我深信我爸爸同你媽媽都一樣，佢哋一定唔會怪我哋！」

「到急救也沒有什麼作用的時候，放手其實是對媽媽最好的決定，讓她免去急救時肋骨斷裂的痛苦，所以你當時的決定沒有錯。」

「我則後悔自己當年沒有下這個決定，令爺爺臨離去前還要受急救折磨……」

「的而且確，下這個決定時心裡的痛真的非筆墨能夠形容，雖然過去兩年我仍責怪自己這個決定，像是自己殺了媽媽放棄媽媽一樣，但由於在她還不嚴重時已再三叮嚀我不要令她太辛苦，所以有時候放手也是愛。」

還能急救嗎？

為什麼醫生要問家人是否急救？如果病人是遇溺、因為食物窒息、本來健康無恙突然心臟停止跳動……醫生根本不會問，直接就會急救。可是對於癌症末期病人，或者心臟、肺部、腎等器官已經衰竭，停止心跳難道不是「自然離世」？這時急救等於把死亡拖長，病人可能更痛苦，為什麼醫生還要問家人？

要家人說不，實在太沉重。

事情要由心肺復甦術（Cardiopulmonary Resuscitation, CPR）說起：宗教人士曾經深信只有上帝才有權決定生死，歐洲直到十八世紀末，天主及基督教會仍然反對任何行為干預死亡或垂死狀態。一七六七年荷蘭成立「溺水者復甦會」（Resuscitating the Drowned）試圖挽救遇溺者，英國Royal Humane Society隨後成立的是「顯然溺水者康復會」（Recovery of Persons Apparently Drowned），所用字眼小心翼翼，強調只是讓暫時無法呼吸的遇溺者恢復呼吸和心跳。Royal Humane Society一八零九年度報告報告還聲明：「無論如何，復甦法都不適用於屍體開始腐敗後的情況。」

當時使用的方法包括把人倒吊、放在酒桶上滾動，直到上世紀五六十年代才出現相對有效的方法：維持呼吸道通暢，口對口人工呼吸，用手按或電擊去顫器從體外按摩心臟。除了醫生，社會大眾例如游泳救生員也會學習心肺復甦術。

一直以來使用心肺復甦術的共識是搶救意外的人，例如溺水、觸電，或者突然心臟病發的健康人。一九七四年在美國國際會議National Conference for Cardiopulmonary Resuscitation (CPR) and Emergency Cardiac Care (ECC)上，列出心肺復甦術的指引：「CPR在某些情況下無法發揮功效，例如病情無法好轉，大限之期將至的末期病人。對這些病人進行急救，可能會徹底違悖病人希望死得有尊嚴的權利」

只是臨終「儀式」？

然而事情很快起變化，今時今日醫院裡幾乎所有病人心臟停頓，就算已經癌症末期、多重器官衰竭、病情已經沒希望好轉……都會接受一輪急救。Ken Hillman 教授是澳洲第一位正式獲得深切治療醫學專科資格的醫生，亦是國際深切治療醫學權威，他在著作《Vital Signs：Stories from Intensive Care》形容心肺復甦術彷彿成了「臨終儀式」：「用來讓人覺得現代醫學的確是竭盡所有可能、不斷努力以求延續患者生命。」

他率直地指出，電視節目中出現的心肺復甦術大部份都能成功，實際上在醫院裡只有百分之十五施行心肺復甦術的病人最後活著出院，而在醫院以外只有大約百分之一可以救活。「即使是那百分之十五活著出院的病人，也不知道最後的狀況，不用提那些沒有離開醫院的人了，究竟是靠呼吸機過活？還是離院時已轉進某家慈善機構？」他坦言許多要求施行心肺復甦術的病人，其實是任何進一步積極治療都是徒勞無功的。

心肺復甦術的成效，非常視乎病人的情況，尤當引致心跳停頓，不是因為心臟病。醫管局二零一六年《不作心肺復甦術指引》指出，每八個在醫院裡的病人，只有一個經過心肺復甦術可以活著出院（表一）。而對於不同疾病的病人，亦有不同的效果（表二）。比方每一百個一般病房病人接受心肺復甦術後，有十個可以活著出院，但深切治療部病人可能只得兩位；癌症病人可能有九位；需要洗腎的病人有十四人可以出院，但六個月後仍然活著的，只有三人。還有另一種「機會比」，是死亡與活著出院的比較：在心肺復甦術前一日已出現感染敗血症，死亡的病人是活著出院的三十三倍；已擴散癌症病人差不多是四倍，認知障礙症病人是三倍，而年齡也有關係，超過七十歲以上的病人，接受心肺復甦術後死亡的人數，是活著出院的一點五倍。要注意的是，所謂活著出院，並沒有說明是怎樣的健康狀況，

葛量洪醫院的「紓緩治療培訓」講義，比較不同年齡病人接受心肺復甦術的成效（表三），並指出在家裡住的病人比起住院舍等較多接受心肺復甦術（表四）。

表一　心肺復甦術即時及出院存活率

	即時存活率	出院存活率
在醫院內進行心肺復甦術	41 — 44%	13 — 17%
在醫院外進行心肺復甦術	23.8%	7.6%
心室顫動 / 無脈搏 VT Arrest		34%
心搏停止 /PEA		10%

表二　不同病人進行心肺復甦術的效果比較

	心肺復甦術結果
癌症病人	**出院存活率**
總體	6.7%
一般病房病人	10.1%
深切治療部病人	2.2%
局部癌症	9.1%
擴散癌症	7.8%
需要洗腎的病人	**出院存活率**
出院存活率	14%
六個月後存活率	3%

其他情況	死亡與可以活著出院的機會比
心肺復甦術前一日已有敗血症	31.3
已擴散癌症	3.9
認知障礙症	3.1
腎衰竭 （Serum creatinine > 1.5 mg/dl）	2.2
無法自理	3.2 - 7.0
精神異常	2.2
年齡超過 70、75、80 歲	1.5, 2.8, 2.7

表三　不同年齡病人進行心肺復甦術的效果

血液循環恢復：70 歲以上	38.6%
出院：65 歲以上	14.8%
出院：90 歲以上	11.6%
生存一年以上：70 歲以上	15 - 20%
生存一年以上：75 歲以上	7%
生存六個月以上：80 歲以上	5 - 6%

表四　八十歲以上病人出院後住哪裡及接受心肺復甦術人數比例

離開醫院後的住處	出院人數	接受心肺復甦術人數
家	38%	4%
院舍	18%	2%
康復中心	24%	2.5%
療養院	20% （7% 在一週內去世）	2%

延長痛苦？

可以活著出院，不代表有生活質素，醫管局《不作心肺復甦術指引》列出一連串副作用和後遺症：不少病人已經沒法自行呼吸，需要長期使用呼吸機，最終仍然離世。病人能否活著出院，關鍵是心臟停頓會否引起腦部缺氧，腦功能受損、神經系統後遺症等等，嚴重的會一直陷於昏迷。一九九九年八個國家二十間醫院的調查發現，心肺復甦術生還者在六個月內：只有百分之二十三神經系統良好、百分之九醒來但神經系統受損、百分之六十六沒再甦醒過來。還有，病人肋骨骨折由百分之十三到九十七不等；胸骨骨折百分之一到四十三。

伊利沙伯醫院前護士長廖進芳在一九八五年已開始參與紓緩治療，是香港第一批醫護人員投入善終服務，她說很多家人都不清楚急救的後果：「心肺復甦術要用很大的壓力，非常痛；插住呼吸機沒法說話、沒法吃東西，有些人想動也不行，其實用呼吸機，肺部怎會呼吸得好？病房也少新鮮空氣，更大機會發炎、發燒。發燒就要給抗生素，抗生素會損害肝臟和腎臟……我們在說的，都是臨終的病人，不會『生勾勾起身走得番』，所以只有辛苦，沒有生活質素可言。」

醫療界因而引進「不施行急救意願書」（Do Not Resuscitate DNR），在香港更仔細寫明是「不作心肺復甦術指引」（Do Not Attempt Cardiopulmonary Resuscitation, DNACPR），讓病人和家人選擇，並盡量預先表達意願。

不同價值觀？

醫管局倫理委員會主席謝俊仁解釋醫生要讓家人選擇，而不是擅自作決定，因為涉及法律和道德的問題：「有效、沒效，是價值判斷來的。CPR是有效的，大多數病人可以回復心跳，但可能從此不會醒來，本身的疾病也不會逆轉，依然是垂死狀況，這在廣義上是無效，反而有機會帶來更大的傷害。但病人始終可能活多幾天、甚至一兩個星期，這是否『無謂』？這就是價值判斷，所以要由病人決定，病人昏迷就是家人決定。英國法庭有案例，要求一定要問家人。」

謝俊仁再三強調醫生不是問家人是否決定做，或者不做心肺復甦術，而是提供資料給病人和家人：病人此刻的情況，心肺復甦術是欠佳的選擇，過程亦要小心避免家人內疚，以為為病人作了「生死決定」。

Ken Hillman指出醫生要問家人和病人，有更深層的矛盾，迫令醫生停下來：當心肺復甦術顯然對病人幾乎起不了什麼作用，何必要「假裝」不施行會有不同的結果？醫生要跟病人和家人談DNR，彷彿暗示心肺復甦術是有效的，不再做這有效的方法，醫生有能力就此收手，那醫生是有能力不收手繼續延長生命嗎？

「心肺復甦術的力量環繞如此神奇的光環，讓醫生無論對自己、對病人、或者對病人家屬，都不肯承認我們討論的真正主題，其實是『死亡』。」Ken Hillman批評一些醫生寧願繼續無效治療，盲目地設法維持住病人的一口氣，也不想面對病人即將死亡，程序上要與病人和家人談DNR，醫生就終於要就死亡展開討論。

見最後一面？

在香港，這討論實在來得太遲，很少病人曾經表達臨終的醫療意願，家人到了最後被迫作「決定」，其中一個最常要面對的，是親友想見「最後一面」。

《口罩背後》是一位香港護士卓綽寫的書，記錄工作點滴，其中好幾篇都提及家屬堅持急救，因為要見「最後一面」：

「喂，又Arrest啦！」主責護士叫道。

作者卓綽和同事連走帶跑走到那病床旁邊，床上的婆婆停止了心跳（Cradiac Arrest心臟停止跳動），Cardiac Monitor的螢幕也出現了「ASYSTOLE」（心搏停止），幾個護士馬上拿起針筒準備「大A」（Adrenaline腎上腺素，俗稱「強心針」），「搓人」的硬板放在旁邊，作者已經開始跪在床沿，用力做心外壓，主責護士也再傳呼實習醫生與主診醫生。

「依舊，三分鐘一『大A』吧！」醫生無奈地說，然後又和家人談DNR。

家人必須簽了DNR同意書，醫護人員才不會作出任何復甦急救，讓病人自然離去。但這一次，家人依舊拒絕。婆婆早一日入院時已經駁上呼吸機，住了一天情況不斷下滑，而這天由早上到中午，已經四次心臟停頓，同樣的急救程序也起碼做了四次。

過了好一會兒，婆婆回復心跳，可是身上已經慢慢浮現屍斑，身體也漸漸冰冷。醫生護士多番解釋，家屬仍然堅持，因為要等從加拿大趕回來的親人。

下午兩點，所有家屬到齊，經過不知道多少次的急救後，終於同意了DNR。

……

晚上八時，內科病房裡，已經昏迷一整天的伯伯，Cardiac Monitor的螢幕出現了「ASYSTOLE」，心臟停止跳動。「醒醒呀！不要走！不要放棄！大家正趕回來看你！」太太努力搖丈夫的肩膀，護士即時急救，螢幕顯示心跳次數由零變為每分鐘八十六次。

大兒子趕到，伯伯心跳開始跌，螢幕又出現「ASYSTOLE」，護士馬上做心外壓，心跳再次復恢。九點多，心跳停，急救，有心跳；直到十點最後一個親人來到，「ASYSTOLE」再次出現，這次太太終於拉著護士：「謝謝你們，不用為他急救了。他累了，讓他好好休息吧。」

病人的選擇？

這位婆婆，這位伯伯，在每一次的心外壓當中，要承受多大的痛苦？電視劇裡所有親人都要說再見，家人圍著病人大哭，或者執著病人的手，輕輕親吻……然而實際臨終時，情況並不一定如此。

《The D-word: Talking about Dying A Guide for Relatives, Friends and Carers》的作者Sue Brayne是護士及心理治療師，一直在英國為臨終者的親友提供課程面對死亡。「臨終者似乎會選擇某時某刻死亡。」Sue Brayne在書中指出：「他們似乎知道誰較堅強，能面對他們的死亡，並保護那些不能面對的人。」

有些臨終者會突然迴光反照，似乎在等候一些人前來，或者等到某個周年紀念日和生日為止；相反，也有一些臨終者似乎選擇在老朋友面前過身，而不是太太在身邊的時候，有些更似乎「故意選擇在孤獨中死去。」「我們收集了眾多例子，見證臨終者似乎等待所有人離開病房後——就算離開時間很短——才死去。這會令親友感到氣憤或內疚。可是，你要明白，這與你無關的。臨終者可能需要一個空間，讓他們安心地死去。」Sue Brayne甚至建議親友要定時小休，離開房間，因為臨終者可能想

一　拔喉（臨終者意願是什麼？）

二　分離（不捨得放手？）

單獨離世：「有些人要有情緒上的自由，自己一人安靜地死去；也有一些人情緒不穩，選擇在能承受這些情緒的親友面前死去。」

這不是英國人文化獨有，謝建泉醫生不時在生死教育座談會中詢問有多少聽眾選擇希望過身時摯愛陪在身邊，通常大部份人都舉手，可是問想自己一個靜悄悄地離世，亦總有兩三人，有一次舉手的更多達百分之十。「喜歡『靜雞雞』過身的，不喜歡被一班人圍著哭喪著臉。但希望有人陪的，又以為臨終一定要陪。」他說。

謝建泉說最常聽到聽眾解釋理由包括：不想身邊人哭哭啼啼、不想場面太難捨難分、怕樣子不好看不想親友記得，偶然有人回答：「死亡是很私人的事。」

在白普理寧養中心的受訪者裡，亦有一位兒子天天都待在中心陪爸爸，只有一晚他太累回家，手提電話也忘記充電，結果醒來才知道護士曾經不斷找他，但爸爸已經離世了。兒子的太太唯有安慰：「也許，爸爸就是等你不在，才能離開呢？」

拔喉後的奇蹟

醫療始終有盡頭，家人放手，有時竟然會有奇蹟。

鍾先生和媽媽是香港人，退休後長居廣東中山。媽媽二零零四年曾經跌傷，二零一三年再次跌倒觸到舊患，醫生說她血壓高不能做手術，也沒方法醫治，她痛得沒法坐、沒法睡，一直埋怨「活受罪」。二零一四年年初她感染肺炎，心臟衰竭無法排水，於是回來香港看醫生。在船上突然難以呼吸，船員報警，到岸後救護員上船馬上用「氧氣罩」，再用救護車送去伊利沙伯醫院。

在醫院醫護人員做心外壓，並且插入喉管接駁呼吸機，九日後，醫生來問是否還要繼續：家人可以選擇拔掉喉管，一般在數小時內自然離世，或者繼續插等候心臟再次停止，到時不再急救。

鍾先生選擇了拔喉：「香港醫院和中山的很不一樣，第一晚我們半夜一點才上到病房，但病床用屏風圍起，兩個醫生來問，很尊重。幾天下來，媽媽情況反覆，看見醫生護士都用心照顧。那天醫生、高級的護士來和我們談，有十個八個人一齊談，說最好的辦法是打嗎啡針，讓媽媽舒服一點。我考慮了很久，同意拔喉，只想媽媽不要這樣辛苦。」

鍾先生說太太、哥哥、嫂嫂都同意：「我們沒有那種不孝順的想法。回來香港前媽媽已經不斷說『定罪』，那是我們的鄉下話，意思是活受罪不想活。我們一直勸她積極，但勸不到，她很辛苦，成日坐立不安。」

拔喉、不再急救，他都沒有問過媽媽的意見，只是估計媽媽也不想一直插喉：「她插喉時是清醒的，但不想見人。有時想寫字，寫不出來，表達不到，一味搖頭。」

拔掉喉管後，媽媽竟然笑了，可以坐起來，見到家人還可以開聲說話。「我們都是談家常，要交代的，之前都談了。」鍾先生說醫院安排了獨立房間，澳門的親友也趕過來。鍾先生的大兒子在美國讀書，剛好回來，媽媽大聲說：「乖。」捉著這孫子的手親了兩次。「我從沒見過媽媽這樣，咁西化！我又開心，又傷心。」鍾先生回想，眼眶也紅了。

拔喉後兩天的晚上，鍾先生獨個兒看住媽媽呼吸停止，安詳離去。

Q　**心肺復甦術不是用來急救嗎，為什麼不做？**

A　心肺復甦術（Cardiopulmonary Resuscitation，CPR）可以令心臟恢復跳動，但很多因素會影響效果，關鍵是病人本身的健康狀況。心肺復甦術往往會導致神經功能受損，不少病人之後沒法自行呼吸，需要長期使用呼吸機；病人亦會遭受不同程度的肋骨和胸骨骨折；由於心臟曾經停頓，有機會引起腦部缺氧，腦功能受損，嚴重的會陷於昏迷。所以要衡量心肺復甦術對病人好處和有可能帶來的負擔

若果病人處於死亡臨近，預計幾日內便會離世，心肺復甦術很難有成效，反而會延長和增加病人痛苦，病人和家人可以選擇自然死亡，不作心肺復甦術。

Q　**為什麼要問家人，醫生不能作決定嗎？**

A　心肺復甦術可能導致不同後遺症，直接影響病人之後的健康情況和生活質素，這判斷會涉及不同的價值觀和想法。醫護人員要尊重病人的人權：有權生存，也有權拒絕接受無效治療，同時亦要顧及家人的想法和感受。

若然施行心肺復甦術並不符合病人最佳利益，醫護人員沒有責任一定要施行。

Q　**可以事先決定不作心肺復甦術嗎？**

A　不作心肺復甦術DNACPR (Do Not Attempt Cardiopulmonary Resuscitation)是預設醫療指示其中一部份，視乎情況有不同的決定過程：

· 如果病人已滿十八歲，精神有能力作決定，並已得到所需的資料，醫護人員要尊重病人個人不作心肺復甦術的決定。

· 病人精神沒法作決定，但有真確和適用的預設醫療指示，不作心肺復甦術，醫護人員要尊重病人的預設醫療指示。

· 病人精神沒法作決定，亦沒有預設醫療指示，醫護人員要向家

人解釋心肺復甦術的好處和代價，詢問病人本身的意願，嘗試與家人一起為病人最佳利益作決定。家人需要為病人簽署「不作心肺復甦術」文件。

· 病人精神沒法作決定，沒有預設醫療指示，亦沒有家人，醫護人員會施行心肺復甦術，除非很清楚這是無效醫治，並且有兩位註冊醫生同意和簽署「不作心肺復甦術」文件，其中一位是專科醫生。

Q　決定了不作心肺復甦術，醫護人員就不會執行嗎？

A　這指示在以下四個範圍才會生效，包括：病情到了末期；處於不可逆轉的昏迷或持續植物人狀況；有其他晚期不可逆轉的生存受限疾病。

就算已經決定不作心肺復甦術，但有些情況是有可能逆轉的，例如食物窒息、麻醉引發、過敏反應、氣管造口閉塞等，除非病人事先特別指明，否則醫護人員都會進行心肺復甦術。

Q　反過來如果沒有預設醫療指示，是否一定會進行心肺復甦術？

A　如果病人沒有拒絕心肺復甦術，醫護人員是會施行心肺復甦術——除非有明顯證據證明不會成功，對癌症擴散、腎病、嚴重感染、認知障礙症等病人，心肺復甦術是缺乏成效的。醫護人員不須提供不符合病人最佳利益的治療。

Q　病人決定不作心肺復甦術，但家人不同意？

A　如果病人精神有能力作決定，醫護人員亦充份解釋心肺復甦術的好處和代價，病人個人是有權不作心肺復甦術，無論這決定是否看來明智。病人的自決權應凌駕於其親屬的意願之上，但醫護人員會建議病人先和家人溝通，才簽署預設醫療指示或不作心肺復甦術文件。

Q　如果病人精神沒法作決定，而家人之間有分歧？

A　醫護人員需要和家人解釋心肺復甦術的好處和代價，嘗試找出病人本身的意願，最終決定在於這是否病人的最佳利益。

對於很清楚已是無效治療的個案，要避免讓家人承受不必要的心理壓力，醫護人員要敏感地與家人溝通，不是要求家人「作決定」，而是提供資料，讓家人明白心肺復甦術是欠佳的治療方案。

Q　病人精神沒法作決定，而醫護人員與家人之間有分歧？

A　病人有權拒絕治療，可是要求治療需要醫生判定是否適合，同樣家人亦不能堅持醫生認為不適當的治療。當醫生判斷病人不適合施行心肺復甦術，家人不能堅持醫生一定要做。

反過來，若然醫生認為可以施行心肺復甦術，但家人不同意，醫護人員要和和家人討論，最終決定在於這是否病人的最佳利益。過程中可能需要家人信任的獨立第三方、其他有經驗的醫護人員，或者開個案會議充份考慮。有需要可諮詢醫院倫理委員會。

Q　病人未滿十八歲，可否作決定？

A　醫護人員要對家長解釋心肺復甦術的好處和代價，需要透過家長明白病人的意願（如果有），如果病人本身有足夠成熟程度，可以一起參與討論。

一些兒童有嚴重疾病，例如黏多醣症、粒線體遺傳疾病、龐貝氏症等，預設病情無法逆轉，本人意願也不希望臨終時施行心肺復甦術，但要滿十八歲才可以簽署預設醫療指示。醫護人員可以和家長一起討論預設臨終照顧計劃，並且簽署「不作心肺復甦術」表格。

Q　如果病人已回家或在院舍居住？

A　非住院的病人也可以不作心肺復甦術，但表格會和住院病人不同。非住院病人的表格，要有兩位醫生簽署，其中一位需要是專科醫生；如果病人精神已經無法有能力作決定，也沒有有效的預設醫療指示，就要由病人家屬簽署，確認同意病人不作心肺復甦術的決定。

「非住院病人不作心肺復甦術」表格要定期檢討，起碼要六月檢討一次。

Q　**有時施行心肺復甦術的時間緊急，無法簽署文件？**

A　住院病人情況突變，精神上無法作決定，醫護人員可能會致電家人決定是否不作心肺復甦術。專科醫生亦可透過電話口頭授權在場的醫生不作心肺復甦術，但要盡快簽署文件。

Q　**如果病人轉院，需要重新簽署「不作心肺復甦術」表格？**

A　病人出院後，原本醫院的「不作心肺復甦術」表格就會失效，轉院後，醫院要重新檢討病人的情況，再簽署文件。

Q　**救護員接受有效的「不作心肺復甦術」表格嗎？**

A　救護員屬於消防處，保安局二零一四年正式回覆立法會，救護人員履行職責時，並不會依循醫管局的「不作心肺復甦術指引」。因為根據消防條例第95章第7（d）消防處有法定職責協助任何看似需要立即接受醫療護理的人維持生命，而且在緊急情況下，消防處人員無法確定預設醫療指示或不作心肺復甦術表格是否有效。

所以在送往醫院，或者由醫院轉醫院途中，病人就算有有效「不作心肺復甦術指引」，一旦心臟停止跳動，救護員仍會施行心肺復甦術。

資料來源：

HA Guidelines on Do-Not- Attempt Cardiopulmonary Resuscitation (DNACPR)

保安局二零一四年就寧養服務回覆立法會

倫理委員會主席謝俊仁二零一五年在瑪麗醫院解釋 DNACPR 指示講座

洪葛量醫院紓緩治療培訓講義

延伸閱讀

Ken Hillman著、陳志民譯：《加護病房裡的選擇題：一個30年資深醫師的真實告白》，台灣：三采文化，2011。

香港危重病學會編著：《生命現場——深切治療部救護實錄》，香港：商務印書館，2013。

黃軒著：《因為愛，讓他好好走：一位重症醫學主任醫師的善終叮嚀》，台灣：寶瓶出版社，2015。

陳秀丹：《向殘酷的仁慈説再見：一位加護病房醫師的善終宣言》，台灣：三采，2010。

陳秀丹：《向殘酷的仁慈説再見2：給愛的人沒煩惱，被愛的人沒痛苦》，台灣：三采，2014。

香港急症醫學會編著：《生命邊緣的守護者——急症醫護最前線》，香港：商務印書館，2016。

傅志遠：《醫生，不醫死：急診室的20個凝視與思考》，台灣：時報文化，2013。

矢作直樹著、高詹燦譯：《給活著的我們．致逝去的他們：東大急診醫師的人生思辨與生死手記》，台灣：經濟新潮社，2015。

第十章

家人病人怎樣談

女兒已經定居加拿大，八十九歲的媽媽一直留在香港，由弟弟照顧。二零一三年十二月媽媽不舒服送入伊利沙伯醫院，發現是腸癌，已經是末期。女兒馬上從加拿大飛回香港，照顧媽媽。

「媽媽一直說：無啦、死梗啦，醫生都不醫我。」女兒問醫生為何不做手術，醫生答：「阿婆年紀大，癌細胞已經擴散到肺部，做完手術再做化療會好辛苦。」醫院曾經說可以安排護士上門，媽媽拒絕。

二零一四年四月媽媽身體開始衰弱，走路都有困難，經常來不及上廁所，把家裡弄得好髒，弟弟想送媽媽進老人院，她不肯：「你們唔好送我去老人院，我寧願死！」

漸漸地進食也難，不時跌倒，女兒擔心無法照顧，六月終於報警，由救護車把媽媽送入伊利沙伯醫院。

不用急救

「媽媽很辛苦，半夜打電話給我叫『救命』：『我屙唔到尿！好痛好慘！！』我叫她按鐘找護士，她又說找不到鐘，後來護士來聽電話，才幫她放尿。我很心痛，她一有事就打電話，有時說肚餓、有時說不能大便，半夜也問我為什麼不在。我只能在醫院探病時間看她，她身體開始潰爛，可能有時拉肚子，護士來不及照顧……」

後來伊利沙伯醫院把媽媽轉去佛教醫院的紓緩治療科，醫生說：「病人這樣情況，會讓她舒服離開，不會插喉或者急救。」女兒同意。

「我覺得可以接受。媽媽好辛苦，無得醫，想自殺都不能，好慘。」她平靜地說：「其實由我剛回香港和阿媽覆診，醫生解釋那時開始呢，我就接受了。因為既然無得做手術，睡在床上，她就日日係度等，睡不到、食不到，這頭食那頭嘔，好辛苦。」

可是，有些家屬會覺得同意不急救，就等於放棄？

「我沒有放棄她。」女兒突然哭了。

身邊的丈夫連忙解釋：「她沒有放棄，醫生已解釋個病是擴散，年紀又咁大……我好欣賞太太飛回來照顧媽媽！她爸爸五十九歲時肝癌，甚至去順德找名醫，一樣無得醫。我自己阿媽中風，睡了六年，好苦！躺在床上動不了，食不到，去廁所也不行，只能飲流質的東西，有些人也認不到，好『混沌』……一個人求生存，但我吃素，希望阿媽快一點離世，甚至想過拿一些藥給阿媽，想幫她安樂死……太太的媽後來昏迷，用嗎啡止痛，最後最後那幾下抖氣，就去了，都算安詳……」丈夫沒停說了好一會。

太太情緒穩定了才開口：「我遺憾是沒有跟阿媽解釋，就打九九九（報案電話號碼）送了去醫院。應該先跟她談，讓她知道入醫院，就不回家了。在醫院，有醫生姑娘，設備比家裡好……」

別離太難談

一直在旁邊的謝建泉醫生，開始訪問這女兒。

醫生：其實有機會和媽媽談臨終的照顧安排嗎？

女兒：她不肯。「傾什麼？無嘢傾！」阿媽會說，我問：「有什麼想做？我幫你做？」「無，無嘢想做！」

醫生：你估以婆婆的性格，你估，她是想無論如何都抓著生命，還是最後你讓我舒舒服服？

女兒：救佢！救！她點都要抓住！

醫生：那為什麼又決定不急救？

女兒：還可以怎樣救？

醫生：病人最後快過身時，用心肺復甦術：按啊、電啊，到最後停止吸呼，再插喉，無論如何都要抓住多一分鐘命。

女兒：我可以這樣答：我沒有考慮到她的想法，純粹自己想她好好走。不過我觀察她的性格，會想做手術，但去到這樣的後期，不會想拖。

醫生：即是說可以做手術就做、可以做化療拖好耐的，也做，但若然做不到根治性的治療，就不做其他的了。是這樣嗎？

女兒：她沒有提過，純粹是我作為女兒的角度去看。

醫生：你沒機會跟她談？

女兒：很難。

醫生：中國人是很難。

女兒：我有問：「你以後，想怎樣，想用什麼宗教的？」她不答。她不想這樣辛苦，作為老人家，不知道什麼是擴散，也不知道身體機能退化，她覺得自己意志好強，無力也一定要落床，走去廁所，枴杖也不肯用，按住牆壁走過去。我很難開口對她說，情況已經這樣……

醫生：去到某個階段，除非病人主動，否則都是家人和醫護人員覺得怎樣是為病人最好。當然我們不會做一些東西令病人快一些過身，但亦不想做好些東西，令她更辛苦。

女兒：是的……跟阿媽在家那一個月是很無助的，沒人幫忙，我不知道可以找護士上門，一味想送她去老人院，她又不肯。我很怕她跌倒了，我扶不起，所以還是報警。

醫生：你心想送了醫院後再解釋，但之後一樣不會解釋，因為報警那刻一定好慌，六神無主。

女兒：對啊，又怕她不肯去醫院。

醫生：愈是親人愈是慌，沒有了平時的冷靜。

女兒：曾經見到報紙介紹「最後派對」，我想過讓家人都回來，一齊在客廳見面，雖然媽媽不能接受自己是病，但大家這樣見面，好過喪禮才見。但原來真等不及，好快變，我以為會有跡象看到，但原來不是的，一變就變！好快，兩三日就去了。

有想法卻不談

家人很難開口問病人；病人想說，家人不想聽；有時病人說了，家人不接受；或者一些家人接受安然離世，一些家人希望盡力搶救，甚至親戚朋友都有不同意見，當眾吵起來……這些情況在香港都很普遍，也不一定遇上醫護人員會一起談預設臨終照顧計劃，遑論簽署醫療指示和不作心肺復甦術文件。

美國在二零一零開始The Conversation Project，幫助人們談臨終照顧意願，這組織指出很多人的死亡方法都不是自己選擇的，讓很多家人覺得哀傷、內疚、不肯定。多項美國調查發現很少人會和家人討論，亦不會寫下來：九成以上的被訪者認為，討論他們所愛的人及他們自己臨終照護的願望，是非常重要的事，但實際不到三成人有這樣做；八成人認為要把臨終意願用文字記錄下來，但只有二成人這樣做。六成被訪者認為臨終意願非常重要，不希望家人因為難以決定，感到為難，但近六成人卻從沒有和家人談。

二零一三年四間醫院包括黃大仙醫院、瑪嘉烈醫院、屯門醫院、聯合醫院的醫生一起調查，希望知道香港長者，特別是院舍以外的，有多接受預設醫療指示，以及長者和子女照顧者之間，對不同臨終照護方案的意願。調查員在醫院老人科門診或老人科日間中心，用問卷一共訪問了二百六十七位六十五歲以上的長者病人，和二百零二位家屬照顧者，這些長者都沒有入住老人院，亦沒有確診為認知障礙症。

初步研究結果《Cross-sectional Survey on Advance Care Planning Acceptance and End-of-life Care Preferences among Community-dwelling Elderly with Complex Medical Problems and Their Carers》指出高達百分之七十七點一的受訪病人希望可以談預設臨終醫療計劃，而家屬照顧者更多達百分之八十二點八，兩者都希望可以病人、照顧者、醫生一起討論，有兩成病人希望醫生只是和自己討論。（表一）

意願不相同

而病人和照顧者等對不同的醫護方案，看法並

表一　病人及照顧者如何討論對預設臨終照顧計劃

問題：整體來說，當你的病開始步入晚期，但仍未到嚴峻階段，你想與醫生討論晚期照顧計劃嗎？

	病人回應	照顧者觀點
只和我（病人）討論	21.1%	9.1%
和我與親人一起討論	57%	70.1%
並不需要討論，由醫生作決定	12.5%	8.1%
只跟親人作決定	9.4%	12.1%

不一樣（表二）。一般來說，似乎病人更希望可以用自然的方法離世，照顧者會傾向使用人工喉管餵飼、插喉接駁呼吸機、心臟復甦法。照顧者也比較希望病人可以為自己作決定，抗拒要獨自為病人作決定，有百分之五十三照顧者不同意：「我想請家人為我作所有決定。」

雖然過半病人和照顧者同意這句話：「我想請醫生作所有決定。」可是問卷的問題透露了醫護人員的困難，一些醫療決定，其實是視乎病人的意願和價值觀（表三）。

問卷提出兩條假設問題：假如我有認知障礙症，已經失去自理能力，沒法說話，吃得很少，甚至不吃——「我希望用鼻胃喉人工餵飼，那管子每一至四週要更換，我的雙手也許要綁起來防止我拔掉管子」，還是「我繼續用口慢慢進食，就算愈來愈瘦，漸漸衰弱」？

假如我有長期肺病，經常呼吸急促，為了減少氣喘——「我會全日用面罩式的呼吸機，就算醫護人員戴上而我自己能會拉下來」，還是「使用口服藥，就算可能有副作用令我神志不清」？

這兩條問題，醫護人員很難代病人回答，也就不易為作病人作決定，而絕大部份的病人和照顧者其實都有想法，同樣，亦稍有分歧——較多病人寧願自己慢慢進食而不是插鼻胃喉，就算後果是愈來愈瘦弱；也希望用口服藥而不是全日罩著呼吸機。

護士上門問？

這份問卷調查裡，病人和照顧者都有看法，但這些意願很少會成為預設醫療指示，日後病人入院，醫護人員未必有時間再問。如果可以安排護士上門，跟這些病人解釋不同的臨終醫護方案，並且協助訂立臨終醫護方案，正式輸入病人檔案？二零一四年食物及衞生局就撥款委託香港中文大學醫學院那打素護理學院副教授陳裕麗進行兩年的研究。

陳裕麗和靈實醫院合作，找來二百四十位末期的長期病患者，包括肺氣腫、心臟衰竭等病人，他們都是有家屬照顧，不是獨居或者由外傭照顧。這些病人被分為兩組：對照組和實驗組，兩組都一樣有受訓的護士上門，在對照組護士和病人家人只是一般聊天，而在實驗組會談預設照顧計劃。

護士在一個月內上門兩至三次後，和病人撰定照顧計劃，並會問照顧者的看法；三個月後會再訪，看病人和照顧者的看法會否不同，六個月後還

表二　病人及照顧者回應不同醫護方案

		非常不同意	不同意	同意	非常同意	不確定
照顧過程	「我希望用自然的方法離世。」					
	病人回應	4.7%	5.5%	47.7%	41.4%	0.8%
	照顧者觀點	1%	8%	69%	22%	
	「我不想被導管餵飼。」					
	病人回應	9.4%	16.4%	46.9%	26.6%	0.8%
	照顧者觀點	6%	39%	41%	10%	3%
	「我不想感到痛楚，就算治療的副作用令我不清醒。」					
	病人回應	5.5%	15.6%	50.8%	27.3%	0.8%
	照顧者觀點	1%	2%	73%	24%	
	「當我不能呼吸，心臟停止跳動，我不想插喉以及用心臟復甦法。」					
	病人回應	10.2%	28.9%	39.8%	21.1%	
	照顧者觀點	8%	52%	29%	10%	1%
	「當我不能自行呼吸維持生命，我不要插喉維持呼吸。」					
	病人回應	9.4%	26.6%	42.2%	21.1%	0.8%
	照顧者觀點	9.0%	48%	34%	7%	2%
	「就算沒有任何改善，我仍會重複使用抗生素治療。」					
	病人回應	13.3%	35.9%	38.3%	10.9%	1.6%
	照顧者觀點	7%	30%	57%	5%	1%

		非常不同意	不同意	同意	非常同意	不確定
決定過程	**「我想請醫生作所有決定。」**					
	病人回應	2.3%	13.3%	53.9%	29.7%	0.8%
	照顧者觀點	8%	17%	60%	15%	
	「我想請家人為我作所有決定。」					
	病人回應	10.9%	35.9%	46.1%	6.3%	0.8%
	照顧者觀點	6%	53%	38%	3%	
	「我希望為自己作決定。」					
	病人回應	4.7%	22.7%	53.9%	18%	0.8%
	照顧者觀點	2%	29%	58%	11%	
	「我希望和家人一起作關鍵的決定。」					
	病人回應	4.7%	26.6%	53.1%	15.6%	
	照顧者觀點	3%	16%	57%	24%	

會再問，一些簽署了預設醫療指示的，會跟進意願是否有執行。

「最大的困難是香港很少人聽過預設照護計劃，突然有護士說要家訪，就會以為是否今次入院要接受或者拒絕一些治療？我們需要解釋。」陳裕麗說慢性病比起癌症較難估計臨終時間，像肺氣腫，可以反覆反覆十年，每次入院都像臨死邊緣，沒有醫生敢說已經到臨終階段，但其實已經是可預見的事，可能每次入院家人都會被要求作決定，那不如預早討論。

第一次上門護士會先了解病人，臨走時介紹預設照顧計劃，放下小冊子；第二次就會問，聽完預設照顧計劃有什麼感受，自己有什麼意願，這時也會和家屬照顧者討論。

有些家人很抗拒。有一位患病的伯伯八十多歲，但女兒才二三十歲，女兒直接就對護士說：「姑娘其實你唔應該做呢啲，我覺得你哋作為醫護人員應該教佢點樣好好地同呢個病生存，點樣可以控制病情，叫佢積極落街，你點解會同佢講埋啲咁消極的嘢呢？」護士聽了不開心，陳裕麗勸說：「我們沒有要病人放棄所有治療，否則便不用談。香港醫生在法律上可以做所有決定，我們是希望在家作的決定是沒有壓力的，亦是病人自己的意願。」

第一個護士主動辭職，第二位護士陳裕麗覺得無法和病人深入討論，需要換人，第三位護士才能成功完成二百三十九個個案。

家人需要時間

一些病人的意願，不被家人接受，需要時間溝通。「好多肺氣腫病人才五六十歲，比我以前在院舍訪問的長者年輕，很多都讀過書，可以自己填小冊子，也寧願自己填，不好意思讓家人聽見。家人從沒聽過這預設照顧計劃，亦沒想過病人有這些想法。其中有一位先生，填完小冊子還想正式訂定預設醫療指示，可是太太不肯。」陳裕麗解釋指示可以隨時改變主意，亦可以請靈實醫院的醫生解釋，但太太依然有保留：「簽了就是立遺囑嗎？」「為什麼你覺得立遺囑就會離世？」陳裕麗嘗試解釋。這位丈夫聽了太太話，沒有簽。

三個月後護士再訪，原來丈夫進了醫院，主動跟醫護人員說：「我同陳姑娘傾過啦，我今次好想入來簽預設醫療指示。」他主動找醫生，這次太太也沒法阻止。簽了之後，陳裕麗仍然勸他做運動，

表三　醫護人員希望知的兩條假設問題

假如我有認知障礙症，已經失去自理能力，沒法說話，吃得很少，甚至不吃	病人回應	照顧者觀點
「我希望用鼻胃喉導管餵飼，那管子每一至四週要更換，我的雙手也許要綁起來防止我拔掉管子。」	7%	11%
「我繼續用口慢慢進食，就算愈來愈瘦，漸漸衰弱。」	93%	87%

假如我有長期肺病，經常呼吸急促，為了減少氣喘	病人回應	照顧者觀點
「我會全日用面罩式的呼吸機，就算醫護人員戴上而我自己能會拉下來。」	27.3%	36%
「使用口服藥，就算可能有副作用令我神志不清。」	72.7%	64%

積極面對，強調不是簽了就可放棄。

簽署了預設醫療指示拒絕用呼吸機，醫生就不會插喉？陳裕麗搖頭：「也不一定，如果情況很壞，醫院能做的都做了，肺功能完全沒有反應，不插呼吸機，病人就不能呼吸——醫生還是會先問家人，是否真的不插喉。中國人始終會重視家人意願。」

可是調查發現經過一段時間，家人會慢慢接受病人的意願。陳裕麗拿出二零一六年剛完成的研究結果，第一個月多次上門介紹預設照顧計劃時，病人和家人對不接受心肺復甦術、不接受人工呼吸機、不接受導管餵食的共識不足兩成，三個月後再訪亦沒達到一半，實驗組和對照組的分別亦不大。可是六個月後，有談和沒談，分別就看出來了，超過一半家人會接受病人拒絕這些維持生命治療。（表四、五）

「可能最初談完，病人出入醫院已經心裡有數，但家人沒有準備，覺得一定要盡力救。可是六個月內，可能已經多次出入醫院，家人也聽了病人的意願，看法開始改變。」

那位批評護士談這些的女兒，六個月後並沒有改變態度。「不是所有病人和家人最終會達到共識，我發現關鍵是病人本身是否希望作決定，最初問病人想誰決定臨終的照顧方案，回答家人或醫生決定的，很快便不願意和我們多談。」陳裕麗指出：「這和年齡、男女、教育程度都沒有分別。關鍵是本身想不想做決定。」

一百二十名實驗組中，有十九名病人簽署了預設醫療指示，希望臨終時不再做心肺復甦術。陳裕麗坦言這是程序的問題：「除了靈實醫院有關這個計劃的醫生肯簽署，其他醫生都覺得不關自己事，不想參與。有些病人在家很想簽，但沒法請醫生上門，就算我可以找汽車送病人去醫院，但病人不願出門：『我已經咁辛苦，還要走一轉嗎？』」

這十九位簽署的，已經有兩位過身，一位當時身在院舍，救護車來到，看到不作心肺復甦術的文件仍然照做；但另一位由家裡送入醫院，在急症室醫護員一開電腦，見到簽了不作心肺復甦術，就沒再施行，病人安然離世。

表四　病人和照顧者對末期病症時的照護方案達到共識

	對照組（總人數 115）	實驗組（總人數 115）
不接受心肺復甦		
即時	18（15.7%）	18（15.7%）
三個月後	43（37.4%）	49（42.6%）
六個月後	44（38.3%）	61（53.0%）
不接受人工呼吸機		
即時	25（21.7%）	23（20.0%）
三個月後	44（38.3%）	51（44.3%）
六個月後	46（40.0%）	64（55.7%）
不接受導管餵養		
即時	18（15.7%）	13（11.3%）
三個月後	42（36.5%）	46（40.0%）
六個月後	45（39.1%）	61（53.0%）
以舒適為晚期照顧目標		
即時	55（47.8%）	53（46.1%）
三個月後	63（54.8%）	71（61.7%）
六個月後	60（52.5%）	86（74.8%）

一　家人

（不同意見怎決定？）

二　病人

（有機會選擇嗎？）

表五　病人和照顧者對植物人狀態的照護方案達到共識

	對照組 （總人數 115）	實驗組 （總人數 115）
不接受心肺復蘇		
即時	35（30.4%）	33（28.7%）
三個月後	52（45.2%）	55（47.8%）
六個月後	47（40.9%）	67（58.3%）
不接受人工呼吸機		
即時	36（31.3%）	35（30.4%）
三個月後	52（45.2%）	55（47.8%）
六個月後	48（41.7%）	68（59.1%）
不接受導管餵養		
即時	35（30.4%）	28（24.3%）
三個月後	51（44.3%）	47（40.9%）
六個月後	45（39.1%）	63（54.8%）
以舒適為晚期照顧目標		
即時	66（57.4%）	59（51.3%）
三個月後	68（59.1%）	74（64.3%）
六個月後	66（57.4%）	89（77.4%）

餐桌上的臨終會談

「一家人在餐桌上談，而不是深切治療室內——那時一切都可能太遲。」這是美國The Conversation Project的一句話，這組織致力幫助人們和家人談臨終照顧意願，以免逝者抱憾，家人亦內疚。網上可以下載「臨終會談手冊——如何與親人談」，簡單地分為四個步驟：準備（Get Ready）；準備完畢（Get Set）；開始談話（Go）；繼續談話（Keep Going）。不是一次會議就可把所有要面對的決定都表達出來，但對話可以讓大家分享對臨終的看法，當事情真的發生，更容易作出決定。

第一個步驟：準備

手冊列出一連串令人遺憾的研究數字：

九成以上的被訪者認為，討論他們所愛的人及他們自己臨終照護的願望，是非常重要的事，但實際不到三成人有這樣做；

六成被訪者認為臨終意願非常重要，不希望家人因為難以決定，感到為難，但近六成人卻從沒有和家人談。

七成人說希望在家裡過身，但最後有七成人在醫院、療養院、護養院過世。

八成人說若是患了重病，想要和醫生討論關於他們的臨終照護，但只有不足一成人說，有跟醫生討論過臨終照顧的事。

八成人認為要把臨終意願用文字記錄下來，但只有二成人這樣做。

The Conversation Project強調會談可以改變這一切。提示可以先想一想，寫下一些考慮到，及需要做的事；找朋友先練習一次……

第二個步驟：準備完畢

大量不同的句子，讓填寫者思索：作為病人只想知道最基本的消息，還是知道愈仔細愈好？讓醫生為我作決定，還是要參與所有醫療決定？無論如何都想延長生命，還是生命的品質比長度重要？期望所愛的人盡量完成你所說的，還是愛的人心安就好？

「在臨終前，對我最重要的是：＿＿＿＿＿＿＿＿＿＿＿＿＿＿＿＿」

手冊建議先完成這句子，再和所愛的人分享。

第三個步驟：開始談話

選擇和誰談？在什麼時候方便談？什麼地點可以舒適地對談？然後建議一些說話作開場白：

「我有一些事需要你的幫忙。」

「我想到___（舅舅）去世的情形，讓我理解到…」

「雖然我現在身體情況還好，但卻也擔心萬一將來生了病，所以我想先做好準備。」

「我需要想想未來，你能幫我嗎？」

「我剛回答了一些關於面對自己臨終的問題，希望你能看看我的答案，同時想知道你會有些什麼答案。」

手冊還有長長的清單，列出可以討論的事項，也提示會談的態度，要有耐性，不要急著一次談完。

關於臨終照護的話題

手冊列出的清單強調並沒有包括了所有可能需要考慮到的事，但是一個好開始。包括：

- 當想到自己在生命末期時，這時對你最重要的是什麼？
- 你希望生命末期怎麼過呢？
- 對你的健康有什麼特別關注的？對你生命的末期有什麼特別關注的？
- 你希望或不希望誰參與你的醫療照護？你無法作醫療決定時，你希望誰做你決定的代言人？
- 你喜歡積極參與有關你的照護決定，或情願讓你的醫生們去做他們認為對你最好的？
- 有任何反對意見或家庭壓力讓你擔心的嗎？
- 有任何讓你覺得比死亡還要糟糕的情況嗎？（例如：長期要用呼吸器或餵食管；無法認出你所愛的家人。）
- 若有可能的話，什麼是你希望要達成的重要里程碑？（例如：你孫子的出生；你八十歲生日）

- 哪裡是你想要（或不想要）受到照護的地方？（例如：自己家，護理療養院，或醫院）
- 什麼樣的侵入性治療是你想要（或不想要）的？（例如：心跳停止時施行心肺甦醒術，使用呼吸器，餵飼管）
- 何時才適合將專注於積極的醫療照護轉向單單只注重於舒適照護？
- 臨終前，有什麼事情是你需要處理或和所愛的人討論的呢？（例如，個人財務，財產，關係等等）

第四個步驟：繼續談話

這份手冊其中的目標，包括可以決定預設照顧計劃、預設醫療指示、確定美國當地要求的「醫療保健代理人」、預立遺囑等。然後有大量空白，讓人填寫：

- 是否有什麼事情沒有完全表達清楚，或表達得不正確而需要澄清的？
- 這次會談你的感覺如何？什麼是你想記住的？
- 什麼是你希望你所愛的人記住的？
- 下一次會談時，什麼是你希望一定要問或談到的？

資料來源：

www.TheConversationProject.org

與家人說生死

香港大學行為健康教研中心的「美善生命計劃」亦曾經設計了一本小冊子《與家人談生說死》，有別於美國The Conversation Project從個人出發，如何準備與家人對談，相反，是由家人去和長者或者病人談，了解不同階段的對死亡的想法。內容亦注重華人文化，例如在總結的八大要點中，強調這是「一家之事」：「死亡不是一個人的事，應一家人共同討論溝通。」

在第三階段的「行動期」，小冊子以故事帶出不同的臨終醫療選擇：

「有一日黃伯伯突然在家中暈倒，被送往醫院急症室，搶救後醫生證實他腦部中風，即使能救回性命，亦會喪失認知及活動能力。黃伯伯現正處於昏迷狀態，而且仍未脫離危險期。假若你是黃伯伯，在你病危、呼吸急速的一刻，你希望：醫生為你進行各項急救，例如：心外壓、使用心臟去顫器，以維持你的生命，還是讓你順其自然地離去？為什麼？」

「陳婆婆身體不適，做身體檢查。醫生診斷陳婆婆患上大腸癌。陳婆婆先後做過化療和電療，過程不但辛苦，身體情況仍然沒有起色，病情反反覆覆，陳婆婆的身體非常虛弱和痛楚。今天，陳婆婆和女兒一起見醫生，醫生做過詳細的檢查後，發現癌細胞不斷擴散⋯⋯如果你是陳婆婆，你會選擇：為了女兒，就算只有一線生機，都繼續嘗試各種治療方法，還是接受紓緩治療，讓自己舒服離去？如果你選擇接受紓緩治療，你會如何與女兒溝通，讓她明白自己的選擇？為什麼？」

五大階段	八大歷程	對死亡的看法和表現
空白期	唔諗：因為唔想去諗	・相信死亡會帶來惡運，並會逃避死亡的話題
	唔諗：因為無需要諗	・認為死亡是很遠的事，與自己無關，認為無需討論死亡 ・對有關死亡的話題不感興趣
醞釀期	唔理：因為唔知點做	・明白需要面對死亡，但不知從何入手
	唔講：因為怕唔開心	・提及死亡時，會避開情緒的表達，或對有關的情緒感到不安
準備期	接受：因為生死自然	・接納死亡是生命的一部份
行動期	實踐：因為未雨綢繆	・認為正面預備死亡是有需要和有價值的，並開始準備或進行 ・預備，如訂定遺囑、和家人商量、預先選擇自己的後事安排
昇華期	活著：因為生命有限	・意識到生命的有限，並重新檢視自己的人生價值和對生命的看法
	感恩：因為當下最好	・感恩生命，欣賞自己的人生，活在當下，珍惜眼前 ・重新訂定生命中的重要先後次序和意義

空白期建議

一、從日常生活或茶餘飯後的話題，由新聞主角或明星名人的經歷打開有關話題。例如名人爭產、明星去世等。

二、嘗試以輕鬆幽默的語調，改變討論死亡的沉重氣氛。

三、嘗試帶出另一角度來看待死亡：死亡不是生命的敵對，而是生命的一部份、人生畢業禮、生命旅程的終站。

四、可以從自己出發，說出自己的看法，再詢問對方的意見，拋磚引玉。

五、把握適當時機：如清明節、探病、出席親友喪禮後等。

醞釀期建議

一、透過日常生活中的討論，提昇家人對話題和有關資訊的興趣和好奇心。

二、先搜集有關處理各項身後事之資料。

三、藉適當時機，或當家人提出有關疑問時，與家人討論有關資訊。

四、家人的情緒反應可能源於過去有關死亡或喪親的經歷，不必急於改變話題以安撫家人，告訴家人這是正常自然的反應。

五、繼續按家人舒服自然的程度討論死亡，家人可能需要一段時間逐漸接納有關情緒，鼓勵家人按步伐表達情緒。

準備期建議

一、由於家人對死亡持較中立的態度，因此可以開放地與家人討論對生死的看法，包括實務上的安排、人生觀、價值觀、宗教等。

二、與家人回顧過去的人生片段。

三、細心聆聽家人過去所經歷的艱辛和苦難，並予以肯定。

四、過程中肯定家人對家庭及社會的努力和貢獻。

五、向家人表達自己的欣賞和感謝。

行動期建議

一、與家人落實討論有關的實務安排（如預先選定骨灰位、身後事的安排等）。

二、有需要時陪伴家人前往有關部門辦理手續。

三、與其他家人保持溝通，讓彼此明白對方的想法和選擇。

四、在行動的過程中，留意家人的情緒和感受，並告訴家人可隨時再進一步討論有關的想法或憂慮。

五、家人的想法可能會隨著時間或不同的經歷（如患病或親友離世）而有所改變，因此可於適當時機再與家人探討有關想法。

昇華期建議

一、請家人總結生命，分享他 / 她的人生智慧，以及所感恩的事情。

二、你亦可分享自己從家人身上所學習到的事物。

三、把握機會，向家人表達你對他 / 她的感謝、道歉、原諒，以及愛。

四、學習與家人活在當下，珍惜彼此的關係和共度的時光。

五、與家人共同計劃未來，如何好好善用時光，活出有意義的人生。

總括八大要點：

一、切時切地：藉適合的地點時間，借題發揮。

二、改變概念：死亡不再是生命的對立、失敗、不祥，反而是人生畢業禮、生命的老師。

三、隨時變更：定期探討，尤其是某些特別經歷後（如喪親、患病），家人的想法可能有變。

四、彼此尊重：彼此分享，並尊重大家不同的想法（宗教信仰、人生觀等）。

五、接納情緒：接納與死亡相關的正常情緒（如哀傷、不捨、不安）。

六、細水長流：對死亡的想法可能需要慢慢累積，按家人的步伐逐步探索。

七、一家之事：死亡不是一個人的事，應一家人共同討論溝通。

八、細心聆聽：細心了解家人的心意，他未必習慣直接表達，可能需要留意弦外之音。

第十一章

認知障礙症的最後一程

香港有一種病，六十五歲以上平均每十個有一個患上、八十五歲以上每三個有一個，並且愈來愈多人因此死亡。香港每年四萬多名死亡人數裡，大約三分一是因為這種病，三分一因為各種器官衰竭，四分一才是癌症。因為心臟病、癌症死亡的人數，近年均相對下降，唯獨是這病的死亡人數增幅最高，由二零零一到二零一三年，死亡人數增加接近三倍！

可是這種疾病，連名字也說不清：香港人昔日叫「老人癡呆症」，後來高錕慈善基金發起全港徵名比賽改名為「腦退化」，然而一些醫生認為根據病徵應稱為「認知障礙症」，政府及醫管局亦漸有共識使用「認知障礙症」，但法律文件仍為「老年癡呆症」，一些傳媒和社福機構更不時使用台灣在用的「失智症」。

雖然患者人數眾多，但公眾連名字也模糊，對病情認識更充滿謬誤。「你覺得末期認知障礙病人會覺得痛嗎？」大埔那打素醫院老人科副顧問醫生李舜華問，每年十二月她都會在耆智園為認知障礙病人的家屬舉行講座，講解到了末期的病徵和照顧。她引述一份調查指出，六成護老院員工以為末期認知障礙病人的痛覺已經退化，卻不知道病人不但仍有痛覺，而且多達一半的病人會有痛症，這比例其實和癌症、慢性病是相似的。

無知而誤會

「末期認知障礙病人可能已經失去語言能力，可是從眼神和臉部表情有機會看到，而呼吸急促、手腳挺直、拒絕護理、叫喊、掙扎、拒食都有機會因為痛楚。」李舜華認為病人難以表達，若有懷疑，應該給止痛藥，甚至考慮處方嗎啡或麻醉藥。

末期認知障礙病人的痛症被忽視，可是另一病徵「進食困難」卻往往被放大。香港一項二零零九年的研究估計護老院內，超過三分一末期認知障礙病人被插入導管餵食，而拒絕插管的病人，很多會被綁起來。

李舜華認為每個人不分疾病，都應該有善終的權利：「可是現在大多數善終或者紓緩治療服務都是為癌症病人而設，認知障礙病人不但被摒諸門外，甚至被施加了很多入侵性卻又無用的治療，包括導管餵飼。」

她相信由於大家缺乏認識，導致截然不同的治療方向。二零一一年一份問卷調查訪問了新界東大約五百名護老院員工，結果顯示：不足一半護老院員工認為應該為末期癌症病人選擇導管餵飼和心肺復甦術，但為末期認知障礙病人插管的多達百分之六十七、心肺復甦術更佔百分之七十五（表一）。順帶一提，這些員工的想法和院友的意願有頗大分歧，同年大型的護理院舍調查訪問一千六百名院友，高達四分三被訪者拒絕導管餵飼，拒絕維生儀器的亦有六成（表二）——這些都是可以表達意願的院友，認知障礙病人怎樣想？已經沒法問。

而香港絕大部份認知障礙疾病人，最後都在醫院過身，二零零八年香港中文大學內科及藥物治療學系和沙田醫院調查了這些病人最後一次住院期間的狀況，得出一系列數字，如果把百分比變成一百位認知障礙症病人：當中有八十二人不能言語、七十九人插進導管餵飼、七十五人生壓瘡、六十七人使用導尿管、五十七人有壞疽、二十人手部被約束——沙田醫院已是全港最積極推行「無綁」政策，在其他醫院被綁的認知障礙病人的比例可能會更高。

李舜華在講座上介紹預設醫療指示和預設照顧計劃，然而末期認知障礙病人已經無法簽署或討論了。她最後一頁的投影寫著兩句反問：「是否只有頭腦清晰的，才能有尊嚴地死去？是否失去記憶、不能言語的，就註定要在痛苦中死亡？」

太遲無法表達

耆智園總經理何貴英形容多年來，每次家屬聽了李舜華的講座：「這時才『叮』一聲，發現新大陸！」家屬都紛紛希望為自己訂立預設醫療指示，以免等到有病講不出，可是李舜華會無奈地回答不是每一間醫院的醫生都會討論預設照顧計劃，更不用說簽署預設醫療指示。

「如果醫管局不帶頭讓醫生肯談預設照顧計劃，或者簽署預設醫療指示，市民是沒辦法做到的。」何貴英相信最好香港人在五六十歲時已經可以表達意願，否則確診患上認知障礙症時，已經太遲：「雖然理論上初期甚至中期的認知障礙病人，若有醫生證明精神有能力作決定，仍然可以簽署文件，但實際上在香港好難找到醫生肯證明。」

就算不是正式預設醫療指示，讓病人可以和家人表達意願亦不易，如果進食困難，想插導管餵飼嗎？患上肺炎，還用抗生素嗎？如果心臟停頓，要做心肺復甦術嗎？有受訪醫護人員期望社工可以預早問病人，不然日後只能由家人下決定；但有社工直言：「我那敢問？病人知道自己會忘記東西，已經非常擔心，如果我說到了晚期會吃不到東西，一定嚇死！」

耆智園總監兼香港中文大學認知障礙預防研究中心副主任郭志銳則指出，可以慢慢了解病人意願。「如果你問年輕人，一定說這樣的情況死了算，可是真正發生時，不一定這樣想，視乎當時遭遇如何，尤其這病慢慢地發展，心理會調節要求，可能坐著、看著，已經滿足，如果家人照顧得好，可能覺得生活質素也是可以接受的，不會想到死亡。」

他說美國有專家專門輔導認知障礙病人，不是一開始就談預設照顧計劃，而是一步步來：「例如你可能不能自己洗澡，到時想那一位幫你洗？先由

表一　2011 年香港新界東 548 名護老院員工問卷調查

	末期認知障礙病人	末期癌症病人
你會為這病人選擇導管餵飼嗎？	67%	45%
你認為這病人應否接受心肺復甦術？	75%	47%

表二　2011 年兩份調查院舍院友及醫院病人對維生儀器的意願

訪問人數	1,600	219
身份	**護理院舍院友**	**瑪麗醫院病人**
平均年齡	82.3	73
拒絕導管餵飼	74%	69%
拒絕維生儀器	61.4%	80% 拒絕心肺復甦術 81% 拒絕呼吸機 48% 拒絕輸血 43% 拒絕抗生素
之前聽過預設醫療指示	96%	81%
經解釋後願意訂立預設醫療指示	88%	49%

比較輕開始談。你可能上不了廁所，你想誰幫你？太太，還是照顧員？如果是太太，她會很辛苦；如果是照顧員，能夠接受嗎？不要一次過談，遲一點又問：可能有一日吃東西會困難，想用管道嗎？」

不是每一個認知障礙的病人都可以這樣談，尤其香港是華人社會病人多是長者。「在香港你問八十歲的病人十多年後的事，他心想可能都活不了，那些情況並不會發生，也就不想作決定。」郭志銳說：「可以嘗試了解病人的意願，但我覺得家人的看法反而更加重要，希望家人可以放下，懂得尊重長者本身的權益，明白長者辛苦，像插鼻胃管，長者是要付出代價的。」

不人道對待

郭志銳永遠沒法忘記一位病人：那是九十年代初，他從英國回港加入威爾斯醫院，去粉嶺醫院（已關閉）看病人，當時威院是急症醫院，需要再住幾個星期的病人會轉去負責復康的沙田醫院，情況更差預計無法出院的就送去粉嶺醫院。「那裡大部份病人都是老人，我是老人科，每週會去一次。有一位認知障礙病人還能走路的，也能說話，她被插了鼻胃管，但那條喉竟然縫在鼻子裡，令她不能拔掉！」他懷疑有外科醫生貪方便，粉嶺醫院沒有外科，也無從追查是什麼醫生做的。

認知障礙症到了晚期，吞嚥困難、食慾漸失等各種原因，病人往往拒絕進食，醫護人員時常就會插鼻胃管注入營養奶，病人想拔掉就被綁住雙手，可是把管子直接縫在鼻子，郭志銳是第一次看到。

「婆婆還很精神的，我問她：『點解唔食嘢？』她指著鼻胃管說：『得啦！』她不是同意，但似乎接受了。我說：『你咁醒目，應該食嘢啦』，就把鼻胃管剪下來，婆婆慢慢也能夠進食。我那時從英國回來，好shock，怎可以這樣不人道？但其實這樣縫起來，也沒比把病人綁起來更差。」

晚期認知障礙病人的進食問題在香港特別複雜：為什麼不能繼續用人手餵食？為什麼要插管不用胃喉，而是鼻胃管？為什麼不用病人較舒服的幼軟管，而是醫護人員較方便的粗管？而就算要用導管餵飼，為什麼只能綁著病人？……其中一個關鍵，是人們似乎沒有當這些是末期病人，看重導致肺炎等風險，而不是生活質素。

當晚期認知障礙病人出現進食困難，併發復發性肺炎、發燒（到達Global Deterioration Scale 7分），四成會在六個月後死亡，存活期中位數是一年四個月，雖不是臨近死亡，但是無可避免。

不介意傷殘

醫管局《對維持末期病人生命治療的指引》附錄四「從倫理角度對有關晚期認知障礙病人餵養的討論」裡指出，病人接受導管餵飼：「未能有效防止吸入性肺炎、延長存活期、提升生活質素、功能或營養狀況，或減少感染和壓瘡。此外，導管餵飼亦會引致併發症，而增加使用約束會對病人生活質素有不良影響。」

郭志鋭解釋好些護理人員以為用了導管餵飼，可以避免食物梗塞、誤跌肺部做成肺炎，但插管反而有機會導致肺炎。

「『吞嚥困難』是我們評估出來的，以前病人能吃就吃，沒有這樣普遍地插喉。」郭志鋭說大約十幾年前英國有研究指出，中風病人很多死於肺炎，插入人工管道可減低死亡率，自此所有中風病人都會做吞嚥能力評估，分數低就會插管；後來英國又有研究指出，插管餵食就算減低死亡率，但增加了嚴重傷殘的機會：「即是『吊命』！所以英國就開始減少插管餵食，現在英國中風病人也不會這樣插管。可是香港似乎並不介意嚴重傷殘，我們覺得生活質素再差，依然是活著。」

中風病人有機會康復，導管餵飼可以是暫時，末期認知障礙症吞嚥能力衰退並不能逆轉，香港一些言語治療師並不建議使用。澳洲及新西蘭老人醫學會亦認為導管餵飼對晚期認知障礙病人效果則成疑。

郭志鋭說在外國若然用導管餵飼，多數做皮胃管道（經過皮膚插入胃部），但認知障礙病人不宜用這方法，因為腹部有傷口，病人在第一個星期傷口仍未復完時拔掉胃喉，最嚴重是有機會死亡。英國研究指認知障礙病人比起中風、口咽癌病人，使用皮胃管的效果都更差，超過一半會在一個月內過身，九成會十二個月內。

英國、美國等地建議的，是人手經口腔小心餵食，病人死亡、吸入性肺炎、功能狀況及病人舒適感方面，最低限度是和導管餵飼相若的。美國更大力提倡病人為本的餵食方式，盡量使用人手小心餵食。（表三）

表三　各國對晚期認知障礙病人進食困難的想法和處理方法

美國	美國老人科學會大力提倡採用人手小心餵食，取代為吞嚥困難的晚期認知障礙病人導管餵飼，建議對環境作出調適，引入病人為本的餵食方式：包括改良餐單、口腔衛生、姿勢、復康及教育照顧者。 醫院及院舍職員應該為病人提供選擇，並尊重病人任何事先表達的意願，不應強行要求，或因家人施壓採用導管餵飼。
英國	不同醫療團體提倡跨專業參與，為每名病人制訂個人化照顧計劃，為照顧者提供足夠的預後資訊，尤其當病人未有作出預設醫療指示，幫助他們就導管餵飼作出知情決定。若嘗試了所有方法人手口腔餵食但不成功，可能要使用導管餵飼，但須定時檢視，例如出現併發症就要撤去。 根據英國國家健康與臨床卓越機構（NICE）的指引，不應該為嚴重認知障礙病人一概施行導管餵飼，對這些已處於末期的病人，應著重給予病人舒適感和生活質素，而不只是著重吸入風險。
澳洲及新西蘭	澳洲及新西蘭老人醫學會認為導管餵飼，對於病況不是持續惡化，例如中風而吞嚥困難的病人，是可以提供臨時營養補充，但對於晚期認知障礙病人，病況持續惡化，效果則成疑。

是否貪方便？

「人手小心餵食」是有定義的，不是一般餵法，照顧者的技巧包括：不時提醒病人吞嚥、每口食物讓病人吞嚥數次、每次吞嚥後清清喉嚨、每口食物少於一茶匙份量，以及適當使用凝固粉。就算病人不能說話，照顧者也要小心全程留意病人，例如示意已吞嚥可繼續進食，還是出現梗塞、食物積聚於口腔內？病人進餐時，保持坐直，以減低梗塞及吸入風險。一些病人口腔乾涸，可在食物中加水或加汁，或者和流質食物交換，有助吞嚥。

香港醫院人人忙得一頭煙，安老院護養院都缺乏人手，哪有時間和心機「人手小心餵食」？

「醫院和院舍都沒有人手和時間慢慢餵，用喉管快、方便。」郭志鋭繼續解釋：「就算無法用人手小心餵食，插鼻胃管也有不同做法，我們現在用的是最粗的管子，因為方便，倒什麼進去也較少塞住。」

香港常用的管道原是外科醫生用來抽腹水，例如腸塞時，腸液會倒流到胃，醫生就可以經管道把液體抽出；而用來餵食的管道比較幼身，病人舒服很多，但插進去時就比較麻煩，要病人配合慢慢吞進去，如果病人沒法配合，就要好像照胃鏡一樣做小手術，把喉管引導到胃。這樣是多了很多程序，而且管幼較易塞，到時又要再做小手術，只有醫院能做，院舍做不到。

「總之，就是貪方便，插鼻胃管因為方便，倒食物進去方便，插粗一點的管子方便，然後綁著病人也因為方便。全部都是為了我們的方便。」他說。

不介意被綁

郭志鋭有次參觀長沙灣一間安老院，有一層專門照顧認知障礙症的院友，特地用矮床，不怕院友跌下來，就不用綁著，還有一個角落放滿古老中式家具，讓院友感到熟悉。可是就在這角落，有一位婆婆被綁住，插著鼻胃管不斷大叫。護士說已經這樣叫了一兩年。

「護士說她不肯食東西，進醫院就插了鼻胃管，但婆婆很不喜歡，不斷動來動去想把鼻胃管弄走，於是就被綁起來。我見到婆婆，已經變得非常肥胖，就是這樣灌奶『谷肥』……我那時膽粗粗，就叫她去沙田醫院試試，看能否讓婆婆可以再用口食東西。」他在沙田醫院把婆婆的鼻胃管拔走，嘗試讓她吃，然而兩個星期她什麼都不吃，水也不肯喝，醫院一直為她吊鹽水，終於還是要把鼻胃管插回去——婆婆晚期認知障礙症不能作決定，郭志鋭沒法替她拿主意不插喉，婆婆又沒有親人。在香港沒親人照顧的長者往往會由社會福利署派社工做監護人，政策是不會主動替病人拒絕維生治療。

於是婆婆回到安老院，還是繼續被灌奶，繼續被綁，繼續大叫。

「其實還有一個可能是晚上才插鼻胃管灌奶，綁著睡覺，而日間就拔掉，讓她不用綁著，天天插是辛苦，但權衡輕重，我覺得好過這樣大叫一兩年。」郭志鋭說，這當然要院舍肯配合。

在香港認知障礙病人被導管餵飼，還有重要的文化原因：是家人擔心病人吃得少，擔心病人捱餓。郭志鋭會問家人，如果插鼻胃管，可能就要把病人綁起來，有些家人不想綁就不插，但也有一些堅持。「家人的想法是『餓』很辛苦，就算過身都要做『飽鬼』。其實到了晚期認知障礙症，病人已經沒有餓的意識，若然肚餓，自然會食，為什麼整天餵他都不吃，就是因為他不覺得餓，病人可能沒有家人想像的辛苦。」

在中西方不同的文化，停止進食被視為臨終的象徵，而不是死亡的原因，然而現代醫療可以用人工方式灌食後，不插入或者拔掉導管卻彷彿是「放棄」，家人作決定壓力很大，一些人因為不同原因內疚自責，更難決定停止灌食。

病人有自主權

病人是否有權拒絕進食？香港頗多誤會病人一定要得到食物，否則就是「安樂死」。屯門醫院莫俊強醫生曾經撰文從醫療倫理分析一位認知障礙病人不肯插胃喉餵飼的個案：

林婆婆（假名）八十多歲，患有認知障礙症在安老院居住，由於肺炎入醫院，當時因為體弱神智不清，被插了鼻胃管餵飼，後來肺炎好了，但吞嚥能力仍未恢復，離院時仍然需要插著鼻胃管。回到安老院，林婆婆經常拔掉胃喉，護理員於是綁起她雙手，林婆婆女兒也同意，但其他親友反對，覺得這是活受罪，不如由她自己決定食多少，就算死也死得舒服些——然而卻是安老院員工堅持不能拔喉，否則林婆婆餓死，便是執行「安樂死」，不道德，並且非法。

「患有認知障礙病人如何保有其自主權利？」

莫俊強反問。他指出有認知障礙症不等於完全不自主，可能不能處理財政，但平常穿什麼、吃什麼還是有權決定：「醫生有責任檢視每個癡呆病人的癡呆程度，盡量讓病人發揮其剩餘的自主能力，以作其個人自主的抉擇，這才是合乎道德及保障病人權益的做法。」

像林婆婆的情況，醫院用「延續生命」這個大原則插管餵飼，但病人多次拔管，反映病人不能忍受，繼續強行插管，是「頗有違病人自主原則及不傷害原則，並不最合乎病人利益和醫療道德。」由於鼻胃管餵飼也可導至吸入性肺炎、胃出血、肚瀉及感染等，並非全不傷害病人，也不是醫護人員要做的「常規」(Ordinary)治療。

不是安樂死

莫俊強解釋安樂死是「殺死病人作為一種醫療手段及目的」，容許末期病人拒絕一些「非常規性」(Extra-ordinary)治療，減輕病人的苦楚，避免無謂的延長瀕死期，反而是讓病死的過程自然完成：「對於末期癡呆症病人，尤其抗拒胃喉餵食的病人，不給予胃管餵飼，只任由病人自動進食，這也並非安樂死，而且根據以上的醫學了解，仍是合乎道德的。」

後來醫生帶著治療師去看林婆婆，當時婆婆被縛在籐椅上，椅子太高，她雙腳離地，身子傾向右邊，坐姿很差，鼻子插管，一臉無奈及愁苦。治療師評估後要求安老院拿一張較硬淨的椅子、椅墊、腳踏，再加上一件約束衣讓林婆婆坐得端正安穩。坐好了，吞嚥能力也提高了，林婆婆可以拔掉鼻胃管，用口進食，她的面容真的愉快了不少。

安老院職員和林婆婆的女兒都很感激，但莫俊強寫道：「其實她們的感激，我們是受之有愧的，婆婆出院後的困難情況，我們本可預見及提早予以預防及協助，那便可避免了婆婆出院後的受苦醫療倫理問題，其背後主要是處理得不好的醫療情況。所以，在探討一些個案的倫理問題前，我們著實先要看看我們的醫療工作是否已做得足夠。」

高錕不想像爸爸

諾貝爾物理學獎得主兼前香港中文大學校長高錕在二零零二年患上認知障礙症，他和太太黃美芸原來早在二三十年前已經在美國簽署預設醫療指示，拒絕臨終時的無效醫治，包括鼻喉餵食。

當時高錕的爸爸九十多歲，在香港入醫院，當時大家都不曉得認知障礙症，以為爸爸只是老了，不動、不說話。「他見到爸爸這樣，就和醫生說，不要插東西，讓爸爸靜靜走啦。但醫生還是插了，還說：『香港唔可以俾人餓死的。』」黃美芸回憶，為免爸爸掙扎醫院還把他的手綁住，結果綁了半年：「那半年去看，爸爸都閉上眼，不睬人。是生氣？我們也不知道，腦退化本來就是要走，躺了半年，身上褥瘡手掌大，見到肉見到骨。你見過就不想這樣。」

黃美芸坦言有心理準備高錕的吞嚥能力未來會出現問題。「不能食，就是第一步，然後逐個器官衰竭。」她希望香港所有腦退化的病人，都可以走得有尊嚴，可以像癌症病人一樣接受紓緩治療，更照顧心身靈的需要，而不只是續命。

「香港腦退化的病人，現在到『尾期』是插住喉。我在私家醫院見到一個個不能動、不能講、不認得人，個個都是插住鼻胃管，護士走來倒奶進喉管，一日兩次。我問護士：『咁辛苦？』護士說是家人要求的。」她很難過：「已經是尾期，沒有尊嚴拖住做什麼？我的朋友超過八十歲，都說要走就走，不要走得辛苦。可是腦退化的不能說話、不能作聲，很辛苦。他要走，又插住、拉住，好『陰功』。」

走得有尊嚴

黃美芸相信就算病人和醫生簽妥了預設醫療指示，亦要家人明白：「在香港就算簽了，一家人幾個仔女，一個出聲反對都難執行。所以家人是要教育的，如果你帶他來看一看，就不會覺得插鼻胃管是好，所有人都要來醫院看，就不會要老人家這樣。你要試試插一條管子進鼻子嗎？你會不會覺得好舒服？這樣要捱一年你肯不肯？那你就會明白這有多辛苦。」

黃美芸個人已在香港再次簽署預設醫療指示，並且參觀靈實寧養院等，和一些醫生談過可以提供的晚期照顧。高錕慈善基金會多年在香港推動腦退化的公眾教育、支援照顧者等，亦開始積極研究病人的晚期照顧，希望病人可以有尊嚴和尊重私隱，支援家人和照顧者懂得放手。

晚期認知障礙病人餵養的倫理討論

醫管局《對維持末期病人生命治療的指引》附錄四「從倫理角度對有關晚期認知障礙病人餵養的討論」指出，為進食困難晚期認知障礙病人作決定時，有倫理和醫學法律方面的考慮。

對於晚期認知障礙病人，應該採用紓緩照顧方式，但顧及環境因素，例如人手小心餵食要一對一過程費時，當實際情況不容許，可以選擇導管餵飼。而在某些情況下，就算病人吞嚥困難，使用人手小心餵食在倫理上亦是可以接受的。病人從口裡吃食物，有進食和社交的愉快感覺，導管餵飼不能感到愉快。

醫護團隊成員與病人家人要根據病人的最佳利益謀求共識，同時考慮病人任何事先表達的意願和意向，過程必須有一名專科醫生直接參與，這通常是老人科醫生，並且記錄決定的過程和理據。

醫生、護士、言語治療師、營養師等由不同專業組成醫療小組，應該評估病人，並與病人及其家人溝通，講明病人的特徵：包括痛苦程度、併發呼吸道疾病、吞嚥功能、活動能力、吸入風險、營養失調及整體預後，並找出厭食、體重下降的原因，有些吞嚥困難是可以治療的，例如因為間發性感染和環境改變。

醫護人員應該提供導管餵飼以外的選擇，詳細解釋短期和長期的影響，考慮促進人手小心餵食，但如果不小心，風險更高，所以要有減低風險的措施。

如果要用管道餵食，則要考慮減低不適，例如使用皮胃管道。管道餵食後要定時評估病人的吞嚥能力，以及營養和流體是否足夠。在一些個案，可以試行有時限的管道餵食，插入前訂明治療目的和終點，目的可是插管後體重有沒有增加？終點可以是當病人無法忍受管道餵食便撤走。

病人在住院時及出院後，情況和照顧環境不同，餵食方式亦會不同，作決定時須仔細衡量不同選擇的風險和好處，考慮個別情況。

人工營養及流體餵養Q&A

Q　無論如何，病人都不能餓死？

A　口腔餵食及給水是基本的照顧，不能不給，但有兩種情況例外：死亡臨近，預計就在數小時或數日內，死亡無可避免；或者病人本身精神有能力作決定，表達意願拒絕。

不經吞嚥而為病人供給營養或水份的方式，包括使用鼻胃管、經皮胃管道、靜脈或皮下輸液，以及靜脈營養，統稱為「人工營養及流體餵養」，根據醫管局的定義，是一種治療方法，不是基本的照顧，病人有權拒絕治療。

Q　可以預先表明拒絕？

A　預設醫療指示可以拒絕接受人工營養及流體餵養。到了病情末期，精神無法作決定，醫生就可以根據這指示，不提供或撤去人工營養及流體餵養。

Q　簽了預設醫療指示，就沒有爭議？

A　如果病情還未到末期，可是處於持續植物人或者不可逆轉的昏迷狀況，就算病人有預設醫療指示，這時移除人工營養及流體餵養是可以有爭議的。

醫管局建議醫生可請聯網或醫院臨床倫理委員會覆核個案，而決定為這類病人不提供或撤去人工營養及流體餵養，要由醫院行政總監或醫院聯網總監，以及醫管局總辦事處考慮是否需要把個案呈上法庭處理。

Q　如果沒有預設醫療指示？

A　當死亡臨近，即是預計在數小時或數日內死亡，無可避免——無論有沒有預設醫療指示，不提供或撤去人工營養及流體餵養是可以接受的。

然而當病情是末期，可是不是臨近死亡，就很難作決定：如果不滿足病人營養和水份的需要，可能會令病人承受痛苦症狀和併發症；可是嘗試滿足我們認為病人的營養或水份需要，可能會引致不必要的痛苦。

A　病人沒有預設醫療指示，醫護團隊與病人家人可根據病人事先表達的意願及價值觀，透過溝通達致共識，認為不提供或撤去人工營養及流體餵養的決定，是符合病人最佳利益。醫護團隊中最少要有兩名醫生，其中一人必須是有關的專科醫生。

如果病人不能吞嚥，換言之不提供或撤去人工營養及流體餵養，就會死亡，醫護團隊就要徵詢聯網醫療倫理委員會的意見，除非病人在喪失自決能力前，明確表達意願，醫療紀錄內清楚載列，或者病人積極和重複表示抗拒人工營養及流體餵養。

如果有懷疑，醫護團隊可尋求法律意見；對於處於持續植物人或近似狀況的病人，必須尋求原訟法庭聲明。

財政和監護安排

香港人一般知道可以預立遺書安排過身後的財產分配，卻較少知道「持久授權書」，可以找律師簽署委託可信的人，在自己精神不能作決定時，委託人可以動用財產照顧自己。耆智園總經理何貴英表示看到不少認知障礙病人因為沒有預立「持久授權書」委託家人，家人也就沒法動用病人的存款，結果要入住較差的私營院舍。

「持久授權書」有訂明的表格（附件四），有指定的授權內容，並且必須在一名註冊醫生和一名律師面前簽署。

如果沒有「持久授權書」，照顧又出現分歧，甚至有金錢糾紛，可向「監護委員會」申請監護令，以保障病人的權益，安排照顧工作，處理財務，並在醫療治療上作決定。監護委員會是政府一個類司法審裁機構，成員包括：律師、醫護人員、社工及社會人士。

順帶一提，有些病人精神無法作決定，家人又拒絕讓病人出院，醫院可以向監護委員會申請成為醫護人，讓病人出院，但出院後，醫院就不再是病人的監護人。

在監護委員會網頁可看到不少個案是與認知障礙症有關：

八十六歲婆婆患有認知障礙症，社區中心社工多次發現婆婆身上各處有瘀傷，兒子承認因為媽媽不肯食藥、把有大便的紙巾丟在地下……氣憤拍打，雖然警方決定不起訴，社工向監護委員會申請，委員會批出緊急監護令，委任社會福利署署長為監護人，兒子不能再堅持在家由自己照顧，婆婆可入住安老院舍。

八十七歲婆婆患有認知障礙症，丈夫和兩個兒子都去世，只有姪兒一年探望她兩三次，婆婆入住老人院時把九萬積蓄託姪兒存入銀行，院舍護士和員工都聽著，但姪兒後來指款項是日後為婆婆辦身後事而拒絕存入銀行，監護委員會聆訊後，姪兒還錢，委員會批出監護令給社會福利署。

七十歲婆婆患有認知障礙症，長子申請作為她申請監護令運用銀行存款，但爸爸和弟弟並不同意，監護委員會轉而委任社會福利署署長為官方監護人，指示使用「最佳益利平衡表」得出決定。

持久授權書Q&A

Q **我年紀已老，打算讓兒子替我打理財政事務，可以用授權書，授權兒子嗎？**

A 正常情況下一般授權書是有效的，但一旦精神上無行為能力，一般授權書就會失效。如果你擔心年紀大，可以考慮使用持久授權書，即使喪失精神行為能力後亦「持久」地有效，賦予權力予受權人繼續處理財政事務。

Q **那我簽署持久授權書，委任我的兒子作為受權人，他便可以替我打點一切事務？**

A 你的兒子，即是受權人，不能照顧「一切」事務。法律規定，授權人必須在持久授權書內，指明受權人有權處理的事宜、財產或事務。所以你要做的，不只是簽名。

Q **父母想我為他們持久授權書的受權人，我應當如何行使這權力呢？家裡還有其他兄弟姐妹，不想因為父母的資產管理問題大家不和。**

A 可參考《持久授權書條例》(香港法例第501章)第12(2)條所述，該條文討論有關受權人的職責。一旦開始行使你作為受權人的權力，就要以父母的利益為最優先考慮。

Q **我有三位已成年的子女，但若我變得精神上無行為能力，希望能讓妻子處理我的財政事務。**

A 可以任命任何人士擔任持久授權書的受權人。但如果太太年紀亦大，也許可以考慮讓太太和其中一位子女成為共同和各別行事的受權人，讓他們任何一位都可以在你變得精神上無行為能力的情況下，行使受權人的權力，處理你的財政事務。

Q **我簽署了持久授權書，委任我的長子為受權人，不過，最近我注意到他沉溺賭博。我現在想要任命我的小女兒作為受權人，應該怎樣做？**

A 首先要撤銷現有的持久授權書，最簡單直接的撤銷方法就是撕成碎片。如果持久授權書不在手上，例如已經交給長子，那最好找一位律師草擬一份正式的撤銷書，撤銷原有的持久授權書。然後再簽立一份新的持久授權書，委任小女兒作為受權人。

Q　我還是有點猶豫：如果我的受權人心腸變壞，而我已變得精神上無行為能力，那我有什麼保障？

A　持久授權書不能保證受權人永遠值得信賴。但根據現有的法律，「有利害關係的一方」有權就受權人的行為提出質詢，甚至要求法院把受權人免任。因此，即使到時可能已變得精神上無行為能力，受權人的行事和行為仍然可以受到你家人的監測。

資料來源：

香港大學法律及資訊研究中心社區法網「持久授權書」

延伸閱讀

Nancy L. Mace、Peter V. Rabins著，楊培珊譯：《有品質的陪伴　失智症病患家屬照顧手冊》，台灣：遠流，2015。

井滕英喜、粟田主一著，蕭雲菁譯：《全彩圖解失智症保健事典》，台灣：原水文化，2012。

伊佳奇著：《趁你還記得》，台灣：時報出版，2014。

褚士瑩著：《忘了。走一段無悔的失智照護旅程》，台灣：時報出版，2012。

香港大學及香港社會服務聯會編制：《「腦」伴同行計劃照顧者手冊》，香港：高錕慈善基金，2012。

羅錦注著：《認知障礙症照顧系列　情緒行為管理經驗彙編》，聖雅各福群會，2014。

香港認知障礙協會編著：《不離不棄：老人癡呆症患者家屬照顧心聲》，香港：香港認知障礙協會，2002。

吳義銘等著：《老年癡呆症：與患者及家屬同行》，香港，基督教文藝，2011。

第十二章
斌仔：爭取香港死亡權

香港公眾一般對「安樂死」的印象來自鄧紹斌（斌仔），二零零三年底他在四肢癱瘓十二年後，用嘴巴含著筷子在電腦上打出一封信，寄給當時的行政長官董建華，並且在二零零七年以「斌仔」名字出版自傳《我要安樂死》。

然而斌仔在自傳中最初對「安樂死」的定義似乎有點誤解，雖然後來他在《再序》和公開場合一再澄清，再加上部份傳媒報導並不完全準確，香港人甚至一些醫護人員亦誤解了「安樂死」、「拒絕治療」、「終止無效治療」的內容。

這導致香港一些合法的病人自主權、醫生合法的醫療決定，亦被廣泛地誤會為香港法律不容。

斌仔一九九一年在羅富國教育學院畢業，正要在新學年當老師，六月準備畢業表演練習打空翻時跌倒，救回性命但中樞神經折斷，自此頸部以下不能動，無法自行呼吸，也不能說話，醫生在喉部開孔接駁一部數十磅的呼吸器，只可用唇語和別人溝通。

斌仔長年住在瑪麗醫院，《我要安樂死》裡寫滿癱瘓困在病床的辛酸無奈，二零零二年三月二十三日他在電視機看到一則新聞，書中第八章形容這是「天籟」召喚：

「英國一名癱瘓的女人獲法院裁定有權結束自己的生命，是英國法院破天荒作出此種的裁決，劉秀瑩的報導：獲勝訴的是四十三歲女社工，她一年之前腦血管爆裂，頸部以下隨即癱瘓，必須倚靠儀器幫助呼吸，然而尚存意識說話，倫敦高等法院的法官接納了精神科專家供詞，裁定原訴人神志清醒，有足夠判斷力決定何時把維持生命的儀器拔掉，在寧靜和尊嚴下結束自己的生命，法官並讚揚原訴人的勇氣，今次是英國法庭破天荒的裁決，原訴人透過律師表示非常開心，醫院方面雖然反對裁決，但是不打算上訴。今次裁決，許多癱瘓病人關注，可能援引為案例……無綫電視記者劉秀瑩報導。」

斌仔在書裡詳細記下電視報導內容，「聽罷，我精神為之一振，雖然亦曾懷疑過其真確性，但也一同喚了我沉睡已久的思潮，一把聲音彷彿不停地闡述一個重要的訊息，叫我追溯源頭，是什麼可以令我解脫呢？又是什麼可以令我挽回自己的尊嚴呢？我並沒有找到答案，因為答案早已擺在面前，欠缺的只是一分醒悟。」

這段新聞其實並不關於「安樂死」，癱瘓社工要求拔掉維生儀器是「拒絕治療」，香港病人亦有權拒絕治療。「安樂死」是透過終止病人生命作為治療的一部份，而「中止治療」是使死亡恢復到自然情況下，不受人為干預，完全是兩回事。如果醫生不同意，或者以免日後可能被控告，便會交上法庭判決，香港和英國都有類似的做法。

這真的是「英國法庭破天荒的裁決」嗎？斌仔僅在電視聽過這則新聞一次，書中引述這段是否原文直錄？事實上記者的名字應是劉秀盈。

媒體報導誤導

翻查新聞，《蘋果日報》亦有報導這位癱瘓社工的要求，二零零二年三月二十三日「癱瘓英婦獲判有死亡權」：社工要求醫護人員為她關閉維生儀器，醫院以違反醫生專業操守拒絕，但承認她康復機會少於百分一，英國高等法庭法官指醫院「非法侵犯」，違反社工的意願，強行令她繼續生存，判這社工獲得「死亡權利」(Right to Die)，並要求院方象徵式賠償一千一百港元。

這報導一直說的，都是病人拒絕治療的合法權利，然而在最後一句卻這樣總結：「英國目前仍未准合法安樂死，所以嚴重病患者求死，必須先打官司，由法庭裁決。」社工要求的不是「安樂死」，否則根據英國法律，法庭亦不可能這樣判決。

兩天後，《蘋果日報》在三月二十五日再有一則新聞「教宗支持重病者尊嚴地死」，報導當時教宗若望保祿二世對垂危病人的「死亡權」表示支持，指醫生利用醫學科技強行延續病人的生命，並不尊重病人，他呼籲醫生應該讓病人有尊嚴地去世。報導寫道：「八十一歲的教宗在羅馬一個醫學會議上發表演說，一方面鼓勵醫生致力進行新治療的研究，另方面卻提醒他們不要以為醫學科技可令人長生不死。他說：『不要忘記人總有一死，所以要接受現實，以免陷入醫學技術是無所不能的假象中……有些界限人類是無法超越的。正因這樣，我們必須以平常心接受人類的終極，信徒也能視之為神的旨意。』

對於一些違反病人尊嚴的醫療方法，教宗直指：『（醫生）不惜一切代價，採取極端手法（延長末期病人生命），即使是一番好意，到了最後，不但毫無用處，而且是不尊重末期病人的做法。』教宗強調，身體健康固然重要，但人也不能忽略心靈的健康：『人類的複雜，迫使我們除了要愛護人的身體，還要重視心靈的需要……只依賴醫學科技似乎太自以為是。』」

教宗這次發言相當重要，成為天主教徒可以「終止無效治療」的依據，然而報導再一次和「安樂死」拉上關係：「羅馬天主教會向來反對安樂死。英國天主教會發言人認為，教宗這番言論並不代表教義有變，因為『教會從來沒有說你要不惜一切保住人的性命，只說你不應採取措施故意縮短人的壽命。』」

事實上，當時英國正熱烈討論安樂死合法化，其中一位落力爭取安樂死的病人Diane Pretty患有運動神經元疾病，告上歐洲人權法庭要求可以在英國實施安樂死，訟訴九個月後在二零零二年五月十一日因病去世，也許當時當地新聞報導亦有機會把社工「拒絕治療」、教宗支持「終止無效治療」，與安樂死不必要地相提並論。

絕食自殺不遂

斌仔聽到癱瘓社工要求拔掉維生儀器的電視新聞報導後，形容「答案早已擺在面前」。翌年二零零三年初「沙士」疫症醫院縮短探病時間，「讓我真正領略到什麼是真正的孤獨」，斌仔想到家人有朝一日也會年老離去，決定「長痛不如短痛」，嘗試自殺：咬舌、刻意著涼期望感染肺炎、不喝水二十二小時、減少進食三天、避開人工排便希望令大小腸道閉塞中毒……然而都沒辦法實行。

後來一位女義工鬧情緒摑了斌仔一巴，當天夜裡斌仔自言十多年來第一次哭了，翌夜他哀求護士幫他搭起電腦上網，開始搜查「安樂死」的資料：「不用多費時間，我就能掌握到整個基本流程，若要死得安樂，引發訴訟就是唯一的捷徑」。

他寫好一封求死的信件後，宣佈絕食，所有護士都著急，醫生來到他示意信件。病房主管醫生於是坐在斌仔床邊「宣揚主耶穌的愛」，社工、牧師、精神科醫生、臨床心理學家、有信仰的義工陸繼來訪，然而只是絕食一日一夜，他就經不起爸爸苦勸恢復進食，「討價籌碼盡失，醫護人員亦放下心頭大石」。

但斌仔亦經義工，聯絡民政事務署的義務律師。斌仔在書中記載律師有三點回應：「一是法律援助署不會接受申請，因為欠缺一宗正式的訴訟案件內應有的被告人；二是本港根本沒有法律條文包含著『安樂死』的概念，並且不能以外國同樣的案例作為引證，故此不可提出司法覆核；三是義務律師提議在申請法律援助前，先行嘗試兩個做法：若得不到醫生的支持，尚可以結集類似想法的人，用聯名力量迫使政府注視，或者，寫信給特別行政區首長董建華先生及所有立法會議員，要求修例或確立法例。」

——如果，當時病房的醫護人員向斌仔解釋，他要求的可以是合法的拒絕治療，而不是非法的安樂死；如果，義務律師回應這不關立法「安樂死」，若醫院不准他拒絕治療，醫院可以是被告人，如同英國癱瘓社工個案一樣——也許斌仔就不會在十一月二十六日寫信給行政長官董建華。

爭取立法安樂死

斌仔在給董建華的信中寫出意外經過，十二年來痛苦的癱瘓生活：「我覺得生命不在乎長短，而應是活得有用有意義。而我認為對一個人生命的最大尊重，並不是不理任何原因硬要維持生命，而是尊重每個人自我的選擇。

我曾向院方提出這種想法，要求醫生們為我尋找完成我這想法的途徑，但他們卻是拖延，遲遲的沒有理會我，我猜想是他們沒有辦法去扭轉多數人根深蒂固的原則。故我尋求民政事務處律師的意見，他提議我可向你提出請求修改法例。我明白這想法——『安樂死』所牽涉的問題廣泛，無論在道德、法律、人情等各方面都具爭議，但問題是存在的，而且我相信有同樣想法的大有人在。親愛的董特首，希望你能幫助我，在立法會上提出議案討論，在人權法內增加可選擇死亡的條文。據我所知，在美國、英國、荷蘭、澳洲、比利時等先進地方已經有類以我這種個案的法例得到通過。為什麼不能在知識水平已與這等國家並駕齊驅的香港存在呢？」

很多香港人以為斌仔寫信董建華要求個人安樂死，但信中他提出的，是修改法例，當時斌仔很可能並非全然清楚，二零零三年英國和澳洲並未通過安樂死合法化。

斌仔當時是否有權拒絕使用呼吸機？醫療倫理委員會主席謝俊仁回覆：「香港容許拒絕使用呼吸機的，也有如此做而去世的病人。我不知道斌仔有沒有與他的醫生討論過這做法。我探過他三次，他沒有提過這問題。我覺得，他要求安樂死合法化，是Call for Help。他出書時，已清晰表示他不計劃當時結束生命，仍要活下去。他繼續要求安樂死合法化，只是為將來『有需要』時使用。」

謝俊仁肯定斌仔的行動：「他爭取安樂死合法化，對他自己和其他病人都很有意義。tetraplegic病人得到較多的支援，他自己也重拾生存動力。實際上，這是很複雜的問題。安樂死在不同範疇有不同定義，混淆情況全世界都有，不是斌仔引起的。」

斌仔的信寄去特首辦，之後轉到衛生福利及食物局，兩星期後他說收到衛生福利及食物局助理秘書長「敷衍的答覆電郵」，然後二零零四年一月他再去信法律援助署，三月去信所有立會議員求助，這時記者來約訪，他為了落實打官司的機會拒絕受訪。直至四月有立法會議員在會議上提出斌仔的要求，登時斌仔成了所有傳媒的追訪對象。

但公眾和傳媒最大焦點並不是安樂死，而是「政府疏忽對嚴重傷殘人士照顧」，大量慰問卡寄給斌仔。醫院提出有風險的手術：在體內植入微型起搏器，通過外部的供電系統刺激神經線，令斌仔可以自行吸呼。

手術成功，斌仔不再需要呼吸機（也就沒有「拔掉呼吸機中止生命」的可能）。他用口控制電腦，寫出十五萬字的《我要安樂死》，在二零零七年五月出版，在六月再版序言中他說看了一些香港學者的文章，又有機會親自傾談：「本來滿腔疑團的我終於進一步明白什麼才是『安樂死』。」

再版序言中他提出的訴求，依然不是個人終止生命，而是質疑「無效治療」，指出大多數病人死前昏迷不醒，倚賴呼吸機；病人有權使用「預前指示書」（預設醫療指示）拒絕維生儀器。

在同年七月的書展講座，斌仔清楚地提出「安樂死」的理論，這是醫生作家區聞海當時的記錄歸納：「他的論點建基在：（一）健全的人有能力結束自己的生命，但癱瘓的病人不能；（二）自殺行為已經非刑事化，為何協助但癱瘓的病人結束自己的生命不可以非刑事化？（三）這樣剝奪癱瘓的病人選擇結束生命的權利，算不算歧視？」

香港這場安樂死合法化的討論，風風火火地開始，然而焦點不時轉移，公眾始終關注斌仔個人，期望他「正面」活下去。二零一零年斌仔離開住了十九年的醫院，搬進公屋單位，由外籍女傭照料，他受訪時表示：「到今天我仍沒有對安樂死死心，只不過我可以做的已經做過，爭取失敗屬意料中事。也許他朝有第二個斌仔出現，我定會支持他。」

二零一二年十二月斌仔因細菌感染去世。食物及衛生局局長高永文讚揚他是「生命鬥士」。

他也是香港「爭取死亡權的鬥士」。

第十三章

真假安樂死

二零零九年八月十六日《明報》報導標題「澳洲罕允安樂死　癱漢獲准餓死」：四十九歲病人 Christian Rossiter 因為車禍全身癱瘓，需要靠胃部餵飼管輸入營養奶維持生命，他要求護理院停止灌奶——這是香港亦合法的「拒絕治療」，當時澳洲並無法例容許安樂死，會提上法庭主要因為護理院擔心讓病人餓死會有法律責任。

二零一五年十二月三日《星島日報》報導「英名媛『怕老』被允安樂死」：C女士多次離婚、胡亂花錢，患上乳癌後，以香檳服食過量止痛藥企圖自殺，獲救後腎臟嚴重受損要洗腎。她要求停止洗腎，醫生對她的精神狀況有懷疑，要求法庭評估C女士是否有神智作出決定，法官判斷她為人「自我中心」，對決定從不內疚或後悔，決定讓她有權停止治療——病人有權「拒絕治療」，在香港當醫生懷疑其決定是否充份知情及理智，亦可向醫院倫理委員會問意見，並尋求法庭判決。在英國安樂死並不合法，這個案亦與安樂死無關。

二零一六年九月五日《AM730》報導標題「下月安樂死　萎縮女最後一舞封后」：在美國威斯康辛州，患脊髓性肌肉萎縮症的十四歲女孩Jerika Bolen先後接受了超過三十次手術，每日需要十二小時戴呼吸機，無時無刻忍受著慢性與突發性全身劇痛，由於康復無望，她決定撤去呼吸機，母親同意。親友、同學、鄰居共數百人出席她的告別舞會，看著她坐著輪椅舞動——同樣，這是香港亦合法的「拒絕治療」，未成年病人要由家長或監護人同意。美國目前有五個州可以合法「醫助自殺」：加州、俄勒岡、華盛頓、蒙大拿、佛蒙特，不包括威斯康辛州。

傳媒不斷報錯

二零一六年三月七日無綫電視新聞報導「日本有組織提倡『尊嚴死』拒續命治療」，電視報導和網上新聞稿都有一句「生前遺囑和尊嚴死是近年日本興起的話題，都是指在晚年或患上不治之症時拒絕續命治療，概念和安樂死差不多。」——但「尊嚴死」是病人拒絕治療、終止無效治療，與安樂死要求醫生致射毒針終止生命完全是兩回事。

紓緩醫學專科醫生胡金榮致信電視台新聞部：

「尊敬的監製：

收看貴台的新聞報導《日本有組織提倡「尊嚴死」拒續命治療》一條，看到新聞稿中有『生前遺囑和尊嚴死是近年日本興起的話題，都是指在晚年或患上不治之症時拒絕續命治療，概念和安樂死差不多』，甚覺不安，作為一位紓緩醫學專科醫生，特來信指正。

雖然在日本推動『安樂死』以及『尊嚴死』背後有著相同的組織，而日本應該未有『安樂死』和『尊嚴死』的最終法律定義。換了是在香港的語境，

『安樂死』是直接終結病人的生命作為醫療程序，這在香港的法律上是非法的，亦引起廣泛的倫理爭議；而『尊嚴死』，又或部份人所宣稱的『被動安樂死』，以及『在病情末期不予提供甚或撤去維持生命治療』，在香港則是合法亦合乎倫理的做法。所以，貴台所指『尊嚴死的概念和安樂死差不多』的說法，恐怕就算在日本以及香港甚至是大中華地區也站不住腳。

查這段新聞的其中一間的原稿機構的稿件，沒有『尊嚴死的概念和安樂死差不多』，而這句說話恐怕也不是出於日本尊嚴死協會的理事之口，是故，這句『差不多』的說話，恐怕是站不住腳，也令讀者感到誤導。我建議在下一次報導此新聞時，刪去『概念和安樂死差不多』，既能清晰表達題旨，又能減少誤解分歧。」

胡金榮得到對方回覆：

「親愛的胡先生：

多謝　閣下之寶貴意見。我們會將　閣下之意見向有關部門反映。歡迎　閣下繼續對 TVB News 的服務提出您寶貴的意見和建議。

感謝　閣下支持 TVB News，祝生活愉快！」

無綫電視新聞部網上報導並沒有更改。

沒有老死只有病死

由斌仔寫信給特首，香港傳媒開始廣泛報導「安樂死」議題，當中一直存在一些誤解；再加上近年歐美國家不斷爭取立法，爭議愈來愈熾熱，香港傳媒的報導不時出錯，引起市民更大誤會。

隨著醫療進步，疾病不再是簡單的「有得醫」、「無得醫」，醫生和病人都可以終止無效治療，病人甚至可以拒絕治療，病人漸漸要求更大權力掌握生命自主權，現代也就有不同的死亡分類。

就像在寒冷地帶的居民，有不同形容詞形容「雪」，在熱帶地方可能就只有一個統稱，在華語地區，台灣在病人自主死亡應用的詞彙相比香港仔細，「自然死」、「尊嚴死」、「安樂死」、「醫助死亡」等都會在大眾傳媒使用，而香港除了因為誤會，亦因為公眾認知沒有這樣仔細，往往不同概念都用上「安樂死」。

縱觀而言，人類死亡可以分為兩大類：自然死亡，和非自然死亡。

非自然死亡有三種，包括：自殺死、他殺死、意外死。

而在自然死亡當中，又分有兩種，一種是自然衰老死亡，沒有任何疾病，各種身體器官生理機能逐步衰老直至衰竭。這可能是一些人心目中的「好死」壽終正寢，實際上連老死，也被劃入國際疾病分類（R54）衰老（Senility），這選項很少醫生會選用。現代死亡被高度醫療化，我們每一個人就算是睡夢中自然死亡，都會有一種「病因」，例如因為心臟衰竭。在香港政府統計處的死因調查當中，大部份香港人因為癌症、肺炎、心臟病等死亡，二零一三年四萬二千多名死亡人口當中，只有不足九百人歸入「衰老」這一項。有公立醫院醫生解釋死在醫管局醫院一般都一定要寫明病因，極少會選這項。

每個人都因病而死，彷彿把病治好，就可以避免死亡。

科技進步產生選擇

在自然死亡類別裡，我們離不開「病死」，然而病到末期，個人想法和價值觀不同，也有不同的

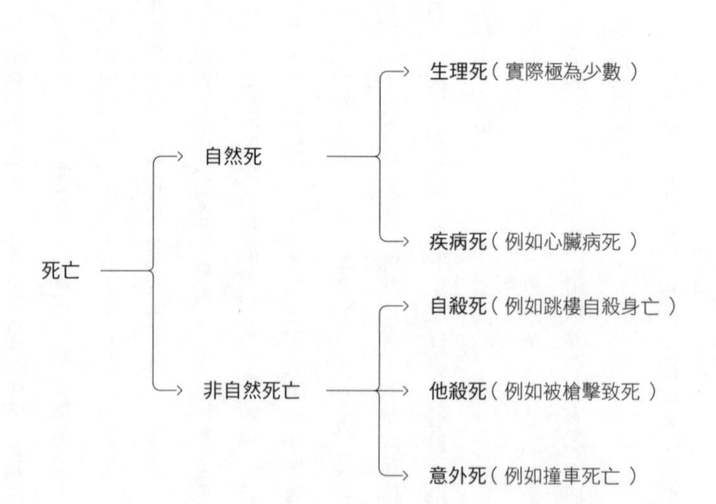

方法面對。

這些死亡「選擇」昔日可能並不存在，是隨著醫學昌明科技進步出現的，例如心臟停止跳動可以打「強心針」、肺部衰竭可以用「人工肺」，無法進食用「導管餵飼」……以往維生儀器可能僅僅暫時有效，然而如今某程度上可以令病人一直維持生命。但陷於不可逆轉的昏迷；或者處於持續植物人狀況，這樣的生活質素值得繼續嗎？病人可以透過醫療指示拒絕，醫生也可以為了保障病人利益，終止這些無效治療。

「終止無效治療」又稱為「尊嚴死」，香港醫護界傾向避免用這些相對有價值判斷的字眼「尊嚴」，我曾經在專欄使用，被醫護人員留言指責扭造新詞，但「尊嚴死」是內地正式的中文名詞，根據中國法學教授溫靜芳《安寧死亡權研究》：「尊嚴死是指對於沒有恢復希望且無行為能力的患者，終止無益的延命醫療，使其具有人性尊嚴以迎接自然死亡的措施。」

「尊嚴死」也的確有機會引起誤會，因為支持安樂死的人士會形容這是有「尊嚴的死亡方法」，有文章更直接把安樂死改稱「尊嚴死」，所以本書在這章以外，均使用「終止無效治療」。

一項治療是否無效，在醫學是有定義的：根據醫院管理局《對維持末期病人生命治療的指引》：狹義來說，無效治療指生理上無效用的治療。當臨床理據及經驗顯示一項維持生命的治療極不可能生效，這治療即屬無效用。而對於大多數臨床情況，治療是否無效用，實際是衡量治療對病人的負擔及好處；治療雖然可以延長生命，但要考慮是否符合病人最佳利益。由於評估對病人的負擔及好處時，要考慮病人生活質素，並涉及價值觀的問題，所以廣義來說，作出決定的過程是醫護團隊、病人及病人家人謀求共識的過程。

延命減命一線差

由於有廣義的無效治療，「尊嚴死」的定義可以很闊，例如一位九十歲的癌症病人，癌細胞已經擴散，可以冒險做手術切除部份腫瘤，但評估過手術弊大於利，病人意願選擇不做手術。但這並非拒絕所有治療，可以接受紓緩治療止痛，或者接受紓緩治療的電療縮細骨頭裡的癌細胞，減少疼痛並避免影響走路。

在日本尊嚴死的定義是：「經由本人親口表明、

或是透過預設醫療替示，且由兩位以上醫生判定患者已經無可救治並來日不多，可以不進行或直接終止延命醫療。」日本醫生石飛幸三進一步在「尊嚴死」的範圍裡提出「平穩死」：一開始就不接受延命治療，而不是嘗盡無效治療的苦果後才終止。石飛幸三在護養院工作，認為替認知障礙症病人插入導管餵飼有損生活質素，提出讓長者自然邁向死亡，不要接受「多餘」的延命醫療。

東京醫科大學客座教授長尾和宏醫生在著作《平穩死、為自己寫下期望的人生結局》指出醫療有「延命」到「減命」的分水嶺，在「延命」階段要充份利用醫療力量奮戰，但到了必須停止戰鬥的時刻，不要再眷戀延命醫療，因為那反而會增加痛苦減短壽命，只是接受緩和病痛的紓緩治療就夠了。

問題是醫生不曉得停，家人不捨得停，病人又不知道或者無法叫停。長尾和宏認為分水嶺應由病人決定，一些病人想奮戰到死亡，不用阻止；但一些想好好把握最後時刻陪伴親友、去旅行等，應該如願，不是由醫生決定病人被動地戰鬥到死亡。

長尾和宏把「平穩死」比喻為自然分娩，而不是剖腹生產，但指出孕婦可能到了生產時，才知道

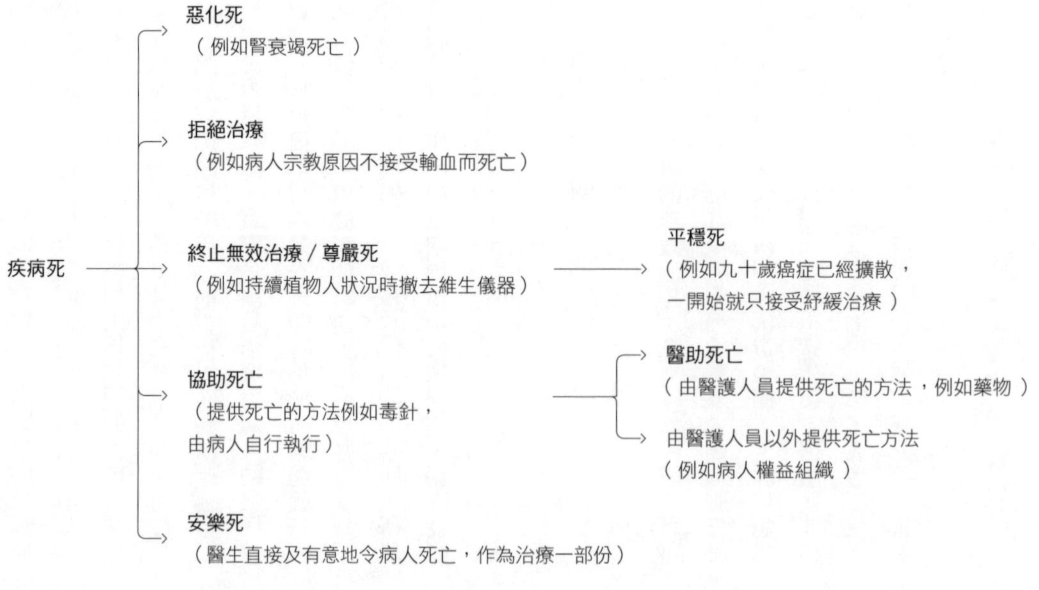

疾病死
- 惡化死（例如腎衰竭死亡）
- 拒絕治療（例如病人宗教原因不接受輸血而死亡）
- 終止無效治療／尊嚴死（例如持續植物人狀況時撤去維生儀器）
  - → 平穩死（例如九十歲癌症已經擴散，一開始就只接受紓緩治療）
- 協助死亡（提供死亡的方法例如毒針，由病人自行執行）
  - → 醫助死亡（由醫護人員提供死亡的方法，例如藥物）
  - → 由醫護人員以外提供死亡方法（例如病人權益組織）
- 安樂死（醫生直接及有意地令病人死亡，作為治療一部份）

最終可使用的分娩方法，病人卻可以全然選擇「平穩死」。

在香港，病人有權選擇拒絕治療，終止無效治療的「尊嚴死」和「平穩死」都是合法的。

自主死亡種類多

醫生的角色不斷變化：「惡化死」裡可以是搶救到最後的關鍵角色，但在病人選擇拒絕治療，醫生仍有責任盡力令病人得到足夠的資訊，明白後果。醫生有權終止無效治療，沒有責任沒了期維持治療，例如為植物人提供呼吸機；可以因為尊重病人意願，改變治療方案，例如不做手術，改用口服化療止痛；並且顧及病人最佳利益，例如不為末期認知障礙病人插導管人工餵飼。這些都是合法，並合符香港的醫療倫理。

疾病死還有兩種：「協助死亡」和「安樂死」，這在香港是非法的，醫生的角色又更複雜了。

根據《香港註冊醫生專業守則》：「安樂死」是「直接並有意地使一個人死去，作為提供的醫療護理的一部份」。加拿大、英國等近年不斷討論安樂死是否合法，用的不是「安樂死」(Euthanasia)，而是「協助自殺」(Assisted Suicide)，或者較少批判意味的「協助死亡」(Assisted Dying)。

「安樂死」和「協助死亡」的分別，在於病人和醫生的角色，紓緩醫學專科醫生胡金榮的比喻是日本武士切腹：病人就像那切腹的武士，旁邊若有一人負責把刀遞給武士，這人就是「協助死亡」，武士切腹後會劇痛，但不會即時死亡，旁邊就有一位「介錯」負責馬上把武士斬首減少痛苦，這位「介錯」做的就是「安樂死」。

遞刀的人，即是提供死亡資訊和針藥的，如果是醫生，就是「醫助自殺」或「醫助死亡」(Physician-assisted Suicide / Dying)，有些國家可以由病人權益組織提供死亡針藥，而不經醫生。

「協助死亡」和「安樂死」定義不同，在美國一些州容許病人自行動手的「協助死亡」，不許醫生直接施行「安樂死」，而在荷蘭，病人可以選擇「協助死亡」或「安樂死」，英國剛推翻的私人條例草案是「協助死亡」。(表一)

安樂死大不同

香港對病人自主死亡的認知相對落後，應用的

英國剛推翻的私人條例草案是「協助死亡」	
	目前合法地區
醫助自殺	瑞士 (1942) 美國五個州 ・Oregon (1994) ・Washington (2008) ・Montana (2009) ・Vermont (2013) ・New Mexico (2014)
安樂死	荷蘭 (2002) 比利時 (2003) 盧森堡 (2009) 哥倫比亞 (2015)

詞彙亦過時，尤其是一些宗教團體，甚至還在用一些昔日分類方法，把「安樂死」分成四類：「非自願安樂死」、「自願安樂死」、「主動安樂死」、「被動安樂死」，可是是否自願、誰作主動，並不是目前早全球立法爭取死亡權的焦點，而且很容易造成誤會，醫管局主張避用。

「自願安樂死」強調病人意願；「主動安樂死」強調醫生直接使病人死亡作為醫療的一部份。「非自願安樂死」最常舉例是納粹屠殺猶太人，但有學者引伸到當事人已經失去表達能力，在親友申請下實施安樂死，例如嬰兒、昏迷病人等，這種引申會引起誤會，而「被動安樂死」，醫學界更是反對使用。

醫院管理局《對維持末期病人生命治療的指引》特地有一頁附錄「不應使用『被動安樂死』一詞的原因」，文件指出「在醫學先進國家的正式討論中，並無使用這個名詞。……各醫學先進國家的有關專業指引亦沒有使用這個詞。」

醫管局希望可以減少不必要的誤會：「在恰當情況下決定『不提供或撤去維持生命治療』，在倫理和法律上是可以接納的。這跟醫務委員會守則定義為『直接並有意地使一個人死去，作為提供的醫療護理的一部份』的『安樂死』在倫理上和法律上都截然不同……使用『被動安樂死』一詞去形容不提供或撤去維持生命治療，可能令人誤以為這項決定在倫理上和法律上與『主動安樂死』相同。」

再者「不提供或撤去維持生命治療」包括很多不同的情況：「由停止為末期惡性腫瘤病人進行心肺復甦術，以至停止為一名持續在植物人狀態的病人提供人工供給營養都屬本詞涵蓋範圍。但前者並無爭議性，而後者卻極具爭議性。如果使用『被動安樂死』一詞，人們可能會把所有『不提供或撤去維持生命治療』的情況，都當作是一如後者般極具爭議性的情況。」

文件亦指「被動安樂死」可能含有「有意殺害」的意思，影響病人和家人判斷：「我們支持不提供或撤去僅能延長死亡過程的無效用治療，但我們並不支持有意的殺害。因此，避免使用令人誤解的『被動安樂死』，而改用較中性的『不提供或撤去維持生命治療』會有助這個課題的公開討論。同時，在個別情況下如有需要與病人及病人家人討論，使用後者亦會達致更積極的後果。」

二零一四年十一月聖雅各福群會曾經主辦講座探討「尊嚴死」，當中亦有關於安樂死的討論。

香港大學社會工作及社會行政學系副教授周燕雯在講座上指出，人們都相信「不能沒有尊嚴」，但往往從相反去定義，不要什麼，說不出想要什麼，人們希望臨終：不要太辛苦、樣子不要太差、不想成為負累……但有尊嚴是什麼？風光大葬？親人陪伴？不同人有不同想法。

「申請安樂死，是否就是有尊嚴地告別？」周燕雯相信兩者並不相等，還有很多可能：「我希望大家清楚所有選擇，才去決定。想買蘋果汁，超級市場只得一種，大家就以為只有這種，可是去到百貨公司，蘋果汁有幾十種，可以慢慢選。如果看了，還是選擇便利店那一瓶蘋果汁，沒有問題，但起碼知道有不同選擇，不要限制自己的決定。」

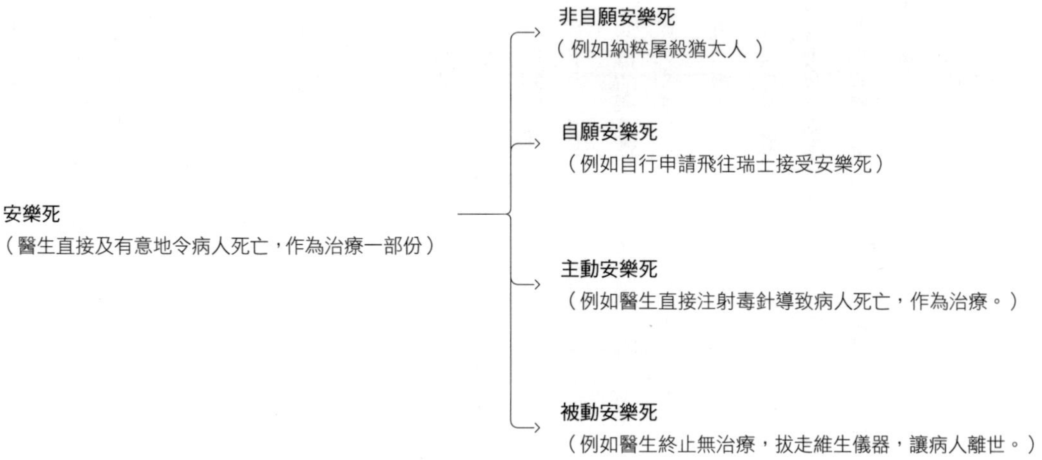

安樂死
（醫生直接及有意地令病人死亡，作為治療一部份）

- 非自願安樂死
（例如納粹屠殺猶太人）
- 自願安樂死
（例如自行申請飛往瑞士接受安樂死）
- 主動安樂死
（例如醫生直接注射毒針導致病人死亡，作為治療。）
- 被動安樂死
（例如醫生終止無治療，拔走維生儀器，讓病人離世。）

第十四章

自主死亡的空間

現代醫學昌明，死亡一再被拖延，究竟什麼時候叫停？病人可以有自己的看法，醫護人員有其角色和責任的困惑。

二零一六年香港就有兩場立場截然不同的講座：四月前醫院院牧梁國棟主講的「《我・自主死亡》——我到底對死亡有say嗎？」強調病人自主權，九月香港天主教教區生命倫理小組、聖神修院神哲學院生命倫理資源中心、天主教醫生協會、天主教護士會、教區醫院牧民委員會等組織籌辦講座「醫生協助病人自殺」，第一位發言的，就是香港終審法院非常任法官陳兆愷。

大量概念需要澄清，兩方仍處於「自說自話」的階段，連討論也難。

病人要自主

二零一六年一月前醫院院牧梁國棟出版了一本薄薄的小書《我，自主死亡：終止不治病人生命，可以嗎？》，裡面收集了末期病人面對的痛苦，引述斌仔在《我要安樂死》裡的心聲，以及從網上收集一位接受安樂死病人的心路歷程。梁國棟相信「安樂死是人生終局其中一個抉擇」，強調「自由和人權，乃人之為人的基本權利，理應得到應有的尊重。『我．自主死亡』，乃病者自我的基本渴求。『我．自主死亡』，我有我的話事權。」

他表示打算向相熟的旅行社購買前往瑞士的單程機票：「這張機票附帶了最重要的條件，就可以延期，延期，再延期。原因？司馬昭之心，路人皆知。知些什麼？我的打算是：生、老、病、死既是必要來的，到了自知大限將至那天，但偏偏生不如死受病魔折磨，既無一絲生存希望的我，倒不如囑咐至親或友好送我一程，遠赴瑞士，接受協助自殺的醫療服務。」

四月梁國棟在宗教書店舉辦座談會「《我．自主死亡》——我到底對死亡有say嗎？」當晚除了關於神學討論生命由誰掌管，還有好些病人親友訴說病痛折磨殘忍，並對現代醫療提出質疑。其中一位發言聲稱有醫生建議癌症兒童接受化療時說：「很多病人都沒得醫，但仍然要做各種治療，因為醫學就是靠很多病人醫治才能進步，否則醫學就沒有進步。作為醫生我會要他醫，但如果是我的兒子，我不會要他做（化療）。」

概念混亂難討論

可是香港病人是有合法權利拒絕治療的，醫生亦應避免延長死亡過程的無效治療，在場人士似乎把拒絕治療、終止無效治療、安樂死、醫助自殺等多個概念混淆了，頗難交流討論。

舉例：「一位末期病人非常疼痛，醫生打針令病人不再感到疼痛，在昏迷中去世，這在香港是否可以？」座談會講者施諾馬上指這就是「安樂死」。但其實這是「紓緩治療」會使用的方法，用靜鎮劑等減輕病人臨終時的痛楚，不會縮短或延長壽命，會在無痛亦無知覺下離世。「這只是理論，實際在醫院是做不到的。」梁國棟反駁。

那為什麼解決方法是安樂死，而不是增加及改善醫院紓緩治療服務？為什麼要預先買機票去瑞士，而不直接選擇自殺？梁國棟再三強調病人有接受醫助自殺的權利：「為什麼我要跳樓，無尊嚴地死去？為什麼香港不能立法有安樂死？那就可以省錢不用到外國。當然到時要香港永久居民才有資格，不然大陸人都湧來安樂死。」

醫護人員怕犯法

香港人「自主死亡」，目前合法行為包括拒絕治療、終止無效治療，甚至自殺，只是當要求協助自殺，對提供幫助的人才是犯法的。換言之，犯法的是提供毒藥或資訊的人，而不是提出要求的病人。

二零一六年九月香港天主教教區生命倫理小組等主辦的主籌辦講座「醫生協助病人自殺」，主要發言的是香港終審法院非常任法官陳兆愷。

陳兆愷指出香港在一九六七年自殺已經非刑事化，而協助自殺，就是謀殺，如果是親友協助病人自殺，還有機會考慮到精神狀況，例如因為長期照顧陷於抑鬱，可以改判誤殺，縮短刑期，而「協助自殺」在香港最高刑期是判監十四年。可是醫護人員協助病人自殺，就是謀殺，代價是終身監禁。

「就像交通燈，紅燈、綠燈都很清楚，最煩是有黃燈——開車尚且可以等，但醫護人員有時時間緊迫，很擔心會衝黃燈、衝紅燈，會有醫學和法律的問題。」陳兆愷指出黃燈，或者所謂「灰色地帶」的決定關鍵包括三點：

一、醫護人員確實做了什麼？

二、什麼原因致死？病人自己死，還是因為醫護人員？

三、有意圖令病人死亡嗎？

醫生回應難

陳兆愷解釋如何判定是非法的協助自殺，還是合法的醫療決定，可以參考多個原則，包括生命是神聖的、病人有自主權、病人最佳利益、是否必要等等，但其中一點「Doctrine of Double Effect」本身便存有矛盾。「如果康復無望，醫生可以讓病人止痛，就算這止痛的治療會縮短壽命。例如打嗎啡，劑量大病人一定會死，可是無法止痛，一直加、一直加，可以去到什麼階段？或者醫生不是做了什麼，而是沒有做什麼，導致病人死去？

這就要看那三點關鍵，例如醫生是否有意圖令病人死亡？」陳兆愷形容就算是綠燈，都可以變了衝紅燈，或者經陪審團判斷，紅燈又可變黃燈。

他進一步用歐美案例，仔細解釋不同國家基於不同價值觀決定「紅燈綠燈」。英國在二零一零年寫出協助死亡的控告政策：「Policy for Prosecutions in Respect of Cases of Encouraging or Assisting Suicide」，並在二零一四年更新，然而陳兆愷列出有機會被告，和相對較少機會被告的各項原則，爭議依然相當大。例如被控告機會相對高的原則包括對病人缺乏同理心（lacked compassion），這會鼓勵了病人尋死——「可是醫護人員日日見咁多病人，都要哭嗎？」他反問。控告機會相對較低的原則包括「the suspect is wholly motivated by compassion」——全然同理心要如何證明？

陳兆愷說所以醫生現在會注重病人的意願，最好有預設醫療指示，他開玩笑：「醫生對病人說：『你講啦！』但這是『打茅波』（耍賴），最後決定是否適用的，還是醫生。公營醫療資源有限，要決定的，也是醫生。」

自殺是否權利？

講座上香港大學醫學院內科學前教授楊紫芝回應醫生作決定很困難，回應：「現在預設醫療指示很有用，病人可以掌握病人命運。」醫學院院長梁卓偉直言法律改革委員會一定要為預設醫療指示立法，「否則講什麼都沒有用」，他建議像美國一樣，醫院內有臨床倫理專家幫助醫護人員在困難的情況作決定，並且收集爭議病例和處理方法，整理成資料庫讓醫生參考。

兩位都沒有直接回應對「醫助自殺」的看法。本書有多位醫生回應過安樂死的問題，全部強調病人需要的是協助，不是自殺，其中一位醫生回覆直接：「法例不讓醫生替病人安樂死，醫生就不會做。」如果修例，諮詢醫生意見？——「醫生就會反對。」答完。

台灣紓緩治療權威趙可式教授曾經深入訪問五十六位台灣醫生對死亡的看法，並輯錄成書《醫師與生死》，由於訪問並不記名，醫生回覆非常坦白。小部份受訪台灣醫生贊成可以有安樂死，原因有二：如果病人的生命已經沒有意義，而且是自主同意；病人遭受極大的痛苦，又無法緩解，站在病人立場應助他解脫。贊成的醫生認為要有三個條件：

一、先了解病人的動機，並先努力緩解他的痛苦，之後再考慮安樂死。

二、需要有一個團隊來討論來判斷，並嚴格規範審慎避免副作用。

三、若法律充許則贊成，但「讓別人去做，或是由病人家屬自己執行」。

趙可式有其中一系列問題詢問醫生面對自己死亡時的態度，大部份希望有紓緩治療的人道照顧，其中有反對安樂死的醫生坦然希望在他痛苦時：「有人可以助他打一針，讓他從此解脫。」

最啟發的，是有醫生形容「在醫院的死法好像地獄一樣」。有醫生說如果是自己得了末期癌症，就不會選擇「那種很劇烈的，可是又很痛苦的治療，到後來好像結局一樣是死……我可能就到安寧病房……提升臨終的品質。」

還有：「我覺得如果真的要走，就要很舒服的走。」「我已經快死了，你再把我救回來，又醒了，然後很痛苦，何必呢？最好的方法就是，如果都到了沒有辦法的時候，就接受安寧緩和治療（紓緩治療），讓我的痛苦得到紓解，心理上的問題也能得到解決。」「我應該不會消極到想尋求安樂死，如果真的有問題的話，我想就我們自己所學，我有能力可以自己調藥自己弄，讓自己比較舒服。如果弄不好的話，當然我會請其他醫師，幫忙讓我過得比較好一點。我想我會盡力讓自己過得比較不痛苦。」

當醫生是病人，亦希望有選擇。梁國棟要求的「死亡自主」，斌仔爭取的「無法自殺的病人選擇結束生命的權利」，可能回答的不止是醫生和法官，而是社會大眾。

自殺是否權利？

二零一五年英國國會議員Rob Marris提出私人條例草案「協助死亡條例草案」(Assisted Dying Bill)，讓預期壽命在半年以內的末期病人，可以得到致命的藥物和幫助，結束生命。病人申請要經兩位醫生批准，再交上高等法院得到批准，醫生會提供幫助和藥物「協助死亡」，但不會直接施行安樂死。草案最終九月在下議會已被三百三十反對票對一百一十八贊成票否決，期間討論相當熾熱。

英國雜誌《經濟學人》封面「Right to Die: Why Assisted Suicide Should Be Legal」，有份

策劃這次報導的國際編輯Helen Joyce在公開演講解釋為什麼刊物會支持「協助自殺」，並且表示應該是「醫助自殺」。

Helen Joyce認為關鍵是人有沒有權自殺——很多反對安樂死的意見，本身亦反對自殺，但自殺已是國際法律普遍視為非刑事行為。目前在非洲及南亞地區一些國家自殺仍然非法，自殺不遂可以被控告，自殺後財產會被沒收，新加坡至今仍是非法，嘗試自殺的會被罰款或入獄。「當一件事是合法，但幫助一位本身做不了的人做這件事，卻會變成非法。」Helen Joyce說：「這很奇怪，我沒有想到其他例子。」

英國《衛報》評論反駁《經濟學人》的觀點，質疑自殺僅是合法行為，並非一項權利，否則阻止一個人自殺，或者救活一個自殺的人，就會被控告侵犯其「死亡權」。

各國考慮不同

國際間最先提供協助自殺的國家，是瑞士，開端亦是自殺的法律地位。

瑞士在一九四二年開始自殺合法化，法例並且寫明只要不是出於私利，就可以協助別人自殺，因而在當地一些醫生已經很快地提供「醫助自殺」，作為治療的一部份，一直以來瑞士死亡人數當中，大約只有百分之一是死於「協助自殺」。九十年代著名的私人機構Dignitas開始向外國人提供「協助自殺」，一九九八年至二零一五年共替2,127人提供服務，其中包括二零零四年一名香港人、二零一五年第一名台灣人和第一名日本人。（表一）

隨後澳洲曾於一九九六年通過全球第一個安樂死法案「末期病患權利法案」(The Right of the Terminally Ill Act 1995)，Philip Nitschke醫生提供毒藥，先後有四名病人通過電腦控制的注射方式結束生命，但一年後國會裁定法案違憲，「協助死亡」恢復非法。

美國奧勒岡州在一九九七年批准「協助自殺」，但「自願安樂死」是非法，即是規定一定要由病人本身接受致死藥物，而不是醫生親自下手。經兩名醫生同意末期病人預期壽命少於半年，精神有能力作決定，才可以提供致命藥物。由九七年至今，醫生開出大約一千四百份處方，但只有三分二病人真的服用，有三分一人改變主意。

荷蘭第一宗安樂死個案發生在七十年代，雖然

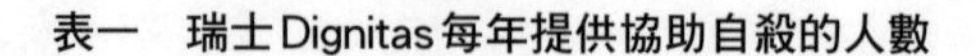

表一　瑞士Dignitas每年提供協助自殺的人數

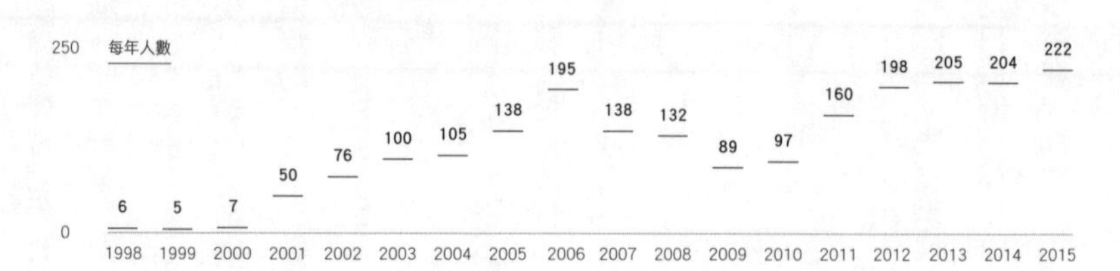

表二　荷蘭每年死於安樂死及協助自殺的人數

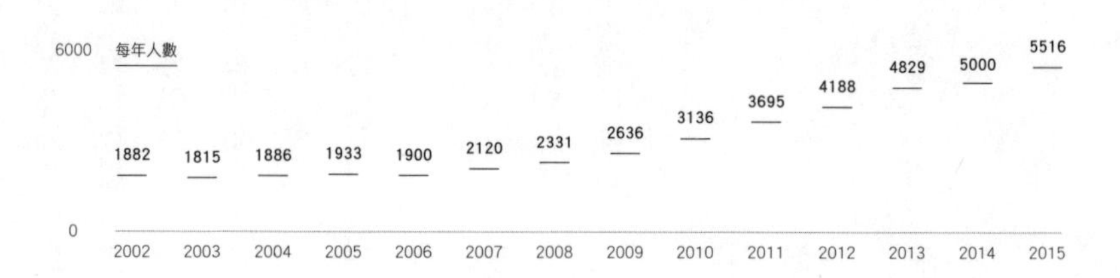

表三　比利時每年死於協助自殺人數

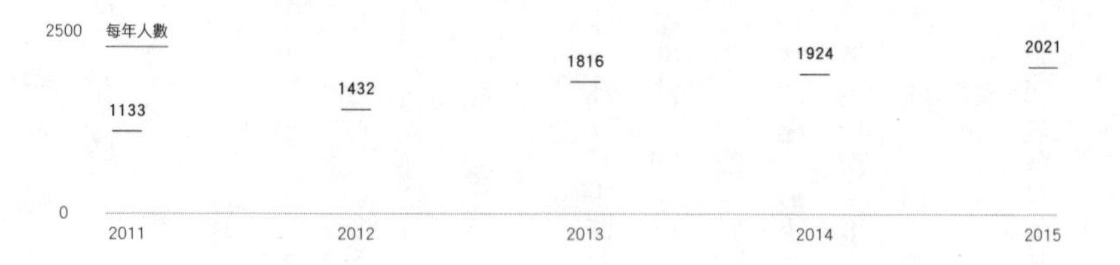

犯法，但如同吸食大麻等非法行為，實際並不執法，安樂死在荷蘭長期處於灰色地帶，一直到二零零二年才正式把「協助自殺」和安樂死寫進法例。荷蘭法例遠比美國寬鬆：病人不需要是末期病患者，醫生確定病人有精神行為能力作決定，證明病人正處於「不能減輕」和「不能忍受」的痛苦中，並與病人之間達成共識，確認安樂死已經是唯一選擇，就可以進行「醫助自殺」，並且沒有規定要由病人親自動手，即是可以安樂死。

病人可以選擇，結果絕大部份都要求醫生施行：二零一五年荷蘭共有五千五百一十六宗安樂死，其中五千二百七十七宗由醫生執行，只有二百零八宗由病人自行執行。荷蘭的死亡人口中，一共有百分之三點九人死於協助死亡，雖然數目全球最多，增幅近年已經放緩。

比利時更進一步：二零零二年立法，二零一四年撤消年齡限制，就算是兒童，只要瀕臨死亡或者處於極大痛苦當中，亦可以得到「協助死亡」，是目前全球最寬鬆的「協助死亡」法例規定。二零一六年九月，就有一名十七歲青年接受安樂死。

二零一五年比利時超過二千人接受協助自殺，對比二零一一年剛超過一千人，增幅高過其他國家（表二）。比利時文化上更近荷蘭的德語區，目前約有百分五的死亡是「協助自殺」或者安樂死，比荷蘭全國數字更高。

滑坡效應是否發生？

比利時法例寬鬆不時傳出國際間爭議個案，成功接受協助死亡的包括二十四歲女士因為「嚴重厭世」、六十四歲女士因為「意志消沉」、四十五歲天生聽障的雙胞胎兄弟因為將會失去視力。

對於一些反對安樂死的人士，這似乎是一直擔心的「滑坡效應」：一些傷殘人士、長者、擔心成為家人包袱、無錢治病的紛紛求死。但亦有支持者指出比利時的自殺率一向相對一般歐美國家高，早在二零零五年安樂死剛實施時，每十萬名比利時人，有十八人是自殺身亡的，同年英國每十萬人有六人、美國約十人。

《經濟學人》認為瑞士、美國、荷蘭等地，二十年來容許「協助死亡」，整體數字並沒有出現「滑坡效應」，人們原以為老病的弱勢社群會較多接受「安樂死」，但實際分析指出，實行「協助死亡」的通常是自主較強，習慣計劃未來，擔心生活失去控制的病人。這些病人不是因為受不了身體痛楚，而是精神上恐懼失去自主能力。有反對言論擔心子女會把父母送去安樂死，謀取財產；實際在比利時，卻有母親找醫生「協助死亡」，並要求醫生不要告訴家人，兒子在母親死後才知道，非常震驚。

編輯Helen Joyce指出目前就算在合法的地區，有三類病人爭議最大：第一類是兒童，這也是比利時最受非議的法律條文。「很多人都會掛在口邊：我不要去老人院、我不想待在醫院，一槍打死我吧，像狗一樣把我安樂死吧，這是真實對白，人們不想最後一程這樣過，可是談到兒童，就是不行：『當然不行，這太恐怖了，想都不用想。』Helen Joyce說：「可是兒童也會受苦而死，當他們病情已經末期，如何停止治療？」

幫忙有條件

第二類是精神行為沒有能力的，例如精神病人、情緒病病人。「人們會期望抑鬱的人可以走出來，不在低潮時放棄，但現實這些人往往選擇自殺。」她指在荷蘭接受協助死亡的超過九成都是癌症，二零零二年法例實施時沒有任何人是因為精神或情緒原因接受協助死亡，二零一三年有四十二人。

第三類是殘疾人士，她發現最先爭取安樂死合法化的是傷殘人士，例如漸凍人或四肢傷殘的人士，但代表這些殘傷人士的權益組織，一般都會公開反對安樂死，避免影響爭取殘傷人士的權益（香港四肢傷殘協會主席李遠大亦多次公開反對安樂死），然而個別傷殘人士接受訪問時，又會透露希望有安樂死的選擇。

「每個人都不一樣，有些傷殘人士可以有美好的生活，有些不願意這樣活下去，每個人都不同。」Helen Joyce說了一個小故事：當《經濟學人》編輯集合在倫敦開會，討論「Right to Die: Why Assisted Suicide Should Be Legal」這期的社論專欄「Leader」，主要論據是強調刊物一向支持個人自主權，包括死亡權。有一位年青經濟學家同事反問：「如果我真心為希臘財困感到痛苦，希望醫生幫我自殺，為什麼不行？」

「我們可以為受苦下定義而立法嗎？可以判斷別人是否受苦嗎？」Helen Joyce說：「我們可能無法判斷一個人應否自殺，但現在是判斷應否協助這人自殺，我們就可以決定什麼情況下願意幫忙，要有合理的理由，可以透過立法訂明。」

安寧照顧是否足夠？

另一個關於「協助自殺」的爭議，較常在香港聽到：病人需要善終服務，減輕最後一程的痛苦，而不是放棄生命。「讓病人面對臨終的身、心、靈、社需要，是很困難的，相對打一針毒藥容易得多！」這番話不斷出自這本書內受訪的醫護人員口中。

紓緩治療能否讓病人打消自殺的念頭？立法安樂死，是否廉價地代替了紓緩治療？英國Brunel University社會學家Clive Seale曾經研究醫院和提供紓緩治療的寧養院裡的癌症病人，發現在寧養院的病人更多要求「醫助自殺」，查詢安樂死的人數更多，也更認為自己有權選擇。這可能是一些待在醫院的病人還未面對自己將會死亡，但進入寧養院已經知道時間不多，病人更想知道自己還有什麼選擇，希望計劃自己最後一程和身後事。

實行「協助死亡」，亦有機會推動紓緩治療，在美國病人接受「協助死亡」前，醫生按法例要確保病人知道除了自殺還有什麼選擇，反而多了人知道和接受紓緩治療。兩者不是互相取代，而是增加選擇。

「協助死亡」亦關乎醫生的角色，就算在合法的國家，亦有醫學專業團體反對安樂死和「協助自殺」。英國討論「協助死亡條例草案」時，有三千七百三十三名英國醫生接受意見調查，絕大部份都反對草案。

英國British Medical Association當時的會長Ilora Finlay正是紓緩醫學的權威，並且有份創辦反對「安樂死」的組織Living and Dying Well。在《經濟學人》的報導當中，Ilora Finlay批評草案假設所有人都有堅決意志，不會受人影響或心存懷疑，但實際上病人面對死亡有大量掙扎，在希望和絕望裡徘徊，變得很脆弱，支持立法的追求自主權和控制權，看不到現實世界病人的軟弱無助。她相信病人需要的，是完善的紓緩治療。

負責訪問Ilora Finlay的Helen Joyce在演講中透露，Ilora Finlay受訪時尤其反對由醫生負責協助病人死亡，強調醫生不能做這角色，如果草案真的通過變成法例，法官也有權批准病人可得到「協助死亡」，那就由法庭提供致命的處方，總之，這不關醫生的事——「醫助自殺」絕對不行。

Helen Joyce反駁醫生一直掌管藥物，這些致命處方只能由醫生發出，而且也一定是醫生證明病人是否已是末期、精神有否能力作決定。她理直氣壯地說：

「醫生是為病人而存在，不是為了自己。我認為他們需要在場，並且把病人要求的，做好。」(「A doctor is there for you, and not for themselves. I think they need to be there for you, do what you want and do well.」)這是Helen Joyce演講的最後一句。

現代的病人自主權，又到達新的高峰。

香港會否幫忙？

香港應該協助某些病人自殺嗎？

一位長期服務長者的社工希望「匿名」接受訪問，以免影響所工作的機構，他是本書病人和家屬以外，唯一被訪者希望香港可以公開討論安樂死。「我覺得到了一些情況，病人應該可以有選擇。我私下問過從事關於臨終的同事，半數都贊成。」他坦言：「老人家不時會問：『我癌病末期，沒有仔女，生命有什麼意思？』我心底會贊同老人家：死了沒問題，但當然我不能開口說出來。我曾經有個案自殺，送殯時心裡也祝福他。在自殺前，一定有很多衡量，不許安樂死，但人們在受苦，社會又是否知道？講到尾，人口老化，如果無效治療又昏迷又不醒，真的不需要浪費金錢。」

為什麼病人可以拒絕治療並不足夠？「如果我已經昏迷，就算有預設醫療指示可以拔走呼吸機，但拔喉後是否可以馬上死亡？直接打毒針更好，家人也不用等我慢慢自然死掉。」他的工作範圍已經接觸到接受紓緩治療的病人，但形容有時紓緩治療也是「拖時間」，為什麼不讓病人可以選擇：「長痛不如短痛，和家人見多兩個星期會開心一點嗎？想見的就見，不想見的為何不能省下這些時間？」

如果香港容許安樂死或「協助死亡」，受助的病人要有什麼條件？他起初回答得很快：「無效治療那些，現在雖然可以終止無效治療，但唔想等嘛。第二是昏迷，已經無意識，除了可以移除所有維生儀器，還可以馬上終止生命，不用再拖。」

還有呢？他開始靜默。

獨居長者？無法照顧自己人？……「不應該，因為要根據身體狀況，不能關於個人背景底細。」

他馬上答。他說起和十三歲的兒子去看關於安樂死的話劇，兒子同意要有安樂死，因為「咁樣病法，嘥錢去醫」這看法在年輕人並不罕見，我在大學講座談及人口老化，幾乎每次都有學生建議安樂死。二零一六年三月有通識老師在《明報》撰文，指考試要求學生代入政府角色「解決」人口老化，幾個學生都回答安樂死：「即是如果長者達到某個歲數（例如七十五歲），就會交由醫生集體向這些長者注射令心臟停頓。」

這社工解釋：「我自己也覺得可以省錢，安樂死的考慮裡省錢可以佔百分之二十。但政府不能因為省錢而實行，不然所有安老服務都不會有。為了省資源而做，和做了可省資源，是兩件事。」

誰可接受協助？

回到問題：病人自殺是合法行為，如果自己無法自行自殺，香港會否提供協助？假如協助，條件是什麼？

社工先前回答香港應讓病人選擇，協助條件包括無法治療、昏迷或者植物人。可是所有末期疾病也可提供協助嗎？例如認知障礙病人假如事先表達意願，到了末期什麼時候可以協助病人死亡？無法吞嚥需要插餵飼管便打毒針？「咁又未到！」他答。認知障礙末期身體一樣樣機能暫停，到那一點可以「關掣」？這些病人就算在患病前有預設醫療指示，拒絕所有任何維生儀器，時間亦可以非常長。

這次他停頓更久，他的工作亦接觸不少認知障礙病人。

還有慢性病像肺氣腫，連醫生也說不準預期壽命，何時叫停？心臟病病人裝了心臟起搏器，可否要求醫生取出來？

「你問我，關鍵是能否有尊嚴。認知障礙病人已經不是原本那個人了，長期病也有維生指數，醫生應該可以判斷的，如果安樂死是病人的意願，為什麼不能有選擇？痛苦的還有家人，每一天都在受苦，多疼你都有討厭你的時間，每一天都在『削掉』關係。」他說：「這些痛苦，都不是拒絕立法就可以處理，起碼讓香港開始討論吧。」

鄧紹斌著：《我要安樂死》，香港：三聯，2007。

梁國棟著：《我・自主死亡：終止不治病人生命，可以嗎？》，香港：生命之旅基督教培育中心，2016。

温靜芳著：《安寧死亡權研究》，北京：科學出版社，2009。

戴文峻著：《仁慈謀殺或尊嚴死？基督信仰對安樂死的看法》，台灣：中國主日學協會，2013。

周惠賢、楊國強著：《香港的生命教育：文化背景，教育改革與實踐方向》，香港：宗教教育中心，2002。

長尾和宏著、林慧雯譯：《平穩死：為自己寫下期望的人生結局》，台灣：尖端出版，2015。

中村仁一著、蕭雲菁譯：《大往生：最先進的醫療技術無法帶給你最幸福的生命終點》，台灣：三采，2013。

中村仁一、久坂部羊著，石玉鳳譯：《生命自主：最先進的醫療是救命？還是延長痛苦？》，台灣：三采，2013。

中村仁一、中村伸一著，王慧娥譯：《為告別作準備：兩位醫師對善終的深度對談》，台灣：佳魁文化，2014。

村上陽一郎著、何月華譯：《生與死的關照——現代醫療啓示錄》，台灣：東大發行，1997。

川嶋朗著、林雅惠譯：《現代仁醫教你幸福生，也要幸福死》，台灣：新自然主義，2014。

Thomas R. Cole、Mary G. Winkler編，梁永安譯：《老年之書：思我生命之旅》，台灣：立緒文化，2011。

第十四章　自主死亡的空間

第三篇——

人生最後一堂課。

為何接收到死亡宣告時

才是真正的人生之始？

因為一本書，香港中文大學校長沈祖堯更積極面對人生衰老病死；因為一位自殺病人，前白普理寧養中心護士長邵倩文學會同理心和忍耐。前社聯主席方敏生從父親身上，學懂放手，立志要讓香港人「好死」；阿素陪伴摯友經歷死亡，找到勇氣一起面對。

死亡是可以對話的，不忌憚，才能面對。了一法師與香港大學醫學院解剖學系副教授陳立基不同角度看死後的世界，透過對話思索更深；中文大學政治與行政學系助理教授周保松，在二零零二年還是學生的時候，向老師哲學及宗教學系陳特教授討教，從生死瞥見人生。

第十五章

沈祖堯校長：生命的肌理

香港中文大學校長沈祖堯在二零一六年三月，在中大醫學大樓的解剖實驗室舉行了一場讀書會，講述閱讀Atul Gawande《BEING MORTAL》的心得和影響。

校長與學生談生死，難得地討論醫院和醫生的局限。

今天要講的是《Being Mortal》，作者Atul Gawande來過香港演講，他送了這本書給我。

在談這本書之前，先提一句這裡是一年級醫學生做解剖的地方，等一下大家可以去看解剖遺體的樣本。我相信人的生命，軀殼是一部份，但還有一個內在世界，或者可以說是靈魂，或者是我們的內心世界。所以待會看到的是軀殼，但我們要談的，是除了軀殼，還有什麼？

死亡不容易

這本書是一位外科醫生寫的，作者是在哈佛工作的印度籍醫生，因為照顧年老的父親，開始想：究竟人生到老，開始有好多毛病，眼又矇，耳又聾，記憶又差了，走路不穩，接著可能斷骨躺著，甚至患上不治之症，可能是癌症、心臟或者腎衰竭……去到這種地步，人生的意義在哪裡？

今日醫學很發達，老實說，要死也不是很容易，如果那醫院或者醫生決定不讓你死，心可以一直跳下去，我們只要放進電線，心就會繼續跳；如果肺不懂得自己唞氣，找一部機械「泵」住就可以；腎不懂製造小便、清潔血液，可以洗腎——每一樣器官都可以用一些方法去取代失去了的功能，但這樣的生命還有什麼意義？

你說我現在又不是「七老八十」，要我聽這些做什麼？雖然大家大多數是二三十歲，但每一個人都會經過這樣的階段，要如何準備？可能家人、爸爸媽媽、或者祖父母等年紀大時，都會有這些病痛的時候，甚至乎躺在醫院、住在老人院，可以如何面對這些問題？應該如何去想？

我沒有正式的答案，但大家可以討論一下。

歲數大幅增加

在這本書裡面，作者先從歷史講起，我們的平均歲數在一百年間增加得好快，你看歷史片裡打仗三四十歲就死，「陰功，咁後生！」當時一般人就是活到這年紀，不打仗也會因為疾病去世。

直到一九零零年，我們的平均歲數都不超過五十歲。一九三零年全世界的平均年歲大約六十歲，二零一零年已經有八十歲。香港人平均更長壽，女人可以八十七歲，男人八十一、八十二歲，這只是平均數。所以大家去壽宴，千萬不要祝長命百歲，對方隨時已經九十九歲了。

為什麼現在的人這樣長命？二十世紀最初的五十年有三大進步：衛生條件、食物供給、很多傳染病發明疫苗，天花白喉等致命的傳染病已經沒有了。這三個原因好像很簡單，已令全世界人口增加到六十歲。

接著由五零年代到現在，有很多很多醫學進步，包括新藥物、新手術，現在還會做一些基因的治療，並且是度身訂造的，例如糖尿病不是人人都用同一種藥，而是測試了你的基因去選用合適的藥；癌症藥物也更能對準癌細胞。

然而人始終不能永遠活下去，不是所有病都可治癒，付出很貴很貴的資源，可能增加的歲數很少很少，可能癌症花多幾百萬，只能活多兩三個月。現在醫治丙型肝炎，吃六個星期藥要大約七十五萬，可是又真能痊癒，以前打針都不好，現在吃藥會好。可是這些都是少數，大部份用很多錢，也不會完全康復，這書就寫道美國百分之二十五醫療費用在百分之五病人最後的幾個月，換言之好多醫療資源放在最後用來延長人生。

這幅圖（一條微斜的直線突然急跌）是醫學未進步時：健康是好好的，但去到某歲數，突然跌下來，然後去世。以前很多疾病沒法預防，很快去世，美國第一任總統華盛頓是喉嚨發炎死的。

這幅圖（一條線不斷上上落落）是現在：很多疾病可以預防，就算病了，也有方法好轉，身體差了好起來，好起來又再差，又再好，起起伏伏的拉長時間，到了某一個階段，失去自理能力，卻還有很久沒能死去，還有很長時間需要人照顧。

年紀大的人，像我，會擔心什麼時候過了這條線？何時失去獨立照顧自己的能力？死不是最可怕，最怕是老了，身體功能一樣樣失去。

我都好驚，二三十歲跌倒不怕，但這幾年開始看東西不清楚，要戴老花眼鏡——對我是「心理創傷」，為何要戴眼鏡才能看書？！別人說話，我聽不清楚，要對方大聲一點，這又是「心理創傷」。早兩年帶女兒去桂林上獨秀峰，我無法追上她們，膝蓋不妥，走一走會沒有力氣，軟骨蝕了。

當你一樣樣失去，有些警號出現，老人最怕的就是這樣持續地失去，慢慢慢慢一樣樣地失去，最後可能是在醫院或者老人院。

醫院裡肉在砧板上

為什麼醫院這樣「難頂」？就算我在醫院做了

一輩子工作，也不想自己在醫院過最後那幾年。因為當你在家，時間由你控制，你的空間、所有你擁有的都由你控制，可是當你躺在醫院的床上，就是肉在砧板上。

記得我第一次入醫院：平時在醫院我是站著的，第一次望見天花板是十多年前在泰國不知道吃錯什麼得急性肺炎。其實做教授很慘，那些醫生仔來打針會手震，無端端打多幾針，又找那些最老資格的，已經不再替病人打針的，於是又要打多幾針。

而且當你成為病人，很多事都受控制：幾點吃飯、怎上廁所、如何洗澡，連這些基本的都無法「話事」，甚至乎關係尊嚴的事，都無法決定，痛苦地失去自己自主的能力。我都好驚，如果有日入醫院要被學生「舞來舞去」，又要插尿喉又要點點點，點算呢？

在老人院又好悶，好無助。我們需要想一想，在我們有生之年，如何可以bring meaning to life。

這本書的作者作為外科醫生，會有這樣的想法是很難得的，他透過爸爸，看到人生存需要意義，不是我的心會跳，我可以進食，這樣就叫做生存。生命需要有意義。

有美國老人院實驗：院友本來都只是等餵飯、等洗澡的，院方就放了幾隻貓、幾隻狗、一些植物（註：原文是兩隻狗、四隻貓、一百隻鳥、全院放滿植物），老人馬上吃少一些藥。人需要慰藉，需要感情，大家開心好多，不需要那麼多安眠藥，痛楚也少一點。

我們需要一些理由，這些理由往往不是自己身上的。我們的人生價值和意義，可以透過和其他人建立關係找到，可能是子女、爸爸媽媽、朋友，甚至一隻狗、一隻貓。

日本有一隻機械海獅，懂得眨眼，對人類表情有不同反應。設計成海獅，是避開人類嬰兒的種族和語言。那海獅好可愛，能夠幫助認知障礙病人情緒不那麼波動，不會大吵打人，大家知道高錕教授前幾年學畫畫，情緒也安定了好多，我們需要感情記託，這是醫院解決不了。

非人的深切治療室

今日醫院裡有這樣的說法：now we have all the means, while we lost the meaning of medicine。我們今天有很多方法，心臟病有心臟病

的醫法、腸胃有腸胃的醫法，有所有的方法，但醫生失去醫治的意義。

我們今日只是做一部份的工作：去到急症室，急症室醫生望望，啊發燒，照肺，照完上樓上，他就看完了，不會知道這病人後來如何。上到樓上，第一個「醫生仔」睇睇，有些痰，那醫生就放工；之後資深的醫生來看，開一點抗生素；再下一個醫生來看，抽痰；再下一個又做另一部份——人人只做一部份，工作就完了，沒有再跟這個病人的進度如何，更談不上了解病人，知道他內心的狀況。

我們很擔心今日的醫院，變了一間工廠，工廠裡每一個病人都像產品，我們好像在修理汽車，這個上一口螺絲、那個看車胎是否夠氣、那個該唧油，每一個人只是做一個部份，沒有人看到整架汽車，沒人見到整個病人。

加拿大有一間醫院好「醒目」。深切治療部是最多機械、最沒「人性」的地方，病人昏迷不見天日，就算不昏迷也要令你昏迷，不然插住那麼多喉管是很辛苦的。可是他們發現如果深切治療部每一個病人床頭，都放一張那病人健康時或者年輕時的相片，可以提醒護士醫生，這是一個人，不是一件東西，不是一副機械、一堆數字，可以把病人當回一個人。

你們覺得錯愕？如果我在深切治療部，也是不斷看機械，看數字：體溫、血壓、白血球等等的數字，忘記了這是一個人。如果我們有這些觀念，對病人的治療是好的。

這就是深切治療部（展示相片）：病人躺著，氣管插住一條喉、動脈靜脈插住一條喉、肺插住一條喉、小便插住一條喉、又要洗肚，再插住一條喉……七、八條喉，動也不能動，每四個小時要找護士轉一轉身，否則身體的肉會爛掉。在這樣的環境裡，究竟我們是延長壽命，還是延長痛苦？

這樣的生命，意義在哪裡？

這是作者不斷問的：人生是需要一些目的。We seek a life with purposes，要有價值、有目標，但在這樣的環境，我們是延長病人的生命，還是延長了痛苦？究竟是否在什麼階段應該let go？

作者相信要給病人選擇、表達意願：如果只得三個月命，可否讓我講最想講的說話？可能是對太太說好愛你，可能對你氣了一世的人說對不起，或者和誰講一聲再見。可能我們在最後要問：病人想如何？

我們是延長壽命，
還是
延長痛苦？

作者相信臨終病人最想要的有五件事：

一、不想受苦；

二、維持和家人的關係，所以很多病人寧願回家；

三、希望自己是清醒的；

四、不想成為負累；

五、人生無憾，可以留下一些，一生沒白過。

這五件事是作者認知裡，對臨終病人重要的。

兩個月減肥二十磅

我看了這本書後，兩個月減了二十磅，因為保持健康好重要。最初減肥是因為買了一條褲不合穿，太太笑我，我就說一年之內一定要能夠穿，結果一個月內就行。

當我過了五十歲，一件件身體功能開始退化，以前可以跑步，現在開始喘氣，血壓開始升，肝又有脂肪，這樣那樣……不行，我一定要減肥。減了這二十磅不止是身體改變，還給我好大動力，原來aging的過程不一定向下跌，還有機會變年輕——（問學生）「你覺唔覺得我後生D呢？（大家鼓掌）多謝啊！」

之前我走樓梯，兩層已經氣喘，現在可以走五、六層，人生觀也改變了，身體改善，讓你覺得「後生」了，還未「玩完」！還有好多日子，所以我很鄭重地告訴各位：保持你的身體健康！

就算只是二、三十歲，都要好好地保持，因為體力會一直減少，不要「七老八十」才做運動。當然就算「七老八十」都要做運動，我的健身教練幫一位八十歲的婆婆做運動，笑說好怕她骨折，可是婆婆做了運動，幾個月後身體也好了，之前要坐輪椅，現在走路好了。

保持你的身體健康很重要！醫生當然說這些，但身體好，你的人生觀可以樂觀一點。

人生有四個球

第二是做一些事令生活可以自立一點，例如多一點親近子女，親近不了都起碼找一隻小狗。沈祖堯現在學煮飯，雖然煮飯和減肥違背，但可以煮了給別人吃。做一些事，令你覺得人生是有趣味的，不要只是上班下班；做一些事，讓生命有意義。如果煮飯沒意義，可以寫大字、做義工，總之做一些事令你覺得和世界有聯繫。

第三就是保持關係。（展示兩張相片）這是十年前我兩個女兒，在我的辦公室「扮晒嘢」穿我的醫生袍；今日其中一個已經是醫生，上星期剛畢業。這兩張相片之間的時間一眨眼就過，女兒長大，會離開家裡，不需要我給那麼多意見，自己會決定。但我們可以維持關係，家人朋友都很重要，當你的世界只是事業事業事業，成功成功成功，之後你失去身邊所有關係，最後就是一無所有。

十幾年前，有一位外國醫生對我說，想像人生有四顆球，好像玩雜技：有三個球都是玻璃的，第四個是塑膠的，三個玻璃球包括健康，家庭，朋友，而第四個是事業。當你跌了頭三個，打爛就沒有了，唯獨是事業還可以反彈，我們要知道優次，不要打爛能夠打爛的。

健康、你和別人的關係、讓自己開心的心情……都很重要。無論如何，我們都有失去自理能力的日子，但到那日之前，我們仍是很滿足地過我們的人生，之後可以為世界留一點東西，就是最close to immortal。

雖然始終都是being mortal，但想想這時還年輕健康，可以和愛人一起，和子女在一起，保持這些吧。

多謝各位。

在身邊人活下去

（答問時間）

Q：校長有否經歷過病人死亡？

A：我當然遇過，很多很多病人：醫不好的、癌症的，SARS（非典肺炎）時也有，別說單一例子，而是共通點——很多年紀大的病人，或者突然發現有癌症，並且是末期，病人要求的不是醫好，自己都知道這是不可能的，他要求的，是減少痛苦，以及讓他在餘下日子有尊嚴。這是很重要，對末期病人，我們不能沒問就動手術、做這樣、做那樣，對病人來說，內心更痛苦，更不開心。

所以要盡量把關於這病的資料告訴病人，也把很多決定：醫不醫？怎樣醫？都和病人一起作決定，令病人覺得自己不是肉隨砧板上。

SARS時我有很珍貴的感受：很多病人都是醫生護士，自己亦知道發生什麼事，那些X光片、血液報告，他們自己也懂得看。

我記得有次去看一個病人，他是醫生，我說：「聽吓肺？」他說：「不要了，你從背部聽好了，

一

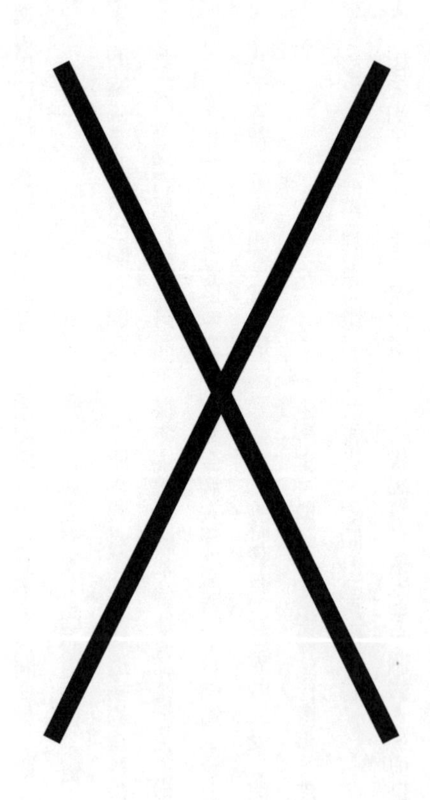

二

怕

（生有時　死有時）

我怕一下忍不住咳，傳染你。」我想了一會，說：「不要緊，讓我做全面的檢查吧。」我檢查時，他眼泛淚光，那時我才發覺，當一個人生病，內心也會生病，把自己當成不潔的、會傳染的病人，可是你關心他，可能只是拍一下肩頭，捉著他的手說：「我不怕的。」已經是一種內心的治療，這種不用錢的藥方，都對病人有深刻的意義。

人生不只是生與死，來到無法避免的過程中，歲數不能增加，但可在最後階段陪著一起走，有人支持，尊重，是很重要的。

Q：校長是否想過死亡？

A：我沒試過快要死的情況。但當我是少年人，有次游水被海浪沖到浮台下面，浮台底部很多藤壺和生鏽的物件，我手腳都刮損了——游回岸上，心想：死啦，破傷風！第一個念頭居然是：我的書，要送給誰？

我現在還沒感覺自己快要死去，可是已經感到身體走下坡，其實是害怕的，會憂慮，因為這沒法改變。但有兩個重點：第一，可以令原本走下坡，再走回來，健康的身體和人際關係，是可以建立的，就算到了最後幾年，也可以感覺充實。這和「等死」是不同的。

不要做一個等死的人。我們每一個人，由出世那刻就是等死，但不要消極地等，而是在活著的時間追求意義。

第二，我覺得外國人的喪禮很有意思，他們會說：他透過子女繼續活著（He survives by his wife and children）。我們不是離開了，從此消失，我們的基因、性格、樣貌，教過的一些東西，都會留下來在世界裡。在我們活著的日子裡，要想如何留下一些好東西給世界，身體完結，仍在身邊人繼續活著。

不用錢的藥方

Q：醫學院教育該如何反思及改善？

A：絕對有改善的空間。我們要改善的，是不應只是傳授醫學的技術和知識，而是更加看到醫學是對人的。

每年我都會向醫科生上一課，也是五年醫學院教育裡我僅僅教的一課：醫學是科學還是藝術？（Is Medicine a Science or Art?）最後一張PPT我會說both。面對疾病和痛苦，令病人減輕痛苦走出來是一種藝術，這其實教不到，不能在班房，需要身教，親自示範。

以前我也不了解，以為講好一課書、做了一場漂亮的實驗、示範很好的手術，就是好的教學。我從來沒拿過教學獎，但在二零零三年SARS我一堂書都沒教，太忙了，結果反而拿了校長最佳教學獎，我心想：「你班學生真係玩嘢，係咪唔教好過教？」

但後來我想，學習不止是聽你講，而是看你行動，我們的老師都花多一點時間看如何幫助病人，無論身體上的疾病，或者是心理需要，多一些功夫，都可以幫到學生，這不是一種知識，而是敏感人的痛苦。

我有一個病人，她腸絞痛，因為怕腹瀉不敢出門，很怕坐巴士時想去廁所不知怎辦，她患上抑鬱，服用很多抗抑鬱的藥物，整天說腸不妥，也照了很多次腸鏡。她來看我好多次了，有一次我走過去，讓她說了三十分鐘。她說完很舒服，也很奇怪：「教授平日四分鐘看一個病人，今日竟然有三十分鐘！並且是聽我說！」

我告訴她：「腸其實沒有事，但你有事就找我吧。」

過了兩天，她送一盆植物來，普通頗粗生的，現在還在我的辦公室。她說：「教授你好關心我，送給你，如果你種到快死，不要丟掉，給我再種活。」我心想：「咁串！送給我，又說我會種死。」我想了一會答：「多謝你，如果有日你想死，都要找我，讓我跟你談到活。」

她覺得好得意，之後我們成為朋友，她不時傳電郵，並在臉書聯絡，現在已經結婚生仔，她並沒有死掉。

這種心藥，不需要錢、不需要開藥、不需做手術，可能一點關心、一點誠意，少少不同，已經可以令病人改變人生。我希望多一些同學，多一些醫生，以後不止醫人，還可以醫心，有句很出名的說話：A good doctor heal the disease of the patient, A superior doctor curve a patient with disease，差異是看見一個人，而不止是病人。以前我看病人，這「大腸癌」在我臉前走過。那「甲狀腺」出院了，我忘記病人叫什麼名字，也不介意不知道；可是現在我會看那是一個人，除了甲狀腺，還是別人的丈夫，別人的爸爸，這很重要。

精彩的人生

讀書會完了，等會你們會去解剖室，我希望你接觸到人體的部份，不要覺得是標本，那是一個生命。

接觸時可以想一想：我和他們的分別是什麼？我是否真的在生活？是否是值得的人生？他們雖然已經不在，可是身體仍然有貢獻，希望大家不要太過著緊血管如何，而是多一些去想軀體和生命。離去時有感恩的心，因為還有一息尚存，有空氣在肺裡。

我做教授時要在醫學院講一堂課，當時是一九九七年，就引用了電影《鐵達尼號》一句對白：男主角被人笑：「聽講樓下有老鼠，有木蚤，今晚你上來頭等艙和我們一起吃飯，下面是怎樣的？」「我沒所謂呢，我以前住天橋底，在船上住底下的艙，但你看，我仍然有空氣在我的肺。我仍然可以圖畫、又可以和你們享受晚餐，要抓緊生命，才是活得精彩的人生。」男主角答。

希望大家都可以過一個精彩的人生。

第十六章

邵倩文：擁抱無助

邵倩文當了二十年護士，其中十四年在白普理寧養中心從事紓緩治療，並當上護士長。她辭職後修讀神學，並且經歷了母親離世，現在是崇基學院神學院校牧助理。在一個公開講座上，她從個人、職業、宗教不同角度反思死亡。

我曾經工作的白普理寧養中心，一年超過五百位病人離世，最高紀錄一晚有五位。死亡帶來哀傷，病人和家人都有很多情緒：嬲怒、憤怒、驚恐……我試過被病人刮了一巴，也試過照顧病人時被病人踢，病人亦會丟東西。有時來不及叫家人來，我不是神仙，不知道病情惡化這樣快，就會被家人罵。

還有，痛，很多很多的痛楚，雖然舒緩治療很多痛楚都能醫治，但有一些是無辦法的。我見過病人的手掉下來、心臟仍在跳但眼珠掉出來……很多很多不同的痛楚，作為一個醫護人員，有時亦無法處理。

醫護人員在寧養中心做了十多年，大家覺得會怎樣？麻木？是的，有時真的麻木，因為要面對這樣多苦難，但我很感恩，這些年我也見到人生很多美事，苦痛裡亦有美好，善終善生，「死」讓我回顧應該怎樣「生」。

黑手變白手？

我最初在急症室做了七年，因為好奇加入白普理，才知道要處理病人臨死前的心靈。那時我才發覺自己不知道什麼是「心靈」。助人者，其實是無助的，但這當中又有希望，這似乎很矛盾，我有三個故事：

第一個故事，這病人教了我很多。那時我剛開始做善終服務，他十八歲，手生了骨癌，可是他去「神打」、找「濟公」，很希望可以好轉，結果卻蔓延到肺部，整隻手都發黑。

每天我會用兩、三個小時為他洗傷口，現在醫院完全不能應付這種情況，一九九六年我們還可以這樣做，而且我剛進來，資深的同事讓我慢慢來。這病人不能睡在床上，而是坐著，因為他無法放鬆。他信了耶穌——因為有人告訴他，上帝可以神蹟醫治，黑手變白手。有些教徒說：「遲一點會有人來跟你祈禱和醫治，你的手就會好。」我心想：你們沒有見過他的手，每天我替他洗傷口，要穿著圍裙，先把鹽水加熱變暖，再慢慢洗，有時我洗了一半，他會叫停說要休息一下，我也說好：「我也需要休息一下。」我跟他就是這樣生活。

他堅持要康復，不肯躺在床上，他的腫瘤已經擴散到肺部，每次輸血都死去活來，那些反應很辛苦。他一直不肯面對死亡，心理學家、什麼專家，說什麼都不肯做。有一次他坐著睡了，他上了年紀的媽媽就坐在旁邊看著他，我進到病房，只是輕輕拍一拍他媽媽，媽媽就哭了。他馬上醒來，見到媽媽哭，大罵：「你做乜整喊佢呀？有冇搞錯？！」亂罵一堆，那時我還傻傻解釋：「我什麼都沒做，只是摸了你媽媽一下。」「你走呀！」他大叫，其實我跟他關係相當不錯，那刻很受傷。

可是我也明白他為什麼這樣，作為醫護人員，我們也很無助。一般來說，社會都選擇逃避這些不好的感受，或者逃避這些不好的情況，我們怕，於是避開。所以有些教友會逞強：「聖經講的，枯萎的手都可以伸直！」

終於可躺下

我是他的主責護士，無法逃避，仍然要「擁抱」無助。醫院很好，那時我們的團隊也很好，護士來安慰我，問我要否轉病房，還買東西給我吃——「飲茶灌水」這些很重要的，有一種被明白的感覺，那刻有人明白我，我就可以繼續。

可是，很多東西依然不懂，只可以陪著這病人，繼續陪，跟他談，他又不說。我們會問病人：「你想做什麼？」「你有心願嗎？」

他起初說沒有，後來說想養魚。「養吧！」我就讓他在醫院養一缸魚，每天洗傷口時，他會告訴我：「倩文姑娘，這是什麼魚，那是什麼魚。」他逐條告訴我，其實他說了我也不認得，但就是這樣陪著他。

後來，他整隻手掉下來。

我繼續陪了他很久，很多時候都不知怎辦，很辛苦，他坐到屁股也爛了，經常氣喘。

有一天我去巡房，問他：「你今天怎樣？」

「倩文姑娘，你覺得我情況怎樣？」這種難以回答的問題，不能立刻答，而是反問：「身體是你的，可能你也知道？」

「我覺得，麻麻哋。」他終於說。

我把握機會慢慢告訴他病情，最後他說：「好呀。不如你把我這話轉告爸爸媽媽？」他爸爸在另一邊賭馬，媽媽在洗碗，我們四個人就坐在一起，準備他的死亡。

我問他：「你有什麼心願？」他說想受洗，見證自己是屬於上帝的，不是為了得到醫治。我馬上打電話給教會。原本跟他說信耶穌會好的教徒早離開了，嫌他「不夠信心」，另一間教會的信徒不時來看他。但我打電話問洗禮，那傳道人竟然答：

「倩文姑娘，我們是浸信會。」意思是浸禮一定要整個人浸在水裡，我氣得收線！後來那教會的主任牧師再打來，說可以灑水行禮，我很感恩教會肯改變做法。

那天晚上，男孩終於上床睡覺。第二天早上十一點，教會牧師在他爸媽面前灑水作為洗禮，十二點男孩喝了一支牛奶，下午五點過身。

陪住一齊行

這件事，我學會Compassion（同理心）。

Compassion是福音的核心，從拉丁文來說Passion是受難，不是激情；Compassion是基督道成肉身，降入我們的苦裡面。作為醫護人員，我們要接納自己，可能我們就是無助，不能做到什麼，但可以完完全全進入人性。我們現在常說「關懷」，其實是強者對弱者的輔助、一個權能者對卑微者的同情、一個富有者對貧乏者的施予，但這是關懷嗎？盧雲神父寫道：「關懷是什麼？其實是哀悼，我們與悲傷者同愁，與哀悼者同憂，與流淚者同憂。」用在病人身上，就是：「當我不知怎辦時，原來是要陪住你一齊行，我願意陪住你一齊行。」

Compression亦有另外一個意思：Patient，耐心、忍耐的字根。如果我們不夠忍耐，怎樣和病人一起忍耐？我們不能承受苦難，怎樣和病人一起承受苦難？

年初一吊頸

第二個故事，依然要「擁抱」我的無助。第一個故事也許是好例子，因為最後病人肯放下，可以躺在床上，又受浸有信仰，但不是所有病人都可以，而且在我工作裡，往往不是這樣的。

我很喜歡新年年初一上班，一來可以「揾利是」，二來如果病人年初一也不能出院回家，情況一定是比較差的，所以我希望可以年初一講「新年快樂！」，令氣氛好一點。那年年初一，我很雀躍地上班，跟病人打招呼：「Hello！早晨！新年快樂呀！今日孫仔來探你呀。」當我才說完，護士長就在我後面拍一拍，神色凝重帶我去廁所，打開門，看到一個四十多歲男人吊頸，已經過身。他用風衣的繩子上吊。我們一起搬他下來。

他四十多歲，肝癌，太太是持雙程證的內地人，兩個小朋友分別三歲和六歲。他想回家過年，但業主不許，怕他死在家裡。他曾經跟我說不配做爸爸，因為沒錢買叉燒包給孩子。

一整天，同事有些負責聯絡警察、消防局、傳媒，有些負責照顧病人的孩子，我就負責其他所有病人，很累，很多事情要處理，心裡很多感受。第二天放假，剛好是週日崇拜，回到教會，心情依然複雜。見到一位醫生弟兄就說：「我昨天好慘，有病人吊頸。」

「咁大鑊呀！隻鑊邊個孭呀？」（這樣大件事？誰要負責？）他說。

唔，他說的沒錯，但那一刻我需要什麼呢？當然現在年紀大了，懂得選擇場合，不是走過去就說，我自己要負責，但那時候，也許自己沒法控制。

過年教會小朋友穿得好漂亮，我很喜歡跟小孩玩，但那天我說不出自己的感受，總是掛著那病人的孩子。其實我的同事很好，用私人時間去探他們，但有時不得不麻木，因為我也處理不到自己裡面的情緒，偶然一個成功例子，更多是做不好，甚至因為做不好，病人自殺。

我們都要忍耐。盧雲神父說要過憐憫的生活，其實是忍耐，這不是：我就這樣等，我盲的，我封住自己，沒事情可以影響我，由得別人替我決定啦；而是我們要主動進入生命裡，體會和承受痛苦。我們張開雙眼，去聽、去看、去聞、去感受；紓緩護理的很多創辦人，都是因為張開眼睛打開耳朵去知道病人的情況，所以行動。

我們要耐心，這是內在的功課，禱告就是在上主面前開放自己，我們就是這樣軟弱，我們等待上主行動。

病人自殺很傷痛，身邊人不明白，如果我把這感覺封住，可能我就會變成「盲人」，不然可以承受多少病人？那次之後，我還遇到幾個病人自殺。

我找了一個安靜的地方，坐下默想，重溫年初一發生的事，眼淚不停地流。我裡面有很多不同的情緒，最強烈的是嬲怒——原來我真的為病人生氣，這不應該，我們是專業的，但我真的很生氣！不是責怪他自殺，這是他的決定，他活著時的選擇，但我要承認我腦裡很生氣，而生氣背後因為愛，他的家人怎算呢？

我知道同事也很緊張，就把禱告裡的感受寫出

生如夏花之絢爛

死如春葉之靜美

來。病人自殺一定會有檢討，大家把我的信讀出來，大家一起哭，然後大家一起看病人的「排板」（檔案），仔細研究，了解病人為何自殺。其實不一定找出原因，但這是機會認識病人的狀態，後來還發表研究報告，跟其他醫護人員分享。

一直以來，很多護士都要面對同樣的經歷，要面對自己的靈性狀態。我自自然然就產生念頭，希望照顧照顧者（care for the caretaker）。像是「召命」，快四十歲時，我停下來去讀神學，因為教會無法滿足我，所以嘗試去讀書。

當希望落空

選擇神學院時，很奇怪，上帝讓我放下工作，一年後才入讀，我完全不知道為什麼，但我跟隨。我的家庭負擔很重，並不夠錢用，也沒安全感，但照做。

我媽媽骨髓退化，病了七、八年，就在我不做工又未上學那一年，她的病急轉直下，我很感恩可以二十四小時陪著她。到我入學，也有紓緩治療的護士上門探訪，很快她就過身，比我想像中快，也是在白普理去世的。

很難得我有一段時間可以陪媽媽，和她一起計劃喪禮。「你想要那間殯儀館？」「九龍這間好像好一點。」她說不要康乃馨，很老土，要百合花，我說百合很貴喎，阿媽：「你俾唔起咩？」我還替媽媽寫下「生命述史」（life view），問她想留下什麼。兩日我們就什麼都計劃好，沒有爭拗。

媽媽走時，我已是神學生，然而沒想到自己曾經是專業醫護人士，又讀神學，可是媽媽的喪禮令我非常沮喪。我完全沒想到事情真的發生，竟然會這樣，心裡戚戚然，放不下！

我一直跟醫院很多病人、家人做「復和」的輔導工作，就算現在我亦會在學校做輔導，但坦白說，自己也未必能夠讓家人做到。媽媽不希望一位親人出現在她的喪禮裡，我也尊重她的意願，可是喪禮一段時間後，這事成為我的心結。

我跟牧師說，牧師答：「是你和媽媽不領受上帝的恩典。」

——可能我們仍有一些東西做得不好，可是「復和」可否不止是這輩子？就算真的有些關係沒修好，是否就完全無助？

無論如何，我覺得上帝那一刻，是和我，我媽媽同在。

在無助之時，我真的遇見上帝。

有時我們好怕自己是nobody，有時我們有些期望：「我覺得我今次黑手可以變白手，就是希望」、「我照顧的病人，不會自殺，就是希望」、「要很基督化家庭那樣和諧，才是希望。」可是，我覺得在我生命裡，與上主同在，忍耐，這才是hopeful life。

我不知道自己作為一個「導行者」，可否成為別人的希望？而不是帶給別人很多指責，甚至錯誤的希望。

第十七章

方敏生：學習好死

香港社會服務聯會前總幹事方敏生近年積極推動香港善終服務，動力之一，是經歷爸爸的離世」。方敏生的爸爸方心讓醫生開創香港的復康服務，曾出任行政、立法兩局非官守議員，二千年中風，康復後在聖保祿醫院出任院長，然而二零零三年再度中風，二零零九年八月病逝。

爸爸去世五年後，方敏生才接受專訪，並在公開場合演講，以下前段是專訪內容，後半段來自聖雅各福群會「尊嚴死」的講座。

我們家很少談死。記得當年奶奶（祖母）在家過身，家裡很多老工人，於是做足傳統的「七個七」（道教儀式追思四十九日）。在第七日的回魂夜，半夜三點爸爸被叫醒去奶奶房間，丟一把剪刀在地上，再叫兩聲媽媽。說是回魂夜，先人會由牛鬼蛇神陪著回家，丟剪刀是叫走那些不受歡迎的遊魂野鬼，但歡迎先人回來——我爸爸是醫生，一樣照做！

雖然我們都信天主教，家裡六兄弟姐妹除了我全部都是醫生，但死亡的傳統觀念很深，平時也不會談死。我爸爸從沒想過預設醫療指示，我姑姐過身前，堂哥方津生提醒表姐可能要想想臨終時要否急救，還給表姐罵，說一定要搶救。

二次中風陷昏迷

爸爸第一次中風後努力復康，三年後二次中風，正好遇上「沙士」。他被送入深切治療部，醫生說已經第二次中風，期間又一直吃薄血藥，病情一定會嚴重，如果做手術很大機會不會醒過來。我們幾個子女決定由媽媽拿主意，媽媽決定開刀，結果手術後，真的沒有再醒來。

爸爸插了呼吸機、胃喉，在第一次中風也曾經有用，但是暫時的，可是第二次就沒法醒過來，要長期用胃喉餵食。但他可以慢慢不用呼吸機，自行呼吸，他是fighter，昏迷期間不時肺積水、或者感染肺炎，送進醫院要用呼吸機，可是每次出院都可以漸漸自行呼吸。所以我們覺得，他自己還在爭取。

昏迷六年，爸爸和媽媽住在他一手創辦的復康院私人房，我們請的看護在大陸當醫生。爸爸每年都有幾次要進醫院，雖然不能說話，但每次入醫院表情是痛苦的。有一次出院，我和堂哥方津生、我姐姐、弟弟，開始討論：下次要否再送醫院？是否已經「夠了」？

這不是正式的家庭會議。也許如果住補助院舍有社工跟，家人比較容易開會討論，但我們沒這樣的外人幫忙，那次也沒有跟媽媽談。

又過了大約半年，我生日當晚吃飯，爸爸情況已經很反覆，但沒人告訴我，第二天我一早去看爸爸，看護說爸爸不行，復康院的職員已經來幫忙，準備搬去另一張床送去醫院——我開口：「不過床，不去醫院。」

弟弟也在，我看著弟弟：「我們不是說了不去醫院嗎？」

他沒作聲。

媽媽從樓上下來，也沒說話。

姐姐，其他家人陸陸繼繼來到，沒有人問：「為什麼不送醫院？」

大家圍在一起，唸聖經，兩個小時後爸爸安詳地離去。

如何講再見

全家都是醫生，但由我這唯一不是醫生的開口。我覺得爸爸是讓所有家人都能適應，尤其是我媽媽，給了充足的時間 say goodbye。

可是那一刻真的來臨，大家都沒有經驗過，無論怎樣決定，真的要面對離開……道別的時候，我看著媽媽……其實……是不知道的……

那一刻，如何面對親人？可能已經聽不到，看不到，如何講再見？

爸爸走之前，我姑姐也在家裡過身，她有癌症，呼吸聲好重：「嘶嘶」，甚至吼叫，很掙扎，很辛苦，直到陷入昏迷，家人在旁邊也經歷很大創傷。

爸爸如果是醒的，可能很難 let go。

那是二零零九年，我還在「社聯」工作，有一段時間不想記起，完全不想說，更不敢說，是我下的決定。心理壓力很大，是我送走了他嗎？是否不應該？

後來，我和妹妹談過。

也和媽媽談過。

爸爸過身後五年，我才能公開說出來。

二零一三年十二月我退休離開「社聯」。爸爸最疼的，是我媽媽，我要多點時間陪媽媽。而且我做了社會服務三十多年，如果我還有十年精力工作，希望回到前線，其中一樣想做的，就是「學死」，學死得好一點，學好死，還有學如何幫人「好死」。

以前我工作時不提爸爸的，也不會做復康的工作，否則我只是「巨人肩上的小女孩」，可是現在我不斷會提起爸爸，希望他聽得到，也覺得如果有經歷的人多一點出來說話，可能令改變的動力大一點？

我們一生人，用了很多精力讀書、發展事業、結婚生子，但去到最後，人生最重要一步，總是沒有什麼準備，很倉促，自己是這樣，家人也是這樣。

家人離世是不可彌補的洞，亦是不需要彌補的洞，要學懂去接受。這缺口在生命中不會消失，我爸爸一直很忙，但總會約我們吃早餐，現在過時過節我們都會想起他，為什麼？思念因為有愛，愛是永恒，所以思念也是永遠。

思念令你永遠記得親人，因為記掛，親人永遠不會離開。

善終無環境

那在香港是否可以死得好一點？有什麼選擇？

《經濟學人》曾經調查全球的死亡質素，香港在這些國家是中下遊。我們的專業照顧水平是高的，但不是人人可以得到，整體的善終環境並不好。每一年我送爸爸去醫院，病床旁邊站多一兩個人，都沒有空位，大家都不好意思，連哭泣也怕打擾別人，可是超過九成的香港人，就是死在醫院。

善寧會在二零零四年曾經問了一千名香港人，什麼是「好死」？最高分的那些選項，都與醫療有關：不想死時那樣痛苦。我有一位社工朋友，五十出頭，腎癌擴散到骨癌，他是很堅強的人，很虔誠的教徒，但臨終時真的很辛苦，他太太很晚打電話給我，我去看他，他神志不清，叫醫生幫他死掉，他也不想其他人或者女兒再去探，不想被看到軟弱、沒尊嚴的一面。我們可以有尊嚴地死去嗎？

其次的選項，大多是和家人有關：不要拖累家人；希望和親友復和，打過罵過的，可以說對不起；完成了家庭責任，不用擔心家人日後的生活……

香港好死難

現在的香港，難有「好死」。首先每年四萬多人過身，超過八成都是八十歲以上，紓緩治療服務主要給癌症病人、腎症病人，但好多「老友記」因為器官衰竭死亡，可以接受紓緩治療的機會其實不多，如何可以把紓緩治療和安老服務結合，是重要的。

其次是社會是在轉變，有時「老友記」開始「化」（看得開），可以談身後事，「唔化」（看不開）的是「後生仔」。我媽媽曾經幾次對我說：「我想有些話想跟你說，但不記得。」我猜她想交代一些事，慢慢談，就會認真開始談。「我不要插喉，我要吸氧氣。」媽媽終於有次說出來，我就問：「氧氣也有好多種：有些是行上高山時，呼吸兩口舒服一點，還是透不到氣時，夾硬用氧氣機？」一次又一次地談，媽媽告訴我：「跟你談，OK，但每次和你弟弟講多兩句，就說：『不要講這些！不要講這些！』」

很多老人家希望可以作準備，要跟進討論，也要和其他兄弟姐妹談，不會因為意見不同而吵架，讓家人都知道老人家的心意。

還有，香港沒選擇的，不止是死亡的處所，還有照顧的環境。我媽媽也說：「我不喜歡進醫院，但當我不清醒時，不要麻煩你們，送我去。但我清醒時都希望盡量在家裡。」香港四萬多人，九成半都死在醫院，死亡被醫療化，那有多少醫療設施才足夠？如何照顧？

英國和澳洲都有全面的善終照顧政策，是跨醫療、跨界別的，有好死的標準，整合不同的服務，其中四個關鍵：讓要面對這最後人生旅程的，在死前和死後，有適切的支援服務；要控制和減少痛楚，減少臨終的病徵；要有選擇，可以待在熟悉的環境；照顧你的人、家人，可以在你身邊——這是相當卑微的四個要求，但離香港有多遠？

好遠！

改善有方向難

有五點香港可以做的。

第一，推動生死教育，知「死」然後識「生」，不是「嗰頭近」（臨終）的人才學識好死，珍惜生命就是面對死亡。人口老化，未來更多家庭面對喪親，如何令家人明白，並且準備家人離世？我兒子五、六歲時，我哥哥過身，小孩在旁邊一直玩，沒出聲，我們後來去了加拿大辦喪事。兒子回來後，有天突然說：「媽媽我不想大個，因為大個會死。」其實生死教育是要從小學起，

第二，醫社合作。香港的醫療和護理制度分開了不同的局，錢又分開，人又分家，大家都看到問題，但不知道如何可以合作，讓病人的心、身、社、靈需要可以在同一個系統裡照顧：牧師看心靈，社工看家人，醫生看身體心理……一個團隊地去照顧臨終的朋友。

第三，要修改法例，有一堆法例要修改，由法醫到救傷車各種各樣的程序。我家有一位老工人突然過身，走得好快，還沒到醫院已經過身了。因

為一直沒病沒痛，也沒有醫療紀錄，工人的老伴問我，可否請醫生不要解剖，老人家希望有全屍。我想幫手，警察拉開我：「姐姐，你的老工人在家過身，今天你工人的家人說不要驗屍，但萬一追究，或有其他問題，你揹得起嗎？」那是否人人都得死在醫院？

第四，是如何提供專業服務，支援家人、支援社區。很多長者，沒有親友的，如何去支援？喪親家庭亦要支援，辦過喪事的朋友都明白，殯葬需要監管：三千元買多一張被、兩千買多個枕頭……「孝子賢孫」不斷被要求花錢。我幫爸爸買棺木時，媽媽說要最好的，現在就知道了：爸爸土葬，媽媽想合葬，但好棺木很難腐化。我唯有對媽媽說：「媽媽你唔走得住，未執得住（執骨）、未化得住（火化），無得同葬啊。」

喪親家屬是徬徨的，我其中一個合作對象是消委會，如何保障喪親家屬？

第五是支持護理人士。

第六是特殊需要，例如智障人士，沒有家人的單身人士等等。

社會服務如何可以從「居家安老」，連接「居家終老」？這「家」還包括熟悉的院舍。如何可以跨專業去幫助，到人生最後最重要的一程。希望香港可以有全人、全程、全家、全隊、全社區的服務，幫我們死得好一點。

今年不行，明年再推，明年不行，下年再做。為了下一代好死，亦要幫人好死。

（關於醫療和社會各界如何讓香港人「好死」，請閱《香港好走　怎照顧？》）

第十八章

阿素：刀尖上跳舞

阿素在內地醫學院畢業，在澳洲修讀公共衞生，和丈夫來港工作，曾經擔任香港一間民間組織的總幹事。她在網上有一個平台聚合了背景相近的太太，其中一位在香港中文大學教書的「山媽」患上肺癌。

兩年以來，阿素陪著山媽經歷死亡，在香港醫療和殯葬業裡跌撞，體會相當深刻。

我在香港有一年大病雙眼完全失明，兩個孩子還小，朋友在網上成立了支援網絡，都是各地跨國婚姻的太太，後來康復後我們這些網友常常聊天，談孩子教育、異地生活煩惱等。當中一位山媽得了肺癌，第一個告訴我，因為我曾經接受醫學教育。我去看她，就從網友變成見面的朋友。

山媽知道癌症已經是末期，她和丈夫都在「中大」教書，教育程度很高，決定如常生活，拒絕很多朋友探望，唯獨是我，她可以坦然地談各種各樣的恐懼和疑問。

社會有career coach、life coach，其實也需要death coach。一般人平日不會去想死亡，不是病到臨頭、死到臨頭，根本不會去想如何面對，沒有準備，很多禁忌。

過濾群組訊息

病人身邊的朋友會擔心說錯話、做錯事，電話裡很難聊，但見面也怕控制不了情緒，家人天天見可能感覺不大，朋友隔一段時間才見，看到就會傷心。死亡是猙獰的，我學醫見過死亡，對我來說也不是容易的事，每次探完都像被狠狠揍了一頓似的，累得散開了。

山媽本來只是手疼，檢查後發現已經是末期癌症，很愕然，她也有憤怒，可是why me的階段很快過去，what's next更重要。我代她去告訴網友，她們反應遠遠比病人本身還激烈。有人立刻哭、有人立刻發洩說她那麼年輕、不公平……我立刻開了另一個平台：所有跟她相關的事情，到那邊去討論，原先的平台上life goes on，談我們本來在談的。

問準大家後，我開始管理原先平台的留言，山媽如果分享她的病，大家打氣，但有人處理不了，就會分開去另一個平台，那平台的發言山媽看不見我不會理。可是原有平台某些信息我會過濾，比如說「為什麼是你？你是這麼好的一個人！」這種話完全無效，很多人還會加很多「你是那麼好的媽媽」、「老天為什麼那麼不公平」，完全沒有任何含金量。但有一個朋友說：「你教會我什麼叫生如夏花之絢爛，死如秋葉之寂美」，好，我第一個發給山媽看。

「我很難過，我不知道該跟你說什麼好」等等等等，然後說：「但是不管怎樣，最後這段路，我會陪你一起走」，OK，可以發過去，這個坦白是可以的，山媽也理解。

還有一些人會說什麼「加油，你一定能戰勝它」什麼什麼的，絕對砍掉，這種東西是很廉價的，有破壞性的，你對一個要死的人說加油，說不好聽，你侮辱別人的智商。

很多人不理解、不懂得該說什麼話，不敢在原有平台留言，會私訊跟我聊，或者傳給山媽前先讓我看，等於說我還要照顧那麼多人的情緒。她們的情緒，讓我覺得，都是做媽媽的人，都不是說生活是一張白紙的人，但是對死亡這種準備，怎麼那麼蒼白？

治療磨人折騰

我和山媽談談生死，談生命的意義，談死了以後究竟有沒有靈魂？有沒有天堂地獄？臨死的經歷會是怎麼樣的，什麼都談。

也談很實際的治療。她四月確診，五月就接受標靶藥檢測，報告結果是「敏感」，即是這標靶藥對她有效，可以服用。可是這標靶藥當時還未通過香港審批，要等到八月，那這三個月怎麼辦？

山媽的主診醫生是治療肺癌的國際權威，說這標靶藥在內地正做臨床試驗，可以推薦去內地做試驗的病人，她到了廣州，接受檢測結果也是「敏感」，然而結果送到北京的藥物公司再確認，就說「不敏感」。

我們都知道這肯定是假的，試藥有名額，免費的機會不會給你。我的同班同學是美國癌症中心的高層，我把山媽的病歷傳過去，他也說要靠這標靶藥，而且第三次結果不符之前兩次的機會很小。我找到了北京公司的化驗員，打電話就發現要用錢擺平，太惡劣了！

山媽經濟能力不足以待在美國打標靶藥，她十八歲的兒子是智障，女兒在青春期，丈夫若陪她到美國，家裡沒人能顧。美國那邊建議做好疼痛管理和營養支持，希望可以等到八月。

這疼痛管理就出問題——山媽的主診醫生是國際權威，非常忙，常常出差，但任何有效的止痛藥都要他簽署。山媽的丈夫是香港中文大學的教授，主診醫生算是肯額外回電郵，但也回答不了什麼，面對面時山媽和丈夫甚至不敢問，生怕擔誤醫生時間。他也不是一個鼓勵病人問問題的醫生，感覺就是到了一個權威面前，任何事都不用問，他會處理，問問題就像質疑他的專業。

主診醫生不理會疼痛，也沒轉介去紓緩治療科，就出門參加國際會議。山媽痛得受不了，去找廣州一家專門治療疼痛的醫院，也似乎有點效果，可以開始練氣功、食療等的，撐了一個多月，主診醫生回來發現，氣壞了！把他們訓了一頓：「如果你們要去接受別的治療，別來找我！」

最後醫生才軟化，開始換止痛藥，請疼痛科的專家來看，這時才真正開始管理疼痛。

八月等到標靶藥，第一年是有效的，但第二年就沒有了，換藥效果更差。山媽後來進出醫院很多次，曾經開口請醫生轉介到白普理寧養院，可是醫生說她指數還可以。無論她說怎樣痛，怎樣不舒服，醫生一看檢查數字就說：不應該啊，指標還很好啊。把她的感受否決掉。

我不能批評這醫生的專業，可是他在人文關懷的訓練顯然缺了一塊。

記者朋友的葬禮

山媽開始用標靶藥，情況還算穩定時，我去內地參加了一場葬禮。

那是我們一起長大的朋友，曾經是詩人，後來當記者，肺癌過身。有天這朋友在醫院跟太太說想回家，就回到家裡，另一朋友來電話提醒太太：「有些該談的事情就要談，趁他現在還清醒，不然你想談時他未必清醒。」放下電話，太太就藉此談開了。兩人一邊談，一邊哭，葬禮要如何，選什麼歌，邀請什麼人來……兩天後他就走了。

我去參加他的葬禮，來的都是三十年的朋友，當中有四個人這些年一直不和，無論如何都不能坐在一起，但因為這葬禮，大家都來了。我就各自去問這四個人，一起吃飯好不好？

可能死亡觸動了大家，覺得這麼多年，下次見面難道還是一個火葬場嗎？大家都答應一起去吃飯。死亡也可以是一個大功德，讓我們這些曾經如此親密的朋友，最後又能夠在一個桌上坐下。

那一天是很悲傷的日子，但又是一個很釋懷的日子，很多矛盾，大家吃了那頓飯以後就覺得，哎喲，還計較什麼？死亡都就在面前了還計較什麼？就放下了。當時我太欣慰了，回去這一趟是對的。

回來以後我就覺得，可能要提醒一下山媽，如果治療不如預期，是否要提早打算？山媽也心裡有數，問我如果標靶藥失效怎麼辦？我之前一直說外國有用這標靶藥的母親生活了五年，然而我沒告訴她後來這藥失效了，那母親換藥後去世，現在我不再隱瞞。

山媽也不吃驚，只是說：「唉！這場戰還是很難打。」然後我們談孩子，她兒子山山快到十八歲，在香港沒有特殊學校會再收，能去庇護工場嗎？女兒青春期的交友問題，我建議她寫信給女兒。這是我們第一次提到身後事。

澳洲奶奶的離世

去年五月我丈夫的媽媽去世，我去參加葬禮，中西差別太不一樣了！在葬禮可以很純粹地哀悼，不需要心煩任何事情。奶奶本身很了不起，一生經歷很多事，一手帶大五個小孩，五十歲離婚變得很獨立，在社會上也很受尊重。

她大概八十歲以後就開始準備自己的葬禮，每一年她生日，正要構思禮物的時候，就發現她什麼都弄好了：為自己的葬禮付了錢，寫好告別詞、程序，要用聖經那段話，要請那位牧師來主持她的葬禮，全都弄好了。她並且指定了一間Funeral House，留下一張小卡片，說如果有一天她走了，打哪一個電話找那一個人。她在養老院去世後，養老院的護士跟著卡片打電話，從那一分鐘開始，所有身後事都由那個Funeral House負責，他們就全部搞定了。

奶奶臨終時，我去內地公幹，丈夫還在香港，兒姐都在飛機上，奶奶身邊只有孫子孫女，孫子馬上打電話給我丈夫，他就在電話一直跟她說話，把我們每個人的名字都叫一遍。孫子後來說，奶奶聽著電話，說知道了，流了兩顆眼淚就咽氣。丈夫覺得也是送了媽媽一程。

我們趕到澳洲，Funeral House打電話來告訴我們接下來要做什麼，整個程序都解釋清楚，很簡單很清晰，沒有任何一個她的子女需要奔波。那養老院有牧師，知道家屬來了，靜悄悄站在房間裡說：「I am here with you, if you need anything, just let me know.」「啊我們不需要什麼，謝謝。」他也不會逗留：「God bless you, may God be with you.」然後離開。護士也是這樣，進來問：「有沒有什麼需要，我們就在旁邊。」肯定你沒事，就離開，讓你有privacy。

香港的護士對我說的是：「我是一個機器。」她身後你要辦的文件一大堆的程序，一二三四五……山媽那時護士沒有催說：「你們必須走了。」她只

一

安樂

（有得揀？）

二

承受

（不逃避？）

是不停地問：「現在是不是應該去給她換衣服？」「現在是不是應該給她擦身？」「什麼時候把她搬下去？」態度不能說不好，但她不斷問，那我就知道需要做這些事情。

在澳洲，我們一家人可以很純粹地去懷念去哀悼，想到媽媽走了哭一下，想起有趣的事笑一下。這對丈夫是極大的安慰，不需要操心她的身後事。媽媽高齡走了，喪事辦得很順利，回香港前最後一天我們去了那城市最高的山，坐在那裡，丈夫說：「從此我是沒有媽媽的人了」。哎喲那一分鐘……我也害怕這一天會到來。

死亡哪怕你prepare for many many years，真正發生的時候，nobody is ready。

中國父母的墓地

我把澳洲奔喪的經歷寫在微博，山媽看見了，後來見面時她說：「哇你奶奶真是很了不起！」「澳洲的服務也了不起呢。」我說。山媽就說自己有些事應該開始想了。

我說起我父母的例子。我爸媽都是大學教授，比較開通，爸爸說要樹葬或者什麼的，總之不要留墓地；但我媽媽不願意，不想完全就沒有了。如果爸媽都決定不用墓地，我會尊重，但是媽媽強烈要求留下，我也支持，如果都灑掉了，那以後回來要去看哪裡啊？我跟爸爸說：「一輩子都是我媽遷就你，這一次你就聽我媽的，滿足她一下。」爸爸就說好好，兩個買一個合墓。

他們選地時我去辦手續，那地方叫「生命公園」，風景很好，我們三個人還站在那塊墓地拍照片。當時我覺得好溫暖，沒有覺得恐懼或悲傷，他們還活著的時候我們在一起，將來他們也會在這裡。

風景好美，陽光暖和，一家坐著爸媽開始交代：「財產都是小事，要交代的是，無論我們發生什麼事，病也好，意外也好，不搶救。」爸爸說：「我們的生命走到現在很滿足，在最終的階段，不搶救，現在把話說好。」我接受，我學過醫，看過最終受了多少罪才走的人，但我說：「爸，你們如果真的要這麼做，可能你們需要寫一個東西。因為口說無憑。」他說：「這個可以。」而且這個不搶救通知書其實是要通過公證的，否則有很多事情將來根本說不清的。

想到做到，我們就去辦這件事情。

山媽聽了，也是這種想法，不要沒有尊嚴的走。她的「預設醫療指示」也是我簽名，山媽的丈夫山爸作見證。她寫得很清楚，不搶救、不插管，不做那些入侵性的治療，只做紓緩治療，譬如止痛。

情況漸壞地

澳洲的葬禮是五月，七月山媽的情況就不太好了，換了藥，但藥性太強沒法適應。那時我快要去歐洲一個月看孩子，去醫院看山媽，她已經在吸氧氣，那一次就談得比較深入。

她主動問了很多問題，我就用醫學知識回答，沒有安慰她，直截了當的，雖然我也恐懼也難過，但我在她面前很淡定。我們在講一個客觀的事實，不懂的我會說要查了資料再答，談了兩個多小時。

「心跳先停止還是呼吸先停止，這是因人而異、因病情而異，關係到最後哪個器官先衰竭。」我說，她問：「像我這樣的情況呢？」

「像你這樣，肺部功能已經極大的破壞了，呼吸很困難，那麼有可能會是呼吸先停止，然後血供不到心臟，跟不上。」「如果呼吸先停止會是什麼感覺？」「suffocating，窒息。」「窒息是什麼感覺？」「像游泳時，不會游泳悶在水底下。」「哦，明白了。會不會疼？」「到最後那一段，疼痛不是主要的。因為你其他的這種感受會更強烈。窒息感是個很強烈的感受，它會把疼痛掩蓋掉。」

她的問題就這麼細：那會不會掙扎啊，會不會很難看啊等等等等。後來我回家上網查了一篇資料專門描述肺癌病人在臨終階段，和每個階段護理，我查了很多相關資料，這一份是台灣人寫的，語氣上她比較能接受的。

很多人去探病不知道說什麼，也就不敢去看，我覺得要記得你去看她，你去聽她，be there with her，而不是去tell her how you feel for her，不要搞錯了。然後這個be there with her，讓她講，然後，你當然會想要表達你的關心還是什麼的，但是你關心的那一個中心的意義就是：I am here with you, no matter what you decide, I will help if I can.

有時候我去看山媽，她精神不好躺著睡覺，我就坐在旁邊看書。經常是她平時憋了很多話，我來到她會滔滔不絕。每一次山爸都覺得，已經兩小時了她都沒停過會不會太累？但是每次他都會跟我講，她昨天情況還很糟，今天你來了精神這麼好，可能就是因為她壓抑了很多，而我給了她機會講出來。

有時她有太多話，我怕她太用氣，反而要叫停。

希望安樂死

山媽問得很細，想很多。她說，我們的醫療投放了太多的資源在如何治癒一個病，如何治療一個病，但是投放了太少太少的資源和研究去處理如何讓一個人死得有尊嚴。她說安樂死這種話題，私下連大家講都會覺得如果我到了那一步，也想要選擇，但在公開場面，就會很多的立法、規管的藉口，沒法變成公眾的議題讓大家來討論。

她認為這是對生命的一個尊重，我們對死的尊重太少了，一個人怎樣活得有尊嚴，死也得有尊嚴。

我把山媽這一段話，放進她追悼會的悼詞，當時來了很多人，希望有人能聽見。社會應該討論：立法為的是什麼，立法保護誰？現在保護的是醫生，但醫生並沒有為了病人的權益而去努力。現在立法是在保護生的人，不要背上很多很多的背不了的責任，能否回到山媽的問題：病人的福祉？

醫學研究都是在往生，怎樣維生，怎樣治癒一個疾病，但是在死的這個階段，紓緩治療只是一個開始，足夠？不夠。無論是量，還是質。我不覺得安樂死是與紓緩治療對立，如果由我來決定，會把安樂死當作紓緩治療其中一個選項。

當醫生說：「如果病人要安樂死是因為我照顧得不好。」你的中心還是放在你做醫生的感受上，根本沒有考慮病人的感受。病人的需要是什麼？你照顧病人，想聽到謝謝，然後你achieve something, for you, not for the patient，我覺得這個焦點錯了。說實話，臨終照顧也好，coaching也好，要去滿足的是這個病人，他才是當事人。他的需要是什麼？臨終照顧再好，你取代不了死亡最後階段的那個猙獰，那個掙扎，你取代不了，他還是得走那條路。

現在病人已經可以選擇是否加大止痛藥，可能會陷入昏迷，痛還是昏迷？病人都能選，醫生也可以代為作決定，那為什麼病人不可以進一步選擇？我連昏迷都不要，我最終都是一個死。

我從新聞知道外國一個爸爸得了罕見病，沒辦法治，決定安樂死。當時活著的唯一原因，是家人認為無論他受了什麼罪，活著總比死了好。他們需要他。他告訴他們說，是，你們需要我，但有沒有考慮過我怎麼想？

自然死，什麼藥都不要用，可是自然不等於不痛苦。死亡是很猙獰的，我一點都不想美化它，最後的階段是一個掙扎的過程。病人掙扎的過程極其痛苦，一點尊嚴都沒有，你哪裡有什麼尊嚴死？

每個人對生命的理解不一樣。有些人認為活著就是去經歷，好的壞的都要經歷。但有些人就覺得，不對啊，為什麼我要去經歷壞的？人對人生的領悟不同，對死亡的領悟也不同，不能因為一個想法而否定另一個想法。那麼有些人會認為，安樂死就是有尊嚴的走，未嘗不可。

同行者的領悟

我和山媽這一段路，走得一點也不輕鬆，但她是理智和灑脫的人，雖然她已經到終點，我在路上，可是我們有一樣的高度，靈魂可以碰撞和溝通。我們就像兩個「哲人」在死亡的刀尖上跳舞。

她幫我消除了某些顧慮。每次我跟她談話以後，會感謝：「能夠跟你做這樣的談話，就是一種治療。」她說講完以後心裡面有很多的那種霧霾壓力都釋放了，開朗了。然後我就覺得，從她對死亡的態度裡面，又給我一種教育，原來還可以用這種方式去面對死亡。

一件很可怕的事情，我們兩個共同去面對的時候，變得沒有那麼猙獰，甚至有時候我們談到一些事情可以笑，談死亡，也可以談笑風生。

我以前對死亡很忌諱，比如說我丈夫是澳洲人，老早就立遺囑，我一直不願意，覺得很不吉利，好好的活著立遺囑幹什麼，哪怕是我是學過醫的人，中國文化裡有很多東西就是避而不談。

但是這一次，因為是這麼強烈的一個碰撞，碰撞出了一個連我都不知道的自己。我跟死亡狹路相逢，原來我有力量。也可以這麼勇敢，這勇敢若可選擇，我是會不選擇的，因為我也恐懼。這次以後很多禁忌都被破除了，然後我看到死亡也可以是一種美。

生命是美的，死亡也可以美。這不是唱高調，是真的。很猙獰的一個死亡，但是你走這條路，走得很有尊嚴的時候，最後的結果，可以成就美。

我很感恩的是，最後我帶著北島的詩去陪山媽。我沒有設計過，只希望不要淒淒慘慘哭哭啼啼的，那可以做什麼？書架上有顧城的詩，有北島的詩，有誰誰誰的詩，我就是拿了北島的。可能他的詩旁邊有一本散文《時間的玫瑰》，時間的玫瑰要凋謝了，那就讓她凋謝在詩歌裡。這兩本都是北島送我，有他的簽名，讀詩比散文容易，就拿詩集。

山媽臨走前三天，仍然待在急症醫院，山爸要求也沒被安排去寧養院。她呼吸很辛苦，伴隨著一陣陣疼痛，但每次煩躁，聽到我讀詩就安靜下來。她是學文科的，我站在她床邊：「我給你念詩吧，北島詩集，有他的簽名。」

隨手翻開一頁，是《走向冬天》：

「走向冬天
我們生下來不是為了
一個神聖的預言……
走向冬天
唱一支歌吧
不祝福，也不祈禱
我們 不回去
裝飾那些漆成綠色的葉子……
走向冬天
在江河 結的地方
道路開始流動
……
罪惡的時間將要中止
而冰山連綿不斷
成為一代人的塑像」

我不想就停在冰山的想像中，自己又加了兩句：

「走向冬天
你會遇見陽光」

山媽示意，想說什麼。我靠近，她低語：「我想看看北島的簽名。」

北島的詩篇

二零一五年十月二十二日早上九點半，山媽她已經近乎彌留，但知道我來了，知道是我。她姐姐說，她喜歡我給她唸詩，我一唸詩，她就會平靜下來。

「在秋天的暴行之後
這十一月被冰霜麻醉
展平在牆上

影子重重疊疊……」

《白日夢》是詩集裡最長的一首詩，這幾天我都是隨手打開選擇一首，這次冥冥之中有神明指引，一翻開，就是這首，而當時我並不知道，貫穿這首長詩的意境，是離別。山爸和孩子正趕過來，山媽幾次呼吸暫停，但每次提山爸和孩子，她的心跳曲線明顯增高，她也在等待。

我繼續不動聲色的唸詩。希望在最後這段險惡的湍流中，能給她一點安心的力量。

「在晝與夜之間出現了裂縫
語言突然變得陳舊
……
你是誰
要和我交換什麼
白鶴展開一張飄動的紙
上面寫著你的回答
而我一無所知
你沒有如期歸來」

「而我將永遠懷念」我不假思索的加多了一句。

十點十五分山爸和孩子趕到，我離開病房。十點四十五分她女兒叫我進去，我站到她旁邊，握住她的手，告別時間到了。「山媽，你就快自由了，跟著光走，慢慢飛，我會一直在，陪你。」

「謝謝你給我這個機會，陪你走這段人生路，你豐富了我的人生，提升了我的生命。謝謝你，我的朋友。」

她的手指在我手中微微動了幾下，像是要說什麼。

我知道。她說不出來的話，我也知道。

我再唸了一首北島的詩《陽台》。

十點五十五分護士進來了，拉上了簾子，做臨終照顧的準備，山爸和女兒陪著。

十一點，心念一動，我看手錶，記住這個時間。

如果有人說寫詩有什麼用，這麼功利的社會，不要文學只要商業只要錢的社會，我就會告訴他們，在你死到臨頭的時候，你會知道，詩歌有什麼用。

這件事我要找個機會去跟北島講，我要好好的感謝他。我想他可能也不知道他的詩歌陪了一個人，在她生命最後這一段。這一段，她最有意思的東西，一件件散開成碎片時，都是在北島的詩歌當中完成的。

第十九章

了一法師與陳立基教授：對談生死

《死在香港　見棺材》、《死在香港　流眼淚》出版後，在香港大學通識課程舉行了一系列的講座，由書中不同背景的被訪者對談，其中一次是了一法師與大醫學院解剖學系副教授陳立基。

法師從佛學解釋死亡，教授亦從臨床經驗回應，現場觀眾提問非常踴躍。

法師：一個死了的人，一個活著的人，距離好像很近，但分別很大，佛學裡的分別就是「識」。活著，因為有「識」，但「識」並不表示你可以駕馭著這個身體。嚴格來說你只能「參與」，不可以說我不要熱，我不要凍，或者突然間「毛管戙」，「毛管戙」不是你可以控制的，身體有自己的運作，可是你可以參與的，就是用你的「識」。人有「識」，就活著，但大部份人都是浪費自己的身體，尤其是自殺的人，真是浪費。很多人對我說想自殺，我怎也勸不到時，就會說：「嗱，這樣吧，你去找一間醫院或者一個醫生，去把你能捐的都捐出來。捐到剛剛好，再走出去做你想做的決定吧。」

我不是要詛咒他死，而是懂得用這個身體的人很少。身體有自己的運作，人透過「識」參與，而有一日，「識」會隨著你機件的運作，關燈，就好像拔插頭。這插頭一拔，「識」去了哪兒？

有些宗教覺得一切就結束了，佛法教導會說你下一期的生命即將開始，死亡是不存在的。

死亡如地水火風

你這一期的生命，這「識」是做男人、女人、別人的新抱、別人兒子、同事、醫生、司機等等，生命裡你飾演著不同的角色，但你這一期的生命完了，「識」就會去你第二期的生命開始。

所以在佛法的教導，死亡其實是不存在的，只可以說這一期的生命完了，你將會踏入第二期的生命。那死後，要多久才會進入另一個身體呢？死亡之後是怎樣的過程？這過程我認為人人都應該知道，因為這過程是世間上最孤獨、最寂寞、最不安、最恐懼、最無助，全部就是這個過程裡發生的。

不過有一些人有宗教信仰，這個過程「縮」得很短，可以很坦然面對。一些癌症病人拖了很久，很辛苦，就日日期待快點走。眼前一期生命結束，對這些病人來說，死亡祝福，是好事，他不會覺得有問題。

在佛教教導裡，走過的過程敘述得很清楚：人的身體比喻為四個元素：骨頭肌肉代表堅固的「地」。因為有骨頭肌肉，人才能撐得起來，這是「地」，當人進入死亡，「地」會退，病人的骨頭肌肉「退」，不能動手腳，甚至不能下床，覺得身體很重。此時病人頭腦是清楚的，但可能嚴重到不能說話。「地」開始要退了。

接著下一個元素要退，是「水」。身體裡有多水份，當「水」要退，病人開始很口渴，想喝水，但不喝不了，裡面好像很熱，火燒一樣。

第三個要退的，就是溫度，這是「火」。病人開始低溫，一直跌一直跌。可能是低血壓啊諸如此類。這些全部是在醫學的探測是看到的，呼吸開始很慢，心臟開始跳得很慢了。

第四個，「風」。「風」代表呼吸、腸的蠕動，所有細胞的生滅，醫學叫代謝，這時全部開始停了。最明顯就是呼吸，吸入的空氣很少，但是呼出來的很多，再及很少，廣東話就是「他喘了」，除非有外來的氧氣幫忙，病人開始氣喘，很辛苦，「風」開始要退了。

這時候醫生說：病人差不多了；可是在佛法教導裡會說：病人的「地水火風」都斷了。醫生來看病人瞳孔有沒有放大，腦幹沒有反應，宣佈死亡——可是在佛法裡，「外息」沒有了，但「內息」沒有斷。

外息沒了內息未斷

有些「大修行」的人，會懂得看「內息」，我也不懂得看。但「內息未斷」就留有一條「尾巴」，即是人們說：「喂，他那頭斷氣，你不要這頭就立即幫他換衫、打包、推他進殮房啊！」內息未斷，這時移動會不舒服，或者不開心，甚至起了憎恨的心。

講一個例子：我有一個好朋友，醫生宣佈他腦幹死亡，但因為有呼吸器，所以還有心跳，醫生說要拔掉呼吸機。家人拒絕：「搞錯！他還有心跳，拔了呼吸機就會死，不行！是不是因為公立醫院你們這樣對他？不行！」家人想找其他醫生，但私家醫生誰會肯接手？家人就堅決不肯讓醫生拔喉。

我就勸：「腦幹死亡，就是死了，搞這麼多事為何呢？」那亡者也實在太年輕，才三十多歲，家人都說：「不行！不可以這樣的，未死啊，你看面色紅潤，怎會死了？不可能的。」其實面色紅潤是因為輸入氧氣，但人死了，於是一氧化碳中毒才面紅。

這時家人又找很多人來做氣功等等等，其中一個氣功師有道德，退錢給家人：「我幫不到你，他已經不在，他走了。」家人很難接受，又用了很多關係託了很多人事，當時剛好週末，醫生就說等到星期一，家人就找我。

我到了醫院罵家人糊塗：「身體機能停了，外息停了，拖了這麼久，內息也一定停了。他這個『識』一早已經不在這個身體。」人的神識一斷，有一下會很迷糊，除非是大修行的人，或者拖了很久那些，若是突然間中風，根本不知道發生什麼事。病人的「識」離開了身體，大件事！見到有人在這裡泵他、餵他，又找氣功，又不知道找什麼按摩啊……他會覺得我還可以回去身體的。

我說：「你們不要搞事，累到他不能去下一期的生命，整天在這裡等。你們放棄了，但又不知道他在，沒有和他說一聲就離開，那人不曉得，就會天天在醫院等，或者跟著遺體去殮房，天天守著遺體。因為你們沒有人告訴他，你不會再回來的了。」

臨走要肯定人生

最重要就是在病人即將要走的時候，告訴他：「你今生做人的責任，做得非常之好，做人老公的責任，做人男朋友……當然要肯定他不是拋妻棄子，總之是告訴他，已經做得很好，做了很多好事。」

病人那一刻就會覺得，其實我都幾好，即是可以去好的地方，你要提醒他。這些對白是要和沒有信仰的人講，有信仰的就提一提他們的宗教信仰，上帝會來接你。要尊重病人的宗教信仰，你覺得那些是迷信，不要理，他覺得舒服就可以了，用他信仰的說話，讓他的心平伏下來。不要強行要他「轉會」，萬萬不能，因為這個「識」將會幫助病人安然地去下一段人生。

真人真事：有一個人邀請我去幫他爸爸「皈依」，即是加入佛教，那爸爸已經插滿喉管。我問了爸爸的名字，就在他右邊的耳朵叫名字，叫第二次時那他兒子很不屑：「我爸爸中聽的。」「那邊耳朵聽到嗎？」兒子說聽到，我走過去左邊耳朵再叫，我要解釋我是誰。那兒子開始很不耐煩：「我爸爸已經昏迷很久，你和他說話，他聽不到的。」

我不理他，繼續和爸爸說：我是誰，你的兒子叫我來，要令你成為一個佛教徒。這時他發出聲響，雖然仍是閉著眼，但有聲，身邊插喉的機器不斷吣吣吣，護士立即走進來看。

我細細聲問兒子：「你爸爸有沒有宗教信仰？」原來有，忘了是天主教還是基督教，總之就不是佛教。護士離開後，我立即在爸爸身邊，把本來要說的對白一轉：「你放心，上帝會來接你的。不需要擔心……一切都不需要擔心。你今生所做的好事，上帝會知道，所以你應該放下了。」那夜他就走了。

我和兒子說：「對不起，你今天拜託我的事情，我做不到。」兒子反而問：「我很想知道，爸爸昏迷了三個月，我和他說什麼也沒反應，為什麼你和他說話，竟然有反應？」

慈悲力量最大

為什麼呢？你現在聽東西，但你的心可以想別的事情；你在說話，但是你還可以做他事情，簡單地說就是「身、口、意」可以隨時隨地「zip zap」，不是直線的。

當你嘗試和那昏迷的人說話，要全心全意，身、口、意一條線，很單純地講。「識」可以橫跨宗教信仰、時間空間，你可以到達病人的心裡，不需什麼靜修，很誠懇地跟他談，就是這麼簡單。

你要一條線把慈悲放出去，病人就收到，就算他是昏迷。你任何祈禱、講任何鼓勵的說話，他都收到，最大的力量，就是慈悲。

舉個例子：現在我和教授吵架，拍檯什麼的大家很憤怒，接著我們不說話，回自己的座位工作，突然間有人推門進來，他聽不到我們吵架的，但一進來，馬上感受到氣氛不對。因為當我們兩個吵架，我們的恨意，你打我我打你的念力，仍然在這空間。

同樣道理，如果你把祝福充滿，世間最大的力量是慈悲，這力量是無敵的，雖然恨的力量也很厲害，可以摧毀很多人，摧毀整個世界，但是慈悲可以慢慢消弭的。把這個祝福，在慈悲的念力之下送給對方，是可以的。

另一個自己

教授：我覺得很有趣。現在腦神經學發覺每一個人裡除了自己的意識外，還有一個沒有意識的自我在裡面，這聽起來很奇怪，甚至有少少恐怖，即是你裡面有一個你沒有意識的自己存在。他驅使你工作，但是你意識不到他的，也溝通不了。例如有一些特別的中風病人，接受測試時前面有一塊板，有一個長形的洞，你問他這個長形的洞，打直、打橫、還是打斜？他回答不了，但是你叫他將一封信插進去，他又懂得插進去。

又例如平時打字的時候，不用想那些鍵盤字母的位置，如果認真想，就打不了字。醫學界經過一些中風的病人的研究，慢慢發覺有一個你自己控制不了，沒有意識的你自己在裡面運作。

法師：你說的「另一個自己」，就是佛學的「識」。

我想請問：曾經見過一位病人，似乎沒有了呼吸，很久，很久又會吸一口氣。護士就問護士長要否叫醫生來，護士長非常有經驗，輕輕探一探大動脈，輕輕的，然後說：「還未可以。」

那護士就學著按一按，按不到，護士長就教她要怎感受那很微細的變化。我猜是要等「內息」也斷了，後來我去請問一些有「大善知識」的，也說就是做這一個動作，斷了內息，才找醫生來。

死亡何時發生？

教授：我純粹從醫學的角度來看，一個人過身，其實會經過一個逐步的過程，你指沒有呼吸，我們醫生之間會說呼吸系統停頓，病人已不懂得呼吸，可是還有脈搏，心臟還在跳動，所以摸大動脈還會摸到。

就算心臟停止跳動，身體某些細胞可能仍然保持生命力，直至到過了一段時間。多久就視乎哪一個內臟，例如腦沒有氧氣，很短時間就停止活動；肝的細胞可能能保持活動久一點；甚至頭髮的髮根，可能會保持得更久。一個人我假設有一百份東西：一份是腦、一份是循環系統、一份是肝、一份是脾、一份是頭髮的髮根……一百個部份，可能慢慢逐樣停止，最後才完成死亡的過程，這過程可能很久的。

法師：科學有沒有解釋，這個過程通常是一日、一個小時？

教授：視乎細胞，大家也可能聽過有些故事：屍體會長頭髮，甚至是死後幾個月，這就代表他髮根的細胞還在活著。

西醫的角度是可以維持一個生命：呼吸系統、循環系統一直保持都可以，只要有電，有呼吸機，就可以一直保持呼吸。很多器官可以代替，甚至有人造器官，例如心臟、肺，肝比較困難，腦部可能很長時間也不能取代，所以腦幹死亡就是死亡。如何得知，有幾個測試要做的：拿走呼吸機，會否繼續呼吸？刺激一些部位，會否懂得收縮肌肉？刺激眼睛，會否有反應？這些基本的生命跡象都沒有，就代表腦幹死亡。

捐贈器官當然要已經腦幹死亡，但用心肺機保持心臟跳動，否則內臟缺氧，就不適合移植，但骨骼、皮膚，那些就不用維持呼吸。

臨終見到「鬼」

台下發問：我常遇到一些臨終病人，告訴我見到誰誰誰，都是他離開了的親友，為什麼？即是不是一次、兩次，很多次也是這樣的。當然身邊人都叫他別亂想，但是我覺得有些奇妙的。

法師：「識」是沒有時間和空間限制，是橫跨的。科學家亦說世間不止是三維空間，已經有四、五層，或者十多層了。

我們有時被眼前的東西框著，但當我們極度放鬆，或者專注做一件事時，會突然間「呀，我想起了，那條鎖匙放在那裡！」

我們現在很刻意地鎖著自己，因為要應付每一天的生活，尤其是香港人，走得很快，人很多，地方細，每一個人的情緒都繃得緊緊的，就像「急凍」了。今天我和女朋友、男朋友分手、和上司發生什麼事……都沒有時間反省、消化，因為第二件事又來了，我要把情緒收起若無其事，連想很痛快地哭也不行，因為和家人住在一起，不想家人擔心，我們只會選擇把情緒鎖著，關上，我們可以這樣。

慢慢地情緒就「急凍」了，內裡的inner self，像教授剛才所說的另外一個自己，是沒法顯露出來。

然而當一個人到了彌留之際，就打開了，再沒有一些東西可以框著，「識」本來就可以橫跨所有，可以去到另一個世界。所以將若有親朋戚友在醫院，大吉利是地說見到誰誰誰，你不要說：「別亂想！」這樣病人會很沮喪，為什麼不相信？，他求救，問醫生護士就說電解質失衡啊，或者癌細胞上腦……我不排除是有醫學上、心理上的影響。但我們這一生，有一些特別的喜好，又有一些打擊、做了一些好事、又做了一些不好事，好像滾球一樣愈滾愈大，去到那一刻，鬆了，突然間會見到不在的人，是很正常的。

如何幫助亡者？

台下發問：剛才講到一個人死了，親朋戚友又這麼不「生性」，令他這麼難捨難離，可以怎樣幫助那個亡者呢？

法師：幫亡者嗎？要看他的宗教信仰，但始終都要在遺體旁邊說：「你已經走了。」一定要講，一定要講，尤其是那些突如其來的死亡，例如突然撞車。你要在他耳邊告訴他發生了什麼事：「要安心上路，將會去另一期的生命，不要擔心，今生已經做了什麼什麼好事。」如果懂得用他的宗教信仰，例如天主教，就可以誦讀玫瑰經等的。

教授：我也有一個個人經驗：那時我是實習醫生，病房有一個血癌病人，雖然接受化療，但會行會走，會說會笑，完全沒問題。但有一晚，他突然說完全看不見東西，很害怕。我就一定好像一個普通的見習醫生——盡量call「大佬」（顧問醫生）。

後來才知道是急性中風，當時有個護士在他耳邊安慰他，她知道這病人不行了，可能她見得多，她在耳邊說：「你放心去吧。」

當然有其他醫生護士一直急救，做足我們能做的事情，「大佬」亦來了，但最後那個病人也真是去了。那個護士當時在做的事情，正正就是這件事。

法師：這是一件很重要事。你們不要忌諱，中國人很麻煩：生日不能說、拜年不能說、平時不能說、探病又不能說……那到底什麼時候說呢？一定要講。

搶救是否枉然？

台下發問：可是那有經驗的護士已經這樣說了，其他醫護人員還要急救，是否枉然？

教授：知道病人的結果，回頭看是枉然，但當然是不知道的，也許我們急救有用呢？但我們全部都做了，又急救，護士又在耳邊說話。

法師：我見過很多很辛苦的癌症病人，有一位住在私家醫院，醫生一直要病人去電療。家人說：「還電什麼？！他不行了，別電吧！隨他吧！」但那病人不想醫生不滿，我說：「你都不會再幫襯這個醫生的了！」我相信做電療也應該有評估的，什麼時候做有效，什麼時候做來是枉然，果然那一晚，病人就走了，做什麼呢？！

你只要記得這一期的生命，就只是是這一期而已，很快就去下一期。死亡只是這一期的生命劃上句號，即將要去下一期的生命開始，這樣想，你的難捨、你的不捨，就比較容易放開，不會做錯了一些令病人受痛苦的決定。

教授：其實西醫是很對抗性的，永遠覺得病是不好，要打，打贏了，那就好了，你就健康了。慢慢開始有一些西醫，想到與病一起生活，不是對抗。

我曾經見到一件感人的事，夫婦都上了年紀，丈夫患上絕症，太太說：「你放心去吧，你接受吧。」但丈夫很生氣：「為什麼說這些話？我這次一定會很努力，我一定會打贏！」太太就說：「不是的，你不一定要贏的，有時輸一下，也是可以的。」

不一定次次要贏，有時候要接受，才能放心，好好地走，即是「好死」。

帶著祝福向著光芒

法師：善終是一門大家很需要學習的功課，愈不肯接受自己有病，或者愈不想接受自己會死亡，死的時候是很辛苦的，因為他不服氣，但身體不行了，又可以怎樣？要靠意志去「撐」，人就「忟憎」，並且帶著驚惶，接著去哪？

這樣很難過渡去下一期的生命。要鼓勵他接受死亡，提醒他這一生做過很多很好的事情，即是沒做過的，買過一支旗也要提他，讓他的憂慮減到最低。

有信仰的，耶穌基督在看著你、觀音菩薩會看著你，沒有信仰的，就是之前做過這麼多好事，相信自己一定會往光芒的地方走。記得，不是往光的地方，而是光芒的地方走，你們一定記著，這個一定一定要記得。

台下發問：如果臨終前沒說平安，之後醫護人員又說：「你們盡快，因為很多病人等著病床啊。」結果完全沒有做到，那之後可以怎樣去幫助？

法師：有些宗教人死了，就完結了。佛學教導是人死後，還有一段日子，四十九日吧，可以不斷做一些好事。以亡者的名字修橋鋪路、建醫院等等，總之用他的名字，增加他所做的好事。我們也會誦經，把祝福帶給他，安然地去下一期的生命。

延伸閱讀

衍陽法師：《心寬就是最好的道別》，香港：皇冠，2013。

衍陽法師著：《病向笑中醫》，香港：皇冠叢書，2014。

釋法忍法師著：《死亡就是這麼回事》，香港：青藍出版社，2012。

Rinpoche S. 著、鄭振煌譯：《西藏生死之書》，北京：中國社會科學出版社，1999。

J. Krishnamurti 著、葉文可譯：《人生中不可不想的事》，北京：群言出版社，2004。

Jeff Foster 著、程敏淑譯：《不再試著修補生命：覺醒、面對，全然接納》，台灣：木馬文化出版，2014。

Ken Wilber 著，胡因夢、劉清彥譯：《超越死亡：恩寵與勇氣》，北京：生活．讀書．新知三聯書店，2006。

Kathleen Dowling Singh 著，彭榮邦、廖婉如譯：《好走：臨終時刻的心靈轉化》，台灣：心靈工坊，2010。

邢福增著：《此世與他世之間：香港基督教墳場的歷史與文化》，香港：基督教文藝出版社，2012。

喬治・李齊著、陳建民譯：《死亡九分鐘》，台灣：中國主日學協會，2005。

波卡仁波切著、項慧齡譯：《死亡的藝術》，台灣：橡樹林文化，2011。

第二十章

最後的哲學課：陳特教授答學生周保松

陳特教授在香港中文大學崇基學院哲學及宗教學系任教超過三十年，師承錢穆、牟宗三、唐君毅三位國學大師，又是「中大」哲學系高級講師陶國章和政治與行政學系助理教授周保松的老師。

陳特教授患癌十二年，寫下自傳透露如何由不甘心，變成心存感恩，在臨終前兩個月，當時是學生的周保松特地相約，討論死亡。

一九九零年夏天，陳特教授發現頸下的淋巴長了一個小塊，最初還以為是「熱氣」，喝點涼茶就會好，後來有小病去大學的保健處，醫生也不以為意。

可是這小瘤不退也不長，幾個月後保健處的醫生開始注意，轉介去醫院，結果發現患上淋巴瘤。

「那時癌症大家都看為絕症，一聽見癌症就想到死亡。」他在自傳《徘徊生死十二年》裡寫道：「我教授存在主義多年，自然知道什麼事都可以發生在自己身上。經驗上，我也常常看到一個好好的健康的人，隨時可以暴疾身亡。對生命不穩定的了解與感覺，我一直不缺乏。但事情真的降臨到自己身上，依然有暈眩的感覺。原來很有秩序與很有規律，可以預測到的世界突然天旋地轉。海德格說世界滑走了大概指的就是我那種感覺吧！一切都把握不住，一切都不由自由，那是一種極為可怕的心境。整個生命似乎都凝聚不起來。」

心有不甘

當年他五十多歲，自言很不甘心，甚至埋怨上帝。經過手術，惡性細胞切除了，可是兩年之後原本的位置又再長出惡性腫瘤來。他去看中醫，繼續讓西醫做手術；三、四年後，惡性腫瘤再長，這次接受了二十次電療。

二零零一年電療後四年，因為胃痛，發現癌細胞已經深藏在胰臟，只能進行化療。

「在大病中，一個很確實的體會是身體確與心靈息息相關。當一個人身體極度虛弱，覺得一切都不由自己作主的時候，心靈也自然地極其虛弱，那是一種極端無力無助的感覺，忽然感到平時所特別可倚賴的聰明智慧、能力以及引以為榮的成就，全都成了空無實質的東西，而自己就只剩下一個空殼。

「這種感覺在腫瘤發痛時尤其強烈，當我吃止痛藥都止不了痛的時候，那種強烈痛楚帶來的驚恐害怕真會使人崩潰。許多哲學宗教家都強調超越生死，從前的人也說置生死於度外。但我這次大病的體會是超越生死是觀念上的事，只要能在觀念上不執著於生，也就不會太在乎死，但疼痛卻是感覺上的事，那是觀念上超越不了的。痛到極厲害的時候，那是每分鐘每秒鐘的掙扎，每一刻的時光都是那麼真實，如何超越得了？以前的人說『痛不欲生』，這次我真是體會到了。」他寫道。

六次化療後，胰臟腫瘤消失，但肺臟又發現腫瘤，西醫建議觀察，陳特教授吃著中醫，期間腰痛，胸前長膿包，中醫都說無關癌症。然而最終由西醫證實膿包是淋巴腫瘤，癌症已經擴散。他自費進行抗體療法，又去找廣州來的醫師，並且大量地吃靈芝孢子……癌細胞一再消失，又出現。

西醫說，沒有更好的藥物了。

他是基督徒，卻不禁向上帝發怨言，上帝似乎疏遠了。

身懷恩典

陳特教授一直有跑步，大病後改為散步。一天，天氣很好，陽光灑滿大地，花草樹木都顯得生機蓬勃。

「我忽然覺得我許久以來都是從我個人的角度來看問題，而沒有從整個宇宙來看問題。」他剎那領悟：「從整個宇宙來看，一切萬物，包括人在內，都不斷在生，也不斷在死，不斷呈現，也不斷消滅，所有萬物的生死現滅都不影響整個宇宙的生生不息。上帝是宇宙的根源，它使宇宙運作不息，使生機蓬勃，個人的生老病死正好成就與宇宙的有生必有死，運作不息的規律。」

他教了哲學三十多年，理性上完全明白，但一旦有病在身，便對上帝發怨言，不禁對著美麗的花草失笑。

上帝似乎親近了。

陳特依然堅持治療，再找另一位中醫、喝南美的茶……過程中，他太太一直在身邊，兩個弟弟每星期都來探望，舊學生在加拿大找醫生，同事打聽美國新藥、親朋戚友不斷問候——這些他形容為「人生中最珍貴的東西」，竟然在走向死亡的道路上得到。

「心靈上的收穫如此之大，想到這裡，就感到不但不應該有所埋怨，反而要感謝上帝的恩典。那是我走完生命道路之前的最大的恩典，最大的賜福。」最後他寫道。

二零零二年十二月陳特教授逝世，享年六十九歲。

與陳特先生對談：體驗死亡

在陳特教授過身前兩個月，學生周保松和陳日東特地與老師對話，後來整理成五篇對談，由生死談到各種哲學問題，這是第一篇。

訪談：周保松、陳日東　執筆：周保松
日期：二零零二年十月二十四日
地點：中文大學崇基學院

周保松：死亡常給人很不確定的感覺。它什麼時候要來，我們似乎無從預測。

陳特教授：存在主義最喜歡談不確定感。那也是對的，例如你看報紙，發現一個你認識的正值盛年的朋友，突然間消失了，你一定會很震驚，覺得死亡很近。只是人們平時覺得世界很有規律，一切均可按計劃行事。例如有些行政人員，日記密密麻麻，把一年後的工作也定好了，但卻很少想到，生命其實十分無常。

周保松：人為什麼會如此恐懼死亡？

陳特教授：最簡單的原因是人的本能，人有求生的本能。當然還有其他原因，例如捨不得現有的東西。人有時並不是怕死，而是怕失去某些東西，例如親人事業等。當然，還有錢和物質享受。一個人掙扎了一生，忽然間一切化為烏有，不是如此容易接受。

周保松：我覺得，死亡最難令人忍受的，是那種剎那間由存在變為虛無（Nothingness）的感覺。我不太能接受，自己突然間從這個世界消失，而這個世界仍然存在。就好像你本來是一場球賽的參與者，卻不由自主的被迫永遠離場，但球賽繼續進行，觀眾依然興高采烈，而你却成了局外人，感覺很荒謬。

陳特教授：這是存在主義，特別是海德格，喜歡談的東西。Nothingness的感覺，我有親身感受。十二年前，醫生說我患了癌症。我當時聽到這個消息，以為自己即將要死，真是天昏地暗。那種感受真的像海德格所說，世界好像突然流走了。整個本來很確定的世界，變得完全失控。我當時在崇基運動場上散步，覺得生命所有的凝聚力，一下子都被打散了，生命變得異常空虛。海德格說的Nothingness，也不是說沒有東西。世界仍然存在，只是你覺得很不實在。那種感覺很不舒服。

周保松：我未體會過這種感受。但每想起死亡，常令我有種強烈的荒謬感。我本來和世界有種很親密的關係，我活在其中，投入其中，包括我所在乎的人，所為之奮鬥的人生計劃。但當我要走了，世界其實一點也不會變。它還是它。你原本以為自己很重要，以為明天起來，仍然是其中一分子。但剎那間，世界和你便再沒有任何關係。那好像是一種徹底的決裂。人，在此意義上，完全是過客。

陳特教授：對，這種決裂的感覺，令你自己及世界好像全部變得空了。當然，世界仍然存在，花仍是花，草仍是草，但它變得沒有意義。

周保松：你當時除了覺得很不實在，還有什麼感受？

陳特教授：我當時第一感覺便是這個，其次才想到生命還有什麼責任要負等。當時真的是頭暈，但不是生理上的，而是心理上的。我教了那麼多年哲學，理智上當然知道死亡沒什麼大不了。但一旦發生在自己身上，那種恐懼感，卻不是自己控制得了。但我想這不是偶然的，很多人都會有。

陳日東：往後心理的轉變如何？

陳特教授：我轉變過很多次。我覺得每個階段，都值得說出來給你們參考。我是基督徒，雖然我與普通的基督徒不同，但我仍然相信世上有神。所以知道消息後，下一個反應便是問上帝，問為何這樣不公平。如果上帝愛世人，為何要我得這絕症？這是第一階段。

我之後開始接受治療。在這十二年中，我治療過好幾次，中間有過好轉。但在一年半前，我再度復發。最初以為是胃痛，但痛得冷汗直冒，連止痛藥也無效。在劇痛中，我感覺到異常恐懼。當一個人最痛的時候，真是坐立不安，六神無主。那時我才明白，原來世界上可以依賴的東西，都沒有用。我們常對自己的氣力意志學識聰明等充滿自信，但面對身體的極度折磨，人真是完全無能為力。一個人身體虛弱，心靈也會跟著虛弱，思想理智都起不了作用。

後來有人問我，我說我像大海裡的小船，風平浪靜的時候，我想去哪裡便去哪裡，一切成竹在胸。但暴風雨來時，卻變得完全無能。這感覺其實與死亡也有關係。真的是時候到了，你便要走，什麼東西也阻擋不了。

陳日東：有沒有想過自殺？

陳特教授：雖然醫療過程很痛苦，但我從沒想過自殺，可能我求生意志很強。但真的有無能為力的感覺。這感覺，和我常說的基督教義的一個重要想法很有關係，那便是人其實一無所是，沒什麼值得驕傲。你以為值得驕傲，其實只是因為你好運。用我剛才的例子，因為風平浪靜，你才以為自己很有辦法，可以把握一切。但其實力量聰明才智都經受不起考驗，當壓力大到不能承受時，人便會崩潰。所以基督說人要謙卑，便是這個道理。

周保松：你最近的復發，和十二年前第一次知道患病的感覺有什麼不同？

陳特教授：很不同。第一次的感覺很表面。那些頭暈、世界流失的說法，其實是面對死亡時的自然反應。但後來的反應便深入許多。我說的無能為力、一無是處，其實也是一種nothingness。我們平時總覺得有東西可以試，人才會感到真實。但當沒有東西可試時，人怎得真實？

陳日東：痛苦的時候你會想到什麼？

陳特教授：那時我痛得太厲害，便想辦法分散注意力。我對自己說，不要再想哲學吧，於是想找佛經看，但結果也看不下去。我當時看了林語堂的《蘇東坡傳》，裡面談及許多蘇東坡面對的人生困境，例如他如何被排斥、被流放。我想如果他可以熬過去，我也可以。

周保松：剛才你說的是第二個階段，下一個階段怎樣？

陳特教授：接下來的階段，是我接受了兩次化療，但最後都失敗了。化療很辛苦，好像有大卡車壓下來的感覺，我當時很希望付出的代價會有收穫，但可惜沒用，因為腫瘤雖然縮小了，但無法根治。而且化療有個弊病，便是之後很難再用藥。那時醫生已用了最好的藥，但沒有效，我真的很失望。我祈禱時便問，天主為何沒有眷顧我。

直到有天大清早，我一個人在校園散步。那天天氣很好，晨曦之下，草木青葱，花開得燦爛，大地充滿生機。見到和暖的陽光，我突然間領悟，這如斯美好的宇宙，並沒有因為我的病而變。它仍然生機勃勃，教人愉悅。我當時想，如果有上帝的話，他便是宇宙的主宰，他不會因為我一個人而改變宇宙的規律。萬物有生有死，有起有落。因為有生，所以有死；因為有死，所以有生。一如沒有一朵花的凋謝，便沒有另一朵花的盛開。人是宇宙的一部份，宇宙成就了我，我亦成就了宇宙。人的死亡，其實反映了這一規律。我怎可要求宇宙的主宰，因為我一個人，便違背這規律？我為何只站在自己的立場想，而不站在宇宙的立場去想？

一旦想通，我之前的抱怨便不翼而飛。這是一個很美、很舒服的心境。世界始終如一，而我生於其中，順其道而行。我和宇宙，合而為一。因此，我不再同意存在主義將死亡談得那麼孤獨可怕。我開始覺得，死亡沒什麼可怕，因為一個人的死，成就了其他東西的生。如果宇宙只有生，沒有死，它便不可能繼續。這種想法，對我來說，是很大的的轉變，雖然其中的觀念可能在內心埋藏了很久。自此之後，我便通了。但那不是概念上的通，而是真實生命的通。

周保松：你是否認為，即使你消失了，仍會以另一種形式存在？

陳特教授：不是。我是否繼續存在並不重要。從整體來說，世界只有一個。只有分開你我他，才會有不同的獨立的世界。但如果合起來看，其實是一個整體，無所謂你無所謂我，而是彼此成全。有時是我死成全你生，有時是你死成全我生。在這意義下，你我的生命是分不開的。

周保松：這不易明白。

陳特教授：這其實是莊子的想法。莊子說「方生方死，方死方生」，只有這樣，宇宙才能不斷的生機勃勃。如果你執著於不要死，不想和世界分開，結果是全部東西都會消失。我們說死亡是分開，只因執著於個人，看不到宇宙是一整體。

周保松：但在一個強調個人主義的現代社會，這種想法不太能令人接受。對於很多人來說，我是我，他是他，彼此沒什麼關係。

陳特教授：我的說法很不現代。但如果按你所說的方式去想，那是死胡同，人面對死亡時便會真的很寂寞，無從解脫。

周保松：換個問題，基督徒和非基督徒看死亡會否很不同？

陳特教授：我雖然是基督徒，但對死後的生命不是很關心。我對此抱懷疑主義。對於未曾經驗過的，或不可能經驗的，我不太容易相信；尤其要我將自己所有信仰都寄託在那裡，更加做不到。很多基督徒會用死後有靈魂去解釋死亡，但我更喜歡用莊子。我不覺得這樣做違背了上帝的意思，因為我沒有懷疑上帝不是宇宙的主宰。

陳日東：一般人只從負面看死亡，但面對死亡時，它可以給予我們什麼嗎？

陳特教授：最大的收穫，便是幫我們更了解生命。存在主義說得對，人要面對死亡，才懂得面對生存。我們平時體會的生命，往往很虛浮，總以為自己很重要。走過死亡的路，人才會發覺以往所做的，未必就是生命中最重要的東西，才知道生的價值寄於何處。

周保松：那你覺得生命中最重要的東西是什麼？

陳特教授：人最重要的，是過你想過的生活。你想得到的東西，是你真的想要的，是值得你尊重和享受的。我們常說敬業樂業，好像是一種外在的要求，其實不然。一個人不能敬業樂業，他便不幸福，生命便會空虛。一個人的生命，表現在他所做的事上。你如果不尊重自己的事業，便是不尊重自己。一個人幹什麼行業並不重要，重要的是你要尊重及享受自己所做的。

周保松：過自己想過的生活，便是活出自我？

陳特教授：對。連自己都沒有，還談什麼？人必須愛惜自己。總要先愛自己，才能愛他人。這不是自私，而是一切的基礎。愛自己不是說要有很好的享受，而是自愛。不自愛的話，那不可能愛人，而只是依賴人。

周保松：你覺得哲學，可以幫助我們處理這些人生基本問題嗎？

陳特教授：我覺得哲學有助處理這些問題。唐君毅先生曾告訴我，讀哲學並非學究性的，而要和生命有關。所謂愛智慧，首要是解決生命的問題。所以我喜歡的哲學，無論儒釋道、基督教、存在主義等，都和生命有關。有人說存在主義已過時，我不同意。哲學哪有過時不過時？哲學只分有用無用，與潮流無關。讀哲學應該要有體驗，然後讓體驗跟學問一同進步，只著重學究的哲學家沒有用。

周保松：談了那麼多，我覺得，面對死亡，其實是要學的。

陳特教授：對。我們每個人，都需要好好學習如何面對死亡。

延伸閱讀

Norbert Elias 著、鄭義愷譯：《臨終者的孤寂》，台灣：群學，2008。

Susan Sontag 著、陳耀成譯：《旁觀他人之痛苦》，台灣：麥田，2010。

David Rieff 著、姚君偉譯：《泅泳於死亡之海：母親桑塔格最後的歲月》，台灣：麥田，2012。

Jeanne Safer 著、謝靜雯譯：《死亡的益處——失去父母，是我們二度成長的機會》，台灣：大塊文化，2010。

傅偉勳：《死亡的尊嚴與生命的尊嚴》，台灣：正中書局，2010。

鄭曉江著：《生死學》，台灣：揚智，2006。

郭慧娟編著：《生死學概論》，台灣：華都文化，2014。

鈕則誠著：《觀生死——自我生命教育》，台灣：揚智，2007。

余德慧、石佳儀著《生死學十四講》，台灣：心靈工坊，2003。

《放棄　放手　順其自然》

放棄，肯定經歷一番掙扎；
放手，肯定有過夥伴情誼；
順其自然，其實是沒有分離。

放棄，代表會失去某種東西；
放手，代表能獲得某種東西；
順其自然，代表沒有關係。

放棄，是恐懼未來；
放手，是期望未來；
順其自然，是接受當下我曾擁有的唯一。

放棄，是活在恐懼之中；
放手，是活在恩典與信賴之中；
順其自然，就只是活著。

放棄，是被痛苦擊垮；
放手，是擊垮苦痛；
順其自然，是明白痛苦常在我心。

放棄，是不甘臣服於在我之上力量的控制；
放手，是選擇臣服於在我之上的力量。
順其自然，是承認那種控制和抉擇可能是幻想。

放棄，是認為上帝是可怕的；
放手，是相信上帝會保守我；
順其自然，是永不再問……

Hank Dunn《Hard Choices for Loving People》
杜柏翻譯的中文版《愛的抉擇》

附錄

看病筆記

醫護團隊

治療方案

藥物紀錄

日常護理

資訊：香港癌症支援

資訊：香港癌症資訊網頁

附件一：醫管局預設醫療指示_全文版

附件二：醫管局預設醫療指示_簡短版

附件三：非住院病人「不作心肺復甦術」文件

附件四：持久授權書

醫護團隊

名稱	職銜／專業範圍	聯絡方法	時間	建議治療方案	跟進問題
	醫生				
	護士				
	社工				
	心理學家				
	物理治療師				
	職業治療師				
	宗教人士				
	義工				
	其他				

治療方案

	不同方案	建議人／聯絡	有效範圍	副作用	生活影響	經濟負擔	考慮因素
確診							
治療							
跟進							

參考：癌症基金會《決定癌症治療的五個步驟》

藥物紀錄

藥物名稱	劑量服用時間	服用日期	治療範圍	副作用	對我的影響	注意事項	藥物來源	聯絡醫生

參考：

劉建良：《是老化還是疾病？》第三章：「該用什麼態度看用藥」，2013，台灣，大塊文化。

全嘉莉：《如何活著離開醫院　就醫自保完全手冊》，2011，台灣，時報文化。

日常護理

	聯絡人／機構	時間	服務資料	費用	替代方案
醫療協助					
護理協助					
社福協助					
經濟援助					
日常飲食					
食療					
身體衛生					
家務					
裝修家居					
陪診					

	聯絡人／機構	時間	服務資料	費用	替代方案
醫療輔助用品					
運動					
休閒活動					
特別需要 （例如照顧年幼家人）					
院舍服務					
日間中心服務					

參考：

癌症基金會居家照顧小冊子

醫管局病人資源中心
http://ha.org.hk/visitor/ha_visitor_index.asp?Content_ID=200259&Lang=CHIB5&Dimension=100&Parent_ID=10083

雅麗氏何妙齡那打素醫院	新界大埔全安路 11 號	2689 2062	**健康資源中心** 星期一至五　上午九時至下午五時 星期六　上午九時至中午十二時
白普理寧養中心	新界沙田亞公角山路 17 號	2651 3788	**日間寧養暨資源中心** 星期一至五　上午八時四十五分至下午一時及下午二時至下午五時三十分 星期六、星期日及公眾假期　休息
明愛醫院	九龍深水埗永康街 111 號	3408 7993	**病人資源中心** 星期一至五　上午九時至下午一時 下午二時至下午五時 星期六　上午九時至中午十二時 （星期日及公眾假期休息）
青山醫院	新界屯門青松觀路 2A 號	2466 5958	**屯門精神健康日間服務中心（思健）** 星期一至五　上午九時至下午一時 下午二時至下午五時 星期六、日及公眾假期　休息
沙田慈氏護養院	新界沙田馬鞍山 亞公角山路 30 號地下	2636 7249	**健康資源中心** 星期一至五　上午九時至下午一時及下午二時至下午五時 星期六　上午九時至中午十二時 星期日及公眾假期　休息

葛量洪醫院	香港仔黃竹坑道125號	2518 2601	**病人資源中心** 星期一至五　上午九時至下午一時 下午二時至下午五時 星期六　上午九時至中午十二時 星期日及公眾假期　休息
靈實醫院	九龍將軍澳靈實路8號	2703 8381	**社區及健康資源中心** 星期一至六　上午8時30分至 下午5時18分 星期日及公眾假期　休息
香港佛教醫院	九龍樂富杏林街10號	2339 6116	**健康資源中心** 星期一至五　上午九時至下午五時 星期六　上午九時至下午一時
香港眼科醫院	九龍亞皆老街147K	2762 3103	**病人資源中心** 星期一至五　上午9時至下午1時及 下午2時至下午5時 星期六、星期日及公眾假期　休息
九龍醫院	九龍亞皆老街 147A	3129 6662	**病人資源中心** 星期一至五　上午9時至下午1時及 下午2時至下午5時 星期六、星期日及公眾假期　休息
葵涌醫院	新界葵涌醫院道 3-15 號	2959 8079	**病人資源及交誼中心** 星期一至日　上午八時至下午八時

廣華醫院	九龍窩打老道25號	3517 6190	**健康促進中心** 星期一至五（公眾假期除外） 下午三時半至晚上七時 星期六、日及公眾假期　休息
北區醫院	新界上水保健路9號	2683 7516	**健康資源中心** 星期一至五　上午9時至下午12時15分及下午1時30分至下午5時 星期六、星期日及公眾假期　休息
聖母醫院	九龍黃大仙 沙田坳道118號	2354 2254	**社區健康中心** 星期一至五　上午九時半至下午一時半 星期一至三及五　下午二時半至五時半
東區尤德夫人那打素醫院	香港柴灣樂民道3號	2354 2254	**那打素社區及病人資源中心** 星期一至五　上午九時至下午一時及下午二時至五時十五分 星期六　上午九時至下午一時 星期日及公眾假期　休息
	香港柴灣樂民道3號	2595 4165	**癌症病人資源中心** 星期一至五　上午9時至下午1時及下午2時至5時15分 星期六、星期日及公眾假期　休息
	香港柴灣樂民道3號	2595 4008	**精神健康資源中心** 星期一至五　上午9時至下午5時15分 星期六、星期日及公眾假期　休息

博愛醫院	新界元朗坳頭博愛醫院 主座閣樓	2486 8402	**社區健康中心** 星期一至五　上午9時至下午1時 及下午2時至下午5時 星期六、日及公眾假期　休息
威爾斯親王醫院	新界沙田銀城街30–32號	2632 3158	**健康資源中心** 星期一至五　上午九時至中午十二時 及下午二時十五分至五時三十分 星期六、日及公眾假期　休息
	新界沙田銀城街 30–32 號	2632 4030	**癌症病人資源中心** 星期一至五　上午8時45分 至下午6時 星期六、星期日及公眾假期　休息
瑪嘉烈醫院	九龍荔枝角 瑪嘉烈醫院道2–10號	2990 3363	**社區健康資源中心** 星期一至五　上午九時至下午六時 星期六　上午九時至下午一時 星期日及公眾假期　休息
	九龍荔枝角 瑪嘉烈醫院道2–10號	2990 2498	**癌症病人資源中心** 星期一至五　上午9時至 下午5時30分 星期六、日及公眾假期　休息
伊利沙伯醫院	九龍加士居道30號	3506 6434	**病人資源中心，** 星期一至五　上午10時至下午6時 星期六、星期日及公眾假期　休息
		3506 5393	**癌症病人資源中心** 星期一至五　上午10時至下午6時 星期六、星期日及公眾假期　休息

瑪麗醫院	香港薄扶林道 102 號	2255 4343	**病人資源中心** 星期一至五　上午 9 時至下午 5 時 星期六、星期日及公眾假期　休息
	香港薄扶林道 102 號	2255 3900	**癌症病人關顧支援組** 星期一至五　上午 9 時至下午 1 時 及下午 2 時至下午 5 時 星期六、星期日及公眾假期　休息
律敦治醫院	香港灣仔皇后大道東 266 號	2291 2511	**健康資源中心** 星期一至五　上午 9 時至下午 1 時及 下午 2 時至 5 時 星期六、日及公眾假期　休息
沙田醫院	新界沙田馬鞍山 亞公角街 33 號	2636 7749	**健康資源中心** 星期一至六　上午 9 時 30 分至 下午 5 時 星期日及公眾假期　休息
大口環根德公爵夫人 兒童醫院	香港薄扶林大口環道 12 號	2974 0391	**健康資源中心** 星期一　上午 10 時 30 分至 下午 12 時 30 分 星期二至五　下午 2 時 30 分至 下午 4 時 30 分 星期六、日及公眾假期　休息
贊育醫院	香港西營盤醫院道 30 號	2255 3809	**婦兒健康、社區及病人資源中心** 星期一至五　下午 2 時至 下午 4 時 30 分 星期六、星期日及公眾假期　休息

將軍澳醫院	將軍澳坑口寶寧里 2 號	2208 1259	**健康資源中心** 星期一至五　上午 10 時至下午 6 時 星期六、日及公眾假期　休息
屯門醫院	新界屯門青松觀路廿三號	2468 6167	**社區服務中心** 星期一至五　上午 9 時至下午 5 時 星期六、日及公眾假期　休息
	新界屯門青松觀路廿三號	2468 5045	**癌症病人資源中心** 星期一至五　上午 9 時至下午 1 時 及下午 2 時至 下午 5 時 30 分 星期六、日及公眾假期　休息
東華東院	香港銅鑼灣東院道 19 號	2162 6035	**病人資源中心** 星期一至五　上午 9 時至下午 1 時 及下午 2 時至 5 時 星期六　上午九時至中午十二時 （星期日及公眾假期休息）
東華三院馮堯敬醫院	香港薄扶林大口環道 9 號	2855 6236	**長者健康資源中心** 星期一至五　上午九時至下午一時 下午二時至下午五時 星期六、日及公眾假期　休息
東華醫院	香港上環普仁街 12 號	2589 8369	**病人資源中心** 星期一至五　上午 9 時至下午 1 時 及下午 2 時至下午 5 時 星期六　上午 9 時至正午 12 時 星期日及公眾假期　休息

東華三院黃大仙醫院 **（東華三院馮堯敬醫院）**	九龍黃大仙 沙田坳道 124 號	3517 3662 3517 3899	**陳淨錦病人資源中心** 星期一、三、四及五 上午八時四十五分至下午一時 下午二時至下午五時十五分 星期二　上午八時四十五分至 下午七時半 星期六　上午九時至中午十二時
基督教聯合醫院	九龍觀塘協和街 130 號 Q座 2 樓	3949 4746	**健康資源中心** 星期一至五　上午 9 時至 下午 5 時 30 分 星期六　上午 9 時至下午 1 時 星期日及公眾假期　休息
	九龍觀塘協和街 130 號 Q座 2 樓	3949 3756	**癌症病人資源中心** 星期一至五　上午 9 時至 下午 5 時 30 分 星期六　上午 9 時至下午 1 時 星期日及公眾假期　休息
黃竹坑醫院	香港黃竹坑黃竹坑徑 2 號	2873 7276	**病人資源中心** 星期一至五　上午九時至 下午十二時半 下午一時半至下午五時 星期六　上午九時至中午十二時
仁濟醫院	新界荃灣仁濟街 7-11 號	2417 8074	**病人資源中心** 星期一至五　上午九時至下午一時 下午二時至下午五時 星期六　上午九時至中午十二時 （星期日及公眾假期休息）

癌病基金會 癌症病人資源中心

癌病基金會和與醫院管理局合作，在香港公立醫院設立六間癌症病人資源中心、一間綜合紓緩治療日間中心及一間癌症病人針灸中心，在醫院裡為癌症病人提供資源和協助。

癌症病人資源中心設於公立醫院的腫瘤科大樓或腫瘤科部門，方便癌症患者和家人覆診時到訪。癌症病人資源中心提供的免費資源及服務包括：癌症資訊圖書館、上網設備、專業輔導服務、冥想房、按摩椅、復康小組、舉辦朋輩支援活動的會議室、工作坊及其他活動，讓新症病人能獲得資訊和協助，亦讓其他階段的病人能得到復康和紓緩支援。中心駐有註冊社工，病人若有個別需要，亦可與部份中心的臨床心理學家會面。

薄扶林　－　瑪麗醫院癌症中心

香港瑪麗醫院癌症中心二樓

電話： 2255 3838

柴灣　－　東區尤德夫人那打素醫院癌症病人資源中心

香港柴灣樂民道 3 號專科大樓東座一樓放射治療部

電話： 2595 4165

沙田　－　威爾斯親王醫院癌症病人資源中心

新界沙田銀城街 30-32 號威爾斯親王醫院包玉剛爵士癌症中心三樓

電話： 2632 4030

沙田　－　威爾斯親王醫院癌症病人針灸中心

新界沙田銀城街 30-32 號威爾斯親王醫院包玉剛爵士癌症中心三樓

電話： 2632 4026

屯門　－　屯門醫院癌症病人資源中心

新界屯門青松觀道屯門醫院地庫放射治療部

電話： 2468 5045

荔枝角　－　瑪嘉烈醫院癌症病人資源中心

九龍荔枝角瑪嘉烈醫院道二至十號瑪嘉烈醫院H座腫瘤科大樓二樓及三樓

電話： 2990 2494

佐敦　－　伊利沙伯醫院癌症病人資源中心

九龍加士居道 30 號伊利沙伯醫院R座六樓 601 室

電話： 3506 5393

觀塘　－　基督教聯合醫院病人資源中心

九龍觀塘協和街 130 號P座

電話： 3949 3756

癌症資料查詢

衛生署中央健康教育組

＊中央健康教育組　　2572 1476

＊荃灣健康教育組　　2417 6505

香港骨髓捐贈者資料庫（香港紅十字會輸血服務中心管理香港骨髓捐贈基金協力支持）　　2710 1206

癌症患者社區支援服務一覽

癌症機構

香港癌症基金會

香港中環荷李活道 32 號建業榮基中心 25 樓 2501 室
電話　3667 6300

癌協服務中心（黃大仙）
九龍黃大仙下邨龍昌樓地下 C 翼 2-8 號
電話　3656 0700

癌協服務中心（中環）
香港中環皇后大道中 99 號中環中心地下 G03 室
電話　3667 3030

癌協服務中心（天水圍）
新界天水圍天恩路 12-18 號置富嘉湖第二期 2 樓 201C 室
電話　3919 7070
www.cancer-fund.org

香港防癌會

黃竹坑南朗山道 30 號
電話 3921 3821

防癌會賽馬會癌症康復中心（院舍）
黃竹坑南朗山道 30 號
電話 3921 3888
www.hkacs.org.hk

香港防癌天使服務協會

一九八七年由一班熱心社會服務的醫生、護士、化驗師組成，推廣防癌資訊
西環德輔道西 246 號東慈商業中心 901 室
電話　2541 2366
www.ccassohk.org/zh_HK

香港基督教癌症關懷事工聯會

定期舉辦課程培訓教會人士成為「癌症病人關懷大使」，網上有大量見證分享。
中環德輔道中 44-46 號日發大廈 12 字樓
電話：2237-1722
www.hkccca.org

經濟援助

社會福利署 — 綜援及傷殘津貼 請向醫務社工查詢

撒瑪利亞基金藥物費用減免計劃
由主診醫生或醫務社工聯絡撒瑪利亞基金辦事處申請
https://www.ha.org.hk/visitor/ha_visitor_index.asp?Content_ID=10048&Lang=CHIB5&Dimension=100

香港癌症基金會
癌症之友互助金
電話　3656 0800

香港防癌會
改善癌病人生活基金
何鴻超教授紀念助醫計劃
電話　3921 3821

仁愛堂莊舜而醫療基金
經屯門醫院／基督教聯合醫院／伊利沙伯醫院／瑪嘉烈醫院腫瘤科醫生為病人進行臨床評估及推薦申請
電話　2430 1915

善寧會－安家舍
緊急援助基金
電話　2725 7693

家務助理
社會福利署－家務助理服務 請向醫務社工查詢

家務通 2317 4567

香港明愛 2552 4211

致愛家居服務中心（送湯服務）2385 3391

一線通平安鐘 2338 8312

護送服務

康通 2870 1010

復康巴士 2817 8154

易達巴士 2348 0608

愛德循環義工支援運動（護送服務）2777 2223

鑽的 2760 8771

星群的士 3700 6500

彩虹車 3728 7778

救護車

消防處救護車 2735 3355

支援兒童

兒童癌病基金會
總辦事處
香港干諾道中 125 號東寧大廈 702 室
電話 2815 2525

家庭服務中心

九龍黃大仙下邨龍福樓地下 8-13 號
電話 2328 8323

社區服務及復康中心：

九龍白田邨 9 座地下 1-5 號
電話 2319 1396
ccf.org.hk

彩虹會

癌症基會會協助因家人患癌而受影響的兒童
www.cancer-fund.org/RainbowClub/tc/

進心會兒童及家庭哀傷輔導中心

2003 年成立，服務喪親孩子及家庭積極面對喪親 。
屯門醫院H座地下
電話 2468 6388 / 2468 6419
http://www.eq.org.hk/?lang=zh

愛心童樂營

源自澳洲悉尼為患癌症的孩子舉辦宿營，希望為患病兒童籌辦愉快而充實的宿營活動，同時舒緩病童家人的壓力。
香港銅鑼灣禮頓道 29 號華懋禮頓廣場 6 樓 602 室
電話：2838 4959
www.campquality.org.hk

麥當勞叔叔之家

為患病兒童及其家人提供「臨時家園」，設有二十三間睡房，家長可以在醫院陪伴子女之餘，還可以回來照顧自己及其他家人的日常生活。
電話 2947 8778
rmh.org.hk/rmhc_tc

癌症病人互助組織

健樂社（鼻咽癌病友） 2320 0795

妍康會（乳癌病友） 2854 9149

心血會（血癌及淋巴癌病友） 2603 6869

創新會（所有癌病友） 2321 7739

向日葵（乳癌病友） 2320 4123

互勉會（鼻咽癌病友） 2323 2564

妍進會（乳癌病友） 3517 6103

造口會（有大腸或泌尿造口病友） 2834 6096

髓康會（接受骨髓移植病友） 2855 3124

新聲會（喉癌病友） 2779 0400

祥康之友（大腸癌病友） 3656 0700

展晴社（乳癌病友） 2595 4165

東日社（鼻咽癌病友 2595 4165

智友社病人織一覽
www21.ha.org.hk/smartpatient/tc/finda_group.html

李嘉誠基金會「人間有情」香港寧養服務計劃

港島西聯網瑪麗醫院寧養中心 2255 4649

港島西聯網葛量洪醫院寧養中心 2518 2103

港島東聯網東區尤德夫人那打素醫院寧養中心
2595 4051

九龍中聯網伊利沙白醫院寧養中心 2958 7300

九龍東聯網基督教聯合醫院寧養中心 3513 4531

九龍西聯網瑪嘉烈醫院寧養中心 2990 2485

新界東聯網威爾斯親王醫院寧養中心 2632 1573

新界西聯網屯門醫院寧養中心 2468 5275

善別服務

善寧會 28681211

善寧會－安家舍 27257693

贐明會 2361606

資訊：香港癌症資訊網頁

醫院管理局癌症資料統計中心

由醫管局提供本地的癌症統計數據。

www3.ha.org.hk/cancereg/

遺傳性腸胃癌支援中心

「遺傳性腸胃癌基因診斷化驗室」於一九九五年成立，隸屬香港大學瑪麗醫院病理學系，為遺傳性結直腸癌患者提供基因診斷服務。

www.hku.hk/patho/colonreg

香港遺傳性乳癌家族資料庫

為婦女及其家族成員，分析她們是否患上乳癌的高危人士。

www.asiabreastregistry.com

愛乳希望

公立醫院醫生撰寫關於乳癌的網頁

www.breasthk.com

醫院管理局營養資訊中心

由專業營養師負責統籌的資訊中心，目的是向市民提供正確的營養知識、推動健康的飲食習慣。

www.ha.org.hk/dic

智友站

醫管局為病友而設的網站，讓病人及其家屬得到正確的疾病資訊和社區資源，資訊較為簡單基本。

www21.ha.org.hk

癌症資訊網

由患者和照顧者角度出發的互動資訊網站，不斷在臉書轉載關於癌症的資訊

cancerinformation.com.hk

復康大聯盟 (closed group)

由患者和照顧者組成的臉書群組，分享治病經驗，並有醫生提供資訊，需要批准才可入組。

www.facebook.com/groups/recover2011

外國網站

（部份資料來源：香港癌症基金會）

MedlinePlus

美國國家衛生研究院的美國國家醫學圖書館提供的線上醫學辭典，藥物索引、醫學新聞報導等服務

www.nlm.nih.gov

American Brain Tumour Association（**美國腦腫瘤組織**）

提供最新治療方法的資料，並與其他臨床實驗、醫學訊息、和支援組織聯繫，為腦腫瘤患者及其家人提供最新資訊。他們亦資助科學家進行研究，隨後直接將研究結果傳送給患者及其家人。

http://www.abta.org

American Cancer Society（**美國癌症協會**）

提供全面最新的醫學消息和癌症資訊給患者和家屬。網站更有搜尋功能，方便網民找到需要的資訊。

http://www.cancer.org

American Institute for Cancer Research（美國癌症研究學院）

美國的癌症慈善機構，著重癌症飲食研究、防治癌症及教育公眾等任務。

http://www.aicr.org

National Cancer Institute（國立癌症學院）

美國向病人、家屬、醫護及研究人員，提供有關癌症病類、癌症療程及資源和出版的資訊。

http://www.cancer.gov

EORTC（歐洲癌症研究和治療組織）

組織成立以來致力推動高質素的癌症臨床研究和實驗，並為世界各地頂尖的科學家和研究員提供中央科研設備、最新資訊和行政支援，藉此改善癌症服務的素質，和提昇病人的痊癒率及病後生活素質。

http://www.eortc.be

Canadian Cancer Society（加拿大癌症協會）

來自加拿大的癌症機構，為癌症患者及其家屬提供資訊和支援服務。

http://www.cancer.ca

Cancer Council Victoria（維多利亞癌症局）

來自澳洲的癌症機構，提供詳細深入的癌症資訊，並備有多種語言版本。

http://www.cancervic.org.au

The Cancer Council Australia（澳洲癌症局）

澳洲國立癌症機構，提供各類癌症訊息和支援服務。

http://www.cancer.org.au

Children's Oncology Group（兒童腫瘤學組織）致力為兒童和年青人常患的癌症提供關於嶄新療法的資訊，並研究這些癌症產生的原因，及跟進治癒病人在成年後的健康狀況。

http://www.childrensoncologygroup.org

American Prostate Society（美國前列腺癌患者協會）

專為前列腺癌患者提供資訊的網址。

http://www.americanprostatesociety.com

The Leukaemia and Lymphoma Society（白血病及淋巴癌協會）

美國的白血病及淋巴癌協會是一個志願的醫療健康組織，目標是治癒白血病、淋巴癌、何傑金氏淋巴癌和骨髓瘤，以及改善癌症病人和家人的生活。

http://l3.leukemia-lymphoma.org/hm_lls

The Prostate Cancer Charity（前列腺癌慈善組織）

此慈善組織位於英國，致力為前列腺癌患者提供支援及資訊。

http://www.prostate-cancer.org.uk

Discovery Health Cancer Centre（探索健康頻道癌症網站）

探索健康頻道設立的癌症資訊網站，提供寶貴的資訊和資源，予癌症患者、康復者、照顧者和親友。

http://health.discovery.com/centers/cancer/cancer-collage/cancerresources.html

李奧尼網誌《My Cancer》

美國著名記者及網誌作家李奧尼的癌症日記，攬括了癌症病人每日必須面對的情感和事件。他解剖癌症的角度敏銳，令人深思。即使在描述低潮的時刻，他仍然能夠提升讀者的情感。

http://www.npr.org/blogs/mycancer

20 件癌症患者想您知道的事情

美國作家Lori Hope分享與癌症患者共同生活的經驗，並向癌症患者的親友提供改善雙方溝通的方法。

http://www.lorihope.com

台灣癌症防治網

隸屬台灣癌症臨床研究發展基金會，旨在集結醫學界、學界和民間的力量，提昇國內癌症預防的普及性和治療品質。

http://www.tccf.org.tw

台灣癌症希望協會

台灣的癌症防治民間機構，有專業護理師及社工提供服務，致力於癌症政策宣導。

http://www.ecancer.org.tw

台灣癌症基金會

獲得醫學專業組織包括中華民國癌症醫學會及國家衛生研究院支持，推廣防癌觀念、提昇防癌醫學研究及促進全民健康。

www.canceraway.org.tw

附件一：醫管局預設醫療指示—全文版

附錄 1

醫院管理局 HOSPITAL AUTHORITY	預設醫療指示 [1]	請以正楷書寫或貼上病人標籤 入院／門診號碼：.............................. 姓名(英文)：.............. ..(中文)............ 身份證號碼：.........性別：.....年齡：..... 部門:........組別:......病房／床號:...../......

第 I 部：此預設醫療指示作出者的詳細個人資料

姓名：..（請以正楷書寫）

身份證號碼：..

性別：男性／女性

出生日期：____／____／___
(日) (月) (年)

住址：..

....

住宅電話號碼：..

辦事處電話號碼：..

手提電話號碼：..

第 II 部：背景

1. 本人明白此指示的目的，是當本人病情到了末期，或處於持續植物人狀況或不可逆轉的昏迷，或有其他特定的晚期不可逆轉的生存受限疾病時，將本人所可能身受或造成的痛苦或尊嚴損害減至最低，並免卻本人的醫療顧問或親屬或兩者同時肩負代本人作出困難決定的重擔。

2. 本人明白無論在任何情況下醫生／院方都不會執行安樂死，亦不會依循本人在治療方面的任何非法指示，即使本人明文要求這樣做亦然。

3. 本人__________（請清楚填上姓名）年滿 18 歲，現撤銷本人以前曾就自己的醫護及治療作出的所有預設醫療指示（如有的話），並自願作出下述預設醫療指示。

4. 如經本人的主診醫生及最少另一名醫生診斷，證實本人是病情到了末期，或陷入不可逆轉的昏迷或處於持續植物人狀況，或有其他特定的晚期不可逆轉的生存受限疾病，以致無法參與作出關於自己的醫護及治療的決定，則本人對自己的醫護及治療的指示如下：

(註：填寫以下部分時請在適用的方格內加上剔號，在方格旁邊簡簽，並在任何不希望適用於自己的部分劃上橫線。)

[1] 表格由法律改革委員會(法改會)於 2006 年 8 月 16 日建議，根據食物及衞生局於 2009 年 12 月 23 日發表的諮詢文件更改，醫院管理局於 2010 年 5 月及 2014 年 6 月作出修訂及加上附註。

預設醫療指示

HA 9611/MR

Rev: 10 June 2014

Page 1 of 4

(A) 第1類情況──病情到了末期

（註：在此指示中──
"病情到了末期" 指患有嚴重、持續惡化及不可逆轉的疾病，而且對針對病源的治療毫無反應，預期壽命短暫，僅得數日、數星期或數月的生命；至於施行維持生命治療的作用，只在於延遲死亡一刻的來臨；及

"維持生命治療" 指任何有可能延遲病人死亡的治療，例子包括使用心肺復甦法、人工輔助呼吸、血液製品、心臟起搏器及血管增壓素、為特定疾病而設的專門治療（例如化學治療或透析治療）、在感染可能致命的疾病時給予抗生素、以及人工營養及流體餵養。（人工營養及流體餵養指透過導管餵飼食物和水份。））

☐ ☐ 本人不接受以下維持生命治療：

☐ 心肺復甦法

☐ 其他：________________________

____

☐ 除了基本護理和紓緩治療外，本人不接受任何維持生命治療[2]。就本表格而言，非人工 的營養及流體餵養屬基本護理的一部分。

☐ 但如臨床判斷認為有需要的話，我想繼續接受人工的營養及流體餵養，直至死 亡臨近和不可避免為止。

(B) 第2類情況──持續植物人狀況或不可逆轉的昏迷狀況

（註：在此指示中──
"維持生命治療" 指任何有可能延遲病人死亡的治療，例子包括使用心肺復甦法、人工輔助呼吸、血液製品、心臟起搏器及血管增壓素、為特定疾病而設的專門治療（例如化學治療或透析治療）、在感染可能致命的疾病時給予抗生素、以及人工營養及流體餵養[3]。（人工營養及流體餵養指透過導管餵飼食物和水份。））

☐ 本人不接受以下維持生命治療：

☐ 心肺復甦法

☐ 其他：________________________

____

☐ 除了基本護理和紓緩治療外，本人不接受任何維持生命治療[4]。就本表格而言，非人工 的營養及流體餵養屬基本護理的一部分。

☐ 但如臨床判斷認為有需要的話，我想繼續接受人工的營養及流體餵養，直至死亡臨近和不可避免為止。

---

[2] 應小心確定病人是否真的決定拒絕 "所有" 維持生命治療。

[3] 即使有預設醫療指示，從一個持續植物人狀況或不可逆轉的昏迷狀況的非末期病人身上移除人工的營養及流體餵養可以是具爭議的。有這項指示的病人當處於持續植物人狀況或不可逆轉的昏迷狀況，應請示醫院行政總監／聯網行政總監及醫院管理局總辦事處有否需要把個案呈上法庭處理。若病人希望在此部分作出指示移除人工的營養及流體餵養，或撤除所有維持生命的治療，應提醒他／她特別留意這點。

[4] 應小心確定病人是否真的決定拒絕 "所有" 維持生命治療。

(C)　<u>第 3 類情況–其他晚期不可逆轉的生存受限疾病，即：</u>

(註：在此指示中 -

"其他晚期不可逆轉的生存受限疾病" 指不劃入第 1 或第 2 類的嚴重、持續惡化及不可逆轉疾病，而病情已到了晚期，及生存受限，例子包括：

(1) 晚期腎衰竭病人、晚期運動神經元疾病或晚期慢性阻塞性肺病病人，因爲他們可能用透析治療或輔助呼吸治療維持生命，而不劃入第 1 類；以及

(2) 不劃入第 2 類的不可逆轉主要腦功能喪失及機能狀況極差的病人。

"維持生命治療" 指任何有可能延遲病人死亡的治療，例子包括使用心肺復甦法、人工輔助呼吸、血液製品、心臟起搏器及血管增壓素、為特定疾病而設的專門治療（例如化學治療或透析治療）、在感染可能致命的疾病時給予抗生素、以及人工營養及流體餵養。（人工營養及流體餵養指透過導管餵飼食物和水份。）

□ 本人不接受以下維持生命治療：

□　心肺復甦法

□　其他：______________________________

____

□ 除了基本護理和紓緩治療外，本人不接受任何維持生命治療 [5]。就本表格而言，非人工的營養及流體餵養屬基本護理的一部分。

□□但如臨床判斷認為有需要的話，我想繼續接受人工的營養及流體餵養，直至死亡臨近和不可避免為止。

5. 本人是在此預設醫療指示第 III 部所述的兩名見證人面前作此指示，而該兩名見證人並非根據下述文書享有權益的受益人：

(i) 本人的遺囑；或

(ii) 本人所持有的任何保險單；或

(iii) 本人所訂立或代本人訂立的任何其他文書。

6. 本人明白可隨時撤銷此預設醫療指示 [6]。

______________________________　　_______________

此預設醫療指示作出者的簽署　　日期

<u>第 III 部：見證人</u>

<u>見證人須知</u>：

見證人不得為根據下述文書享有權益的受益人——

(i) 此預設醫療指示作出者的遺囑；或

(ii) 此預設醫療指示作出者所持有的任何保險單；或

(iii) 此預設醫療指示作出者所訂立或代此人訂立的任何其他文書。_

[5] 應小心確定病人是否真的決定拒絕 "所有" 維持生命治療。

[6] 如要撤銷指示，可直接在預設醫療指示表格上註明及簽署作實，或另紙書寫及簽署，並附連於預設醫療指示表格。

由見證人作出的陳述

首名見證人

（註：此見證人必須為註冊醫生，而此指示的作出者可選用一名不是其主診醫生或沒有診治過該作出者的醫生。）

(1) 本人（請清楚填上姓名）以見證人身份在下面簽署。
 (a) 就本人所知，此指示的作出者是自願作此指示；及
 (b) 本人已向此指示的作出者解釋作此指示的性質和後果。

(2) 本人聲明，此指示是在本人及下述第二名見證人的面前作出和簽署。

（首名見證人簽署）　　（日期）

姓名:……

身份證號碼／醫務委員會註冊號碼[7]**：**……

辦事處地址：……

……

辦事處電話號碼：……

第二名見證人

（註：此見證人必須年滿 18 歲）

(1) 本人______（請清楚填上姓名）以見證人身份在下面簽署。

(2) 本人聲明，此指示是在本人及上述首名見證人的面前作出和簽署；首名見證人已在本人面前向此指示的作出者解釋作此指示的性質和後果。

（第二名見證人簽署）　　（日期）

姓名：……

身份證號碼[8]**：**……

住址／聯絡地址：……

……

住宅電話號碼／聯絡電話號碼：……

[7] 醫管局員工不需要提供身份證明文件號碼／醫務委員會註冊號碼，因員工編號或醫院病房／科組的地址已足夠證明第一見證人的身份。

[8] 醫管局員工不需要提供身份證明文件號碼，因員工編號或醫院病房／科組的地址已足夠證明第二見證人的身份。

附件二：醫管局預設醫療指示—簡短版

附錄 2

醫院管理局 HOSPITAL AUTHORITY

預設醫療指示
(當病情到了末期時拒絕心肺復甦術)

以正楷書寫或貼上病人標籤
入院／門診號碼：...............................
姓名(英文)：.............. ..(中文).............
身份證號碼：.........性別：.....年齡：.....
部門：........組別：......病房／床號：...../......

第I部： 此預設醫療指示作出者的詳細個人資料

姓名：..身份證號碼：.......................................

性別：........................ 出生日期：.......................電話號碼：...

住宅住址：...

第II部： 背景

1. 本人 ________________（請清楚填上姓名）年滿 18 歲，現撤銷本人以前曾就自己的醫護及治療作出的所有預設醫療指示（如有的話），並自願作出下述預設醫療指示。

2. 如經本人的主診醫生及最少另一名醫生診斷，證實本人是**病情到了末期**#，以致無法參與作出關於自己的醫護及治療的決定，則本人對自己的醫護及治療的指示如下：
   本人不接受心肺復甦術。

3. 本人是在此預設醫療指示第 III 部所述的兩名見證人面前作此指示，而該兩名見證人並非本人的遺囑、或本人所持有的任何保險單、或本人所訂立或代本人訂立的任何其他文書享有權益的受益人。

4. 本人明白可隨時撤銷此預設醫療指示

________________________ 此預設醫療指示作出者的簽署

________________________ 日期

"病情到了末期"指患有嚴重、持續惡化及不可逆轉的疾病，而且對針對病源的治療毫無反應，預期壽命短暫，僅得數日、數星期或數月的生命；至於施行維持生命治療的作用，只在於延遲死亡一刻的來臨。

第III部： 見證人

見證人不得為根據下述文書享有權益的受益人：此預設醫療指示作出者的遺囑；或 此預設醫療指示作出者所持有的任何保險單；或 此預設醫療指示作出者所訂立或代此人訂立的任何其他文書。

Page 1 of 2

預設醫療指示（當病情到了末期時拒絕心肺復甦術） HA9613/MR

首名見證人

（註：此見證人必須為註冊醫生）

1. 本人＿＿＿＿＿＿（請清楚填上姓名）以見證人身份在下面簽署。
   i. 就本人所知，此指示的作出者是自願作此指示；及
   ii. 本人已向此指示的作出者解釋作此指示的性質和後果。

2. 本人聲明，此指示是在本人及下述第二名見證人的面前作出和簽署。

＿＿＿＿＿＿＿＿＿＿　　　＿＿＿＿＿＿＿＿＿＿

（首名見證人簽署）　　　（日期）

姓名：……………………………………

身份證號碼／醫務委員會註冊號碼[1]：……………………………………

辦事處地址：……………………………………

……………………………………

辦事處電話號碼：……………………

第二名見證人

（註：此見證人必須年滿 18 歲）

1. 本人＿＿＿＿＿＿（請清楚填上姓名）以見證人身份在下面簽署。

2. 本人聲明，此指示是在本人及上述首名見證人的面前作出和簽署；首名見證人已在本人面前向此指示的作出者解釋作此指示的性質和後果。

＿＿＿＿＿＿＿＿＿＿　　　＿＿＿＿＿＿＿＿＿＿

（第二名見證人簽署）　　　（日期）

姓名：……………………………………

身份證號碼[2]：……………………………………

住址／聯絡地址：……………………………………

……………………………………

住宅電話號碼／聯絡電話號碼：……………………………………

[1] 醫管局員工不需要提供身份證明文件號碼／醫務委員會註冊號碼，因員工編號或醫院病房／科組的地址已足夠證明第一見證人的身份。

[2] 醫管局員工不需要提供身份證明文件號碼因員工編號或醫院病房／科組的地址已足夠證明第二見證人的身份。

Page 2 of 2

附件三：非住院病人「不作心肺復甦術」文件

致：急症室醫護人員

請填寫英文部份或中文部份

醫院管理局 HOSPITAL AUTHORITY

非住院病人「不作心肺復甦術」文件

請以正楷書寫或貼上病人標籤
入院／門診號碼:________
姓名(英文):________ (中文)________
身份證號碼:________ 性別:____ 年齡:____
部門:______ 組別:______ 病房／床號:______

I. 診斷:

II. 吾等是核證醫療團隊的醫生，在簽署本文件第 IV 部分之日，我們
(請選擇填寫下文(A)或(B)段)：

(A) *有預設醫療指示的成年人:*

確認病人於__________(日期)簽署的預設醫療指示為有效，病人拒絕接受心肺復甦術；及

證明病人的臨床情況符合預設醫療指示所述(請加✓號)，即：
- ☐ 病情到了末期；
- ☐ 處於不可逆轉的昏迷或持續植物人狀況；
- ☐ 有其他晚期不可逆轉的生存受限疾病：________________；及

根據該預設醫療指示，若病人處於預設醫療指示所述的情況，並出現心肺停頓，便不要為病人施行人工輔助呼吸、心外壓程序或心臟除顫。

(B) *沒有有效預設醫療指示的精神上無行為能力成年人或未成年人士*：

證明病人(請加✓號)
- ☐ 病情到了末期；
- ☐ 處於不可逆轉的昏迷或持續植物人狀況；
- ☐ 有不可逆轉的主要腦功能喪失及機能狀況極差；
- ☐ 若為未成年人士，有其他晚期不可逆轉的生存受限疾病；

以及

病人的現今臨床狀況及預設照顧計劃已為有關人士討論：
(請加✓號)
- ☐ 照料病人(屬精神上無行為能力的成年人)的醫療團隊與病人家屬曾作討論
- ☐ 照料病人(屬未成年人士)的醫療團隊與病人父母曾作討論

並且

已達致共識，若病人出現心肺停頓，最符合病人利益的做法，是不要為病人施行人工輔助呼吸、心外壓程序或心臟除顫。

病人家屬(或父母)確認同意病人「不作心肺復甦術」的決定(只適用於(B)段)。

簽署:________________ 日期:________________

姓名:________________ 與病人關係:________________

非住院病人「不作心肺復甦術」文件 HA9614/MR

醫院管理局 HOSPITAL AUTHORITY

非住院病人「不作心肺復甦術」文件

請以正楷書寫或貼上病人標籤
入院／門診號碼:..........
姓名(英文):.......... (中文)..........
身份證號碼:.......... 性別:...... 年齡:......
部門:........ 組別:........ 病房／床號:..........

III. 注意事項：

1. 照料病人的急症室醫護人員，在不向病人施行心肺復甦術前，應要確定不作心肺復甦術的決定仍為有效及並無更改，並且在接收病人時，病人是處於本文件所述的狀況。一旦有疑問（例如心肺復甦術是否仍符合病人的最佳利益），或懷疑有不法行為、意外或重大風險事件，便應為病人進行心肺復甦術。
2. 本文件的正本應存放於病人處，在需要時交予急症室醫護人員。

IV. 核證醫療團隊的醫生簽署（須有兩名醫生簽署）：

醫生:	專科醫生:	
______ (醫生姓名)	______ (醫生姓名)	部門: ______
______ (簽署)	______ (簽署)	醫院: ______
日期: ______	日期: ______	醫院/部門印鑑:

V. 覆核及批簽（如超過覆核期而沒有批簽，本文件將會無效）：

覆核期* 6 個月，或較短期間：___個月	覆核日期	醫生姓名	簽署	部門／醫院

* 視乎需要若覆核期少於 6 個月，請劃去「6 個月」，並填上適當的期間。

非住院病人「不作心肺復甦術」文件 HA9614/MR

持久授權書表格(只委任一名受權人)

表格 1

使用本表格須知

1. 本表格是法律文件，你可用本表格訂立一項持久授權書。憑藉持久授權書，你可授權另一人(***受權人***)就你的財產及財政事務代你行事。若你只擬委任一名受權人，便須使用本表格。日後如你變為精神上無能力行事，受權人在將本表格送交高等法院司法常務官註冊之後，便可代你作出決定。

2. 如你是受託人，並希望受權人代你擔任受託人，你應該尋求法律意見。

3. 你須填妥 A 部。

4. **A 部第 1 段：**你須在 A 部第 1 段填上你欲委任為受權人的人的姓名及地址。你委任為受權人的人須年滿 18 歲，而且不得是破產或精神上無能力行事。受權人無須是律師。受權人須填妥 B 部，並在一名見證人在場的情況下簽署本表格。

5. **A 部第 2 段：**你不能將處理你所有財產及財政事務的概括權限授予受權人，否則你的持久授權書將會無效。反之，你須在 A 部第 2 段，指明你授權受權人就你的財產及財政事務辦理甚麼事宜，或指明你授權受權人就哪些特定財產或特定財政事務行事。例如，你可決定僅將只可就某一特定銀行戶口或某一特定物業行事的權限，授予受權人。

6. **A 部第 3 段：**你可隨意對你授予受權人的權限附加任何限制。例如：受權人在有理由相信你正在變為精神上無能力行事之前，不得代你行

1

事，或受權人如欲訂立價值超過某指明款額的合約，須先尋求法律意見，否則不得訂立該合約。你應該在 A 部第 3 段列出這些限制。

7. 除非你附加限制加以防止，否則受權人將能夠動用你的任何款項或財產，為受權人或其他人供應所需(但只限於可預期你本人會如此行事的情況)。受權人亦能夠動用你的款項作出饋贈，但饋贈款額只限於就你的款項及財產的價值而言屬合理者。

8. 受權人可收回以你的受權人身分行事而付出的實際現金付款開支。如受權人是專業人士，例如會計師或律師，受權人可就在以你的受權人身分行事時提供的任何專業服務收取費用。

9. 如受權人有理由相信，你精神上無能力管理你的事務，或正在變為精神上無能力管理你的事務，受權人須向高等法院司法常務官申請註冊本持久授權書。註冊將容許受權人在你變為精神上無能力行事之後，為你作出決定。

10. **A 部第 4 段：**如你希望在受權人向高等法院司法常務官申請註冊本持久授權書之前獲得通知，或希望其他人獲得通知，你須在 A 部第 4 段填上須予通知的人的姓名及地址。除你自己以外，你還可填上最多 2 名須予通知的人。即使受權人未有通知你或你所提名的人，亦不會令你的持久授權書不獲註冊或變成無效。然而，在任何關乎該持久授權書的法律程序中，法院如認為適當，可基於你或獲提名人未獲通知一事而作出不利的推論。

11. **A 部第 7、9 及 10 段：**你須在 A 部第 7 段簽署本表格，並填上你簽署時在場的註冊醫生及律師的姓名及地址。如你並非在註冊醫生及律師同時在場的情況下簽署，你須於你在註冊醫生面前簽署當日之後的 28 天內，在律師面前簽署。該名醫生及該名律師須分別在 A 部第 9 及 10 段填寫證明書，核證你在簽署本表格時是精神上有能力行事的。

12. **A 部第 8 段：**如你身體上無能力親自簽署本表格，可指示別人代你簽署。在此情況下，A 部第 8 段須予填寫，而該人則須在你本人及上述醫生及律師在場的情況下簽署該段。代你簽署的人不得是你的受權人或其配偶，亦不得是上述醫生或律師或該醫生或該律師的配偶。

13. 在你(或在你指示下代你簽署的人)於上述律師面前簽署本表格時，本表格即按照《持久授權書條例》(第 501 章)第 10 條作為持久授權書而生效。須留意，在本表格獲如此簽署之前，本表格並無作為持久授權書或普通的授權書的效力。然而，如你希望以某較後的日期或某較後的事件發生之時作為本持久授權書生效之時，你可如此選擇。在此情況下，你須在 A 部第 5 段指明該較後的日期或事件。

持久授權書表格(只委任一名受權人)

A 部

*[本部須由委任受權人的人(**授權人**)填寫，但第 9 及 10 段則分別須由一名註冊醫生及一名律師填寫。你應該在填寫本表格前細閱於"**使用本表格須知**"的標題下提供的說明資料。除非你明白本表格的涵義，否則切勿簽署本表格。]*

1. **由授權人委任受權人**

本人*[你的姓名]* ....

(*[你的身分證明文件]* ....持有人，

地址為*[你的地址]* ....

....)，

現委任*[受權人的姓名]* ....

(*[身分證明文件]* ....持有人，

地址為*[受權人的地址]* ....

....)

根據《持久授權書條例》(第 501 章)擔任本人的受權人。

2. **受權人的權限**

*[你須指明你授權受權人辦理甚麼事宜。你不能將處理你所有財產及財政事務的概括權限授予受權人，**否則你的持久授權書將會無效。**你可(**二擇其一**)在第(1)分段藉剔選任何或所有適用的方格來指明你授權受權人辦理甚麼事宜，**或**不剔選任何方格，然則你須在第(2)分段列出你授權受權人就哪些特定財產或特定財政事務行事。如你剔選了第(1)分段的任何或所有方格，你仍可在第(2)分段列出任何特定財產或特定財政事務，授權受權人就該等財產或事務行事。切勿既不在第(1)分段剔選任何方格**而又**不在第(2)分段列出任何財產。]*

(1) 本人的受權人有權代本人行事如下：

☐ (a) 收取須付予本人的任何入息；

☐ (b) 收取須付予本人的任何資金；

☐ (c) 出售本人的任何動產；

☐ (d) 出售、出租或退回本人的居所或任何不動產；

☐ (e) 使用本人的任何入息；

☐ (f) 使用本人的任何資金；或

☐ (g) 行使本人作為受託人的任何權力。

(2) 本人的受權人有權就下列財產或財政事務代本人行事：*[如欲受權人只就你的某些財產或財政事務代你行事，你須在此處將之列出。]*

....

....

....

....

3. **對受權人的限制**

本持久授權書受以下條件及限制所規限：*[如欲對受權人行使任何權力的方式施加條件或限制，你須在此處將之列出。例如，你可限制受權人，在有理由相信你正在變為精神上無能力行事之前，不得代你行事。如你不欲施加任何條件或限制，則須刪去此段。]*

....

....

....

4. **通知獲指名的人**

*[如不欲任何人(包括你自己)獲通知有申請將本持久授權書註冊一事，你須刪去第(1)**及**(2)分段。]*

(1) 本人的受權人在申請註冊本持久授權書之前，必須通知本人。*[如不欲獲得通知，你須刪去此分段。]*

(2) 本人的受權人在申請註冊本持久授權書之前，必須通知以下人士：*[此處填上(除你以外)最多 2 名須予通知的人的姓名及地址。如不欲其他人獲得通知，則須刪去此分段。]*

姓名：..

地址：..

姓名：..

地址：..

5. **持久授權書的生效**

[本持久授權書如在下列第 7 或 8 段所指的律師面前簽署，即於同日生效。如你希望指明某較後的日期或某較後的事件發生之時為本持久授權書生效之時，請填寫下列印有星號的句子。如你希望本授權書在它於律師面前簽署的同日生效，請刪去該句子。]

*本持久授權書在 ……………………………………………………………

…………………………………… (在此處填上較後的日期或事件)生效。

6. **授權書繼續有效**

本人屬意，即使本人日後變為精神上無能力行事，本持久授權書仍繼續有效。

7. **簽署**

作為契據由本人簽署：*[在此簽署]* ……………………………………

日期：*[簽署日期]* ……………………………………………………

在場註冊醫生：*[註冊醫生的姓名及地址]* ……………………………

……………………………………………………………………………

…………………………………………………………………………。

作為契據由本人簽署：*[在此簽署]* ……………………………………

日期：*[簽署日期]* ……………………………………………………

在場律師：*[律師的姓名及地址]* ……………………………………

……………………………………………………………………………

…………………………………………………………………………。

8. *[如你身體上無能力簽署本表格，並指示別人代你簽署，該人須在此段簽署，而第 7 段則須刪去。]*

本持久授權書由以下人士在授權人的指示下並在授權人在場的情況下簽署：*[代簽者的姓名]* ....

(*[身分證明文件]* .... 持有人，

地址為*[代簽者的地址]* ....

....)。

在授權人及註冊醫生在場的情況下作為契據簽署：*[代簽者簽署]*....

....

日期：*[簽署日期]* ....

在場註冊醫生：*[註冊醫生的姓名及地址]* ....

....

.... 。

在授權人及律師在場的情況下作為契據簽署：*[代簽者簽署]* ....

日期：*[簽署日期]* ....

在場律師：*[律師的姓名及地址]* ....

....

.... 。

8

9. 註冊醫生的證明書

本人核證：

(a) 本人信納授權人屬《持久授權書條例》(第 501 章)第 2 條所述的精神上有能力行事者；及

(b) 授權人在本人在場的情況下，簽署本表格，而授權人確認自己是自願簽署本表格的。*[如本表格由別人代授權人簽署，此項陳述須刪去。]*

(c) ………………………………………………………………

………………………………………*[代授權人簽署的人的姓名]*在授權人及本人在場的情況下，在授權人的指示下代授權人簽署本表格。*[如本表格由授權人簽署，此項陳述須刪去。]*

註冊醫生簽署：………………………………………………

簽署日期：……………………………………………………

9

10. 律師的證明書

本人核證：

(a) 授權人看似屬《持久授權書條例》(第 501 章)第 2 條所述的精神上有能力行事者；及

(b) 授權人在本人在場的情況下，簽署本表格，而授權人確認自己是自願簽署本表格的。*[如本表格由別人代授權人簽署，此項陳述須刪去。]*

(c) ....

....*[代授權人簽署的人的姓名]*
在授權人及本人在場的情況下，在授權人的指示下代授權人簽署本表格。*[如本表格由授權人簽署，此項陳述須刪去。]*

律師簽署：..

簽署日期：..

B 部

[本部須由受權人填寫。]

1. 本人明白本人有責任在授權人精神上無能力行事或正在變為精神上無能力行事時，根據《持久授權書條例》(第 501 章)向高等法院司法常務官申請將本表格註冊。

2. 本人亦明白本人只具有該條例第 8(3)及(4)條所訂定的有限權力以動用授權人的財產讓授權人以外的人受益，並明白本人根據該條例第 12 條負有的責任和法律責任。

3. 作為契據由本人簽署：*[受權人簽署]* ....

   日期：*[簽署日期]* ....

   在場見證人：*[見證人的簽署及姓名、地址(授權人不得擔任見證人)]* ....

   ....

   ....

香港好走　有選擇？

責任編輯　李安
協力　莊櫻妮、王嘉儀、陳杰、余京棠
書籍設計　CoDesign Ltd. / 王銳忠

主編及作者　陳曉蕾
出版　繼續報導 Journalist Studio.com
三聯書店（香港）有限公司
香港北角英皇道四九九號北角工業大廈二十樓
Joint Publishing (H.K.) Co., Ltd.
20/F., North Point Industrial Building,
499 King's Road, North Point, Hong Kong

發行　香港聯合書刊物流有限公司
香港新界大埔汀麗路三十六號三字樓

印刷　美雅印刷製本有限公司
香港九龍觀塘榮業街六號四樓A室

印次　二〇一六年十二月香港第一版第一次印刷
規格　十六開（170mm × 230mm）三三六面
國際書號　ISBN 978-962-04-4082-3

繼續報導 Journalist Studio 支持深度採訪，推動報導議題，引發社會討論。
www.journaliststudio.com

CoDesign 發起 I'MPERFECT Movement，以創意鼓勵人們抱擁生命中各樣不完美。
facebook: I'mperfect